GANZHEITLICH HEILEN

Buch

Die Cranio-Sacral-Therapie ist eine neue Art von ganzheitlicher Körperarbeit. Sie wurde von dem amerikanischen Wissenschaftler John E. Upledger entwickelt, der entdeckte, dass sich die Gehirn- und Rückenmarksflüssigkeit in einem bestimmten Rhythmus durch ein System feinster Bahnen bewegt, das den Schädel *(cranium)* mit dem Kreuzbein *(sacrum)* verbindet. Durch sanften Druck seiner Hände vermag der Therapeut diesen Rhythmus zu erspüren und an den Variationen, mit denen er sich in alle Körperteile hinein fortsetzt, Disharmonien des Körpers abzulesen. Anhand zahlreicher Abbildungen präsentiert Anthony Arnold eine umfassende Darstellung der Therapie und schafft damit ein Grundlagenwerk für alle Therapeuten, die diese neue Methode in ihre Arbeit integrieren möchten.

Autor

Anthony Arnold ist Psychologe und in ganzheitlicher Körperarbeit ausgebildet. Während seiner über zwanzigjährigen therapeutischen Arbeit sammelte er vor allem Erfahrungen in ganzheitlicher Heilung von Beschwerden im Grenzfeld zwischen psychischem und somatischem Bereich. Die Cranio-Sacral-Therapie erlernte er am Upledger-Institut in Florida. Heute lebt er in Santa Fe/New-Mexico, wo er eine eigene Praxis betreibt.

ANTHONY ARNOLD

RHYTHMUS UND BERÜHRUNG

Grundlagen und Praxis der Cranio-Sacral-Therapie

Aus dem Amerikanischen
von Diane von Weltzien, Burghard Behm
und Karl Friedrich Hörner

Ganzheitlich Heilen
GOLDMANN

Grundlegend überarbeitete und
durch einen umfangreichen Anwenderteil
erweiterte Neuausgabe

Umwelthinweis:
Alle bedruckten Materialien dieses Taschenbuches
sind chlorfrei und umweltschonend.

Überarbeitete und erweiterte Neuausgabe Februar 2001

Umschlaggestaltung: Design Team München
Umschlagmotiv: Design Team München
Illustrationen: Anthony P. Arnold und Pamela Balanag
Fotos: Pamela Balanag und Asti Hagenbach
Satz: Barbara Rabus, Sonthofen
Druck: GGP Media, Pößneck
Verlagsnummer: 14203
WL · Herstellung: Stefan Hansen
Made in Germany
ISBN 3-442-14203-2
www.goldmann-verlag.de

1. Auflage

Inhalt

Vorwort zur revidierten Auflage

Rhythmus und Berührung wurde ursprünglich als Einführung und Leitfaden für die Cranio-Sacral-Therapie geschrieben. Dabei verfolgte ich das Ziel, in klarer Sprache die Grundlagen einer tief greifenden und effektiven Heilweise darzustellen. Jener Text kam sowohl bei Schülern als auch bei Praktikern mit mehr Erfahrung gut an; inzwischen ist er auch in deutscher und italienischer Übersetzung erhältlich. Seine Stärken sind die klare Sprache und eine umfassende, systematische Einführung in die Grundlagen der Cranio-Sacral-Therapie.

Im Laufe meiner Lehrtätigkeit erarbeitete ich einen zweiten Text, der den Stoff des nächsten Kurses darstellt; das Manuskript ist meinen Schülern seit einigen Jahren zugänglich. Nun haben wir die Gelegenheit, zwei Bücher in einem Band anzubieten. Daher wird der Lehrstoff eines ersten und eines zweiten Kurses zur Cranio-Sacral-Therapie im Folgenden in zwei Teilen präsentiert. In beiden Teilen des Buches wird die Einstellung und die Sensitivität des Therapeuten als stets wichtiger Aspekt der heilenden Interaktion dargestellt.

Teil I bildet die Basisarbeit, gewissermaßen den Rahmen der Cranio-Sacral-Therapie. Seine Kapitel vermitteln eine umfassende Grundlage für den Beginn einer Praxis. Sie stellen eine Vorgehensweise dar, die zur Linderung von chronischen Schmerzen und Bewegungseinschränkungen sehr hilfreich sein kann. Darüber hinaus bieten sie einen Bezugsrahmen, innerhalb dessen der Anfänger Sensitivität für Berührung sowie eine immer weiter wachsende Wertschätzung für die Macht der sanften, respektvollen Berührung entwickelt, die in der Cranio-Sacral-Therapie zur Anwendung gelangt.

Teil II setzt die Basisarbeit von Teil I voraus – sowie etliche Monate praktischer Erfahrung, in der die Berührungstechnik vertieft und verfeinert wird. Teil II stellt neue Fertigkeiten und Methoden vor, die dazu beitragen, die Knochen von Schädelbasis, Mund und Gesichtsschädel freizusetzen.

Was ebenso wichtig ist: Teil II regt an zu einer tieferen Wertschätzung der Qualität der Berührung und zu einer größeren Achtung für und zu Vertrauen in die heilende Kraft des Individuums. Diese ermöglichen eine von Sitzung zu Sitzung zunehmende Flexibilität, die Frucht eines inneren Dialoges zwischen Klient und Therapeut.

Danksagungen

Danken möchte ich den Lehrern und Mentoren, die mich in meinen ersten Jahren der Erkundung der Cranio-Sacral-Therapie inspirierten: Bhadrena Tschumi, John Upledger, Dick MacDonald, Charles Gilliam und Judith Sullivan Felton.

Darüber hinaus danke ich den Teilnehmern meiner Kurse – Schülern, Assistenten, Dolmetschern –, deren Anwesenheit, Ermutigung, Fragen und Feedback mich auf meinem Weg geführt haben.

Schließlich danke ich dem Sphinx-Craniosacral-Institut in Basel und dem Scherer Institute of Natural Healing in Santa Fe (New Mexico, USA) für die Gelegenheit, den Beruf des Lehrers zu lernen und auszuüben.

TEIL I

Die Grundlagen der Cranio-Sacral-Therapie

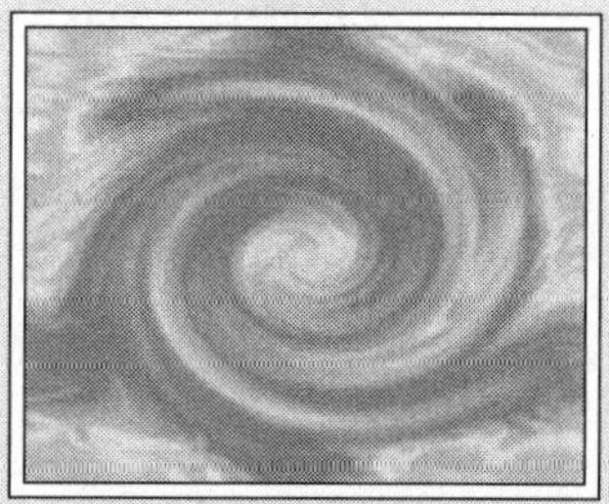

Einführung

Moderne Anfänge

Am Beginn des 20. Jahrhunderts erlag William G. Sutherland, ein junger Osteopath aus dem mittleren Westen der USA, der Faszination der Schädelknochenstrukturen und -funktionen. Insbesondere interessierte er sich für den Sinn der Nähte, der Suturae, welche die einzelnen Schädelknochen miteinander verbinden. Im Gegensatz zur traditionellen medizinischen Sichtweise, die den Schädel damals als starren Körper begriff, vertrat er die Auffassung, dass das weiche, verbindende Material der Nähte die Bewegung und Angleichung der Knochen untereinander zulässt.

Im Rahmen von Selbstversuchen entwickelte er ein Gerät, mit dem er Druck auf bestimmte Schädelpartien ausüben konnte. Gewissenhaft hielt er fest, was er an körperlichen Symptomen an sich beobachtete. Parallel dazu führte seine Frau ein Tagebuch über die seelischen Auswirkungen seiner Selbstversuche.

Manchmal reagierte er mit großer Erschöpfung und benötigte einige Zeit, um sich davon wieder zu erholen. Dennoch gelang Sutherland folgender Beweis: Der Schädel ist so beweglich, dass er auf unterschiedliche Druckausübung reagieren kann.

Im Fortschreiten seiner Arbeit gelang es Dr. Sutherland, an den Schädelknochen und entlang der Wirbelsäule bis zum Kreuzbein eine subtile rhythmische Bewegung zu ertasten. Dieser Rhythmus war weder deckungsgleich mit dem des Herzschlags noch mit dem der Atmung.

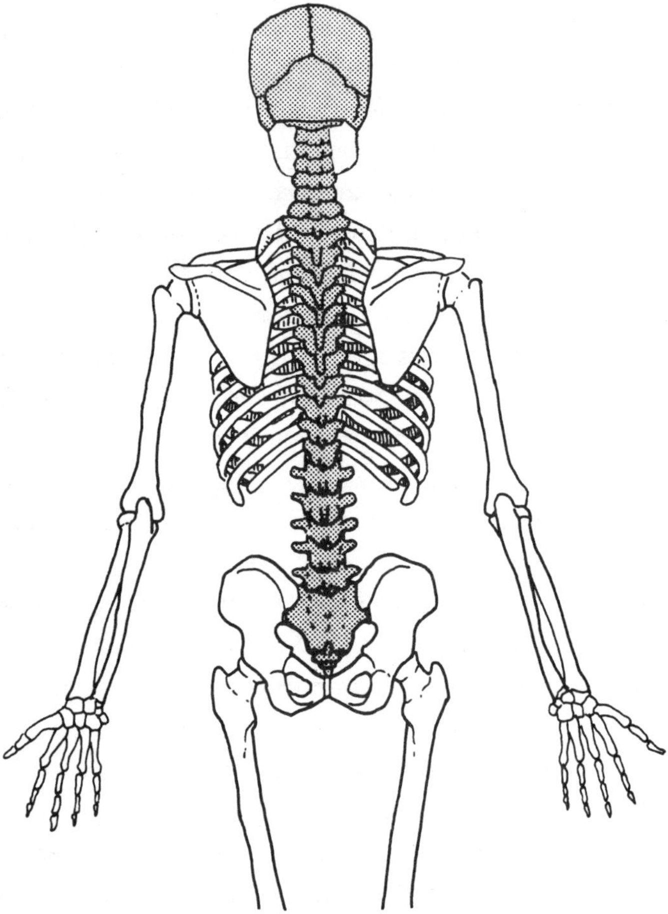

Abb. 1: Im menschlichen Skelett bilden das Kreuzbein, die Wirbelsäule und der Schädel eine flexible, zentrale Säule. Diese reagiert in ihrer Gesamtheit auf den Cranio-Sacral-Rhythmus und überträgt diesen Rhythmus auf alle anderen Knochen und Gewebe des Körpers.

Indem er weiter an sich und, im erlaubten Maß, auch an seinen Patienten experimentierte, entdeckte Sutherland bei entsprechenden Vergleichen sowohl Übereinstimmungen als auch bestimmte Abweichungen des Rhythmus. Er fand heraus, dass er zur Linderung dieser Funktionsstörungen beitragen konnte, indem er äußeren Druck in Übereinstimmung mit dem natürlichen Rhythmus der Schädelknochen anwandte.

Auf diese Weise begründete er die Schädelknochenkunde (Cranio-Osteopathie), einen Forschungszweig, der bis zum heutigen Tag fortbesteht. Jedoch wurde die therapeutische Umsetzung seiner Forschungsergebnisse nur von wenigen seiner Kollegen in der Osteopathie akzeptiert. Im Allgemeinen hielten amerikanische Medizin und Anatomie die Behauptung aufrecht, dass die Suturae während einer normalen Entwicklung verkalken und sich entsprechend verhärten. Die Geduld, die erforderlich ist, um die subtilen Bewegungen der Schädelknochen zu beobachten, schien von geschäftigen Studenten und Forschern zu viel verlangt. So wurden im Laufe dieses Jahrhunderts Sutherlands Untersuchungen kaum weiterverfolgt, und nur wenige Menschen profitierten von seinen Erkenntnissen. Tatsächlich tendierte man in der Medizin sogar zu einer deutlichen Abkehr von der direkten Berührung des Patienten durch seinen Arzt und konzentrierte sich auf die Entwicklung immer feinerer medizinisch-technischer Instrumente und immer raffinierterer Wundermedikamente.

John E. Upledger

In den siebziger Jahren befasste sich ein anderer Osteopath intensiv mit dem Cranio-Rhythmus: Dr. John E. Upledger. Eingebunden in einen umfassenden medizinischen Lehrplan, lehrt die osteopathische Medizin in den USA eine Reihe manipulativer Techniken zur Behebung körperlicher Symptome, die eine organische Krankheit begleiten oder verstärken können. An derselben medizinischen Hochschule, die auch Dr. Sutherland besuchte, wurden Dr. Upledger und seinen Kommilitonen Methoden zur äußeren Manipulation der Schädelknochen gezeigt. Die meisten jungen Mediziner lehnten sie jedoch als bedeutungslos ab.

Viele Jahre später – Dr. Upledger hatte sich längst als praktischer Arzt in Florida niedergelassen – assistierte er einem Neurologen bei einer Operation an der Halswirbelsäule. Dabei *sah* er zum ersten Mal die rhythmische Bewegung des Gewebes, welches das Rückenmark umschloss. Diese Beobachtung veranlasste Upledger, sich wieder mehr der Cranio-Osteopathie zu widmen. Mit neu gewecktem Interesse befasste er sich mit den Arbeiten von Sutherland und jenen Medizinern, die Sutherland in der Akademie für Cranio-Osteopathie nachgefolgt waren.

Eine Berufung an die entsprechende Fakultät der Michigan State University verschaffte ihm einen zusätzlichen Anreiz. Dr. Upledger profitierte dort von dem Interesse, den Fragen – und sogar von den Zweifeln – seiner Kollegen. Ein israelischer Arzt zum Beispiel setzte alles daran, um Dr. Upledgers Theorie von einem Energieaustausch zwischen Arzt und Patient während der Behandlung zu widerlegen. Das Resultat seiner gewissenhaften Untersuchungen ergab jedoch den eindeutigen – und schließlich auch messbaren – Zusammenhang von elektrischen Strömen und der Diagnose, Behandlung und Auflösung physiologischer Symptome. Die Messungen und stetigen Hinterfragungen dieses Arztes halfen Dr. Upledger, seine ursprünglich rein intuitiven Behandlungsmethoden auf ein theoretisches Fundament zu stellen. Aus dieser Zeit stammte auch seine lang andauernde Verbindung zu Jon D. Vredevoogd, einem Designer und Architekten. Dessen Interesse und hartnäckige Fragen machten ihn zum Mitautor von Dr. Upledgers erstem Buch über cranio-sacrale Therapie.

Als Dr. Upledger begann, mit autistischen Kindern zu arbeiten, bezog er auch Studenten und Laien in seine Arbeit mit ein. Er teilte mit ihnen sein Wissen über die cranio-sacrale Therapie und erfuhr umgekehrt Unterstützung durch die Beobachtungen seiner Assistenten. Zusätzlich profitierte er von der Energie, die sich aufbaut, wenn viele Hände an einer Behandlung mitwirken. Bis zu diesem Zeitpunkt war jegliche Behandlung des menschlichen Schädels den medizinischen Professoren vorbehalten. Aber Dr. Upledger hatte herausgefunden, dass sich auch geduldige und behutsame Laien viele Aspekte dieser Arbeit aneignen konnten. Und hinfort sorgte er dafür, dass die von ihm entwickelten Methoden der Cranio-Sacral-Therapie außer medizinischen auch anderen helfenden Berufen sowie den Familienangehörigen von Patienten zugänglich gemacht wurden.

Zurzeit besteht Upledgers Arbeitsteam aus Osteopathen, Chiropraktikern, Masseuren, Krankengymnasten, Akupunkteuren und Psychotherapeuten.

Diejenigen, die einen großen Teil ihrer Energie und Forschungstätigkeit in die cranio-sacrale Arbeit investieren, entstammen einem noch breiteren Spektrum medizinischer und verwandter Berufe, ebenso vielen Laiengruppen, die sich aus den unterschiedlichsten Gründen für diese Therapieform engagieren. Dieser Umstand trägt sehr zur Bereicherung von Theorie und Praxis der Cranio-Sacral-Arbeit bei.

Ausgehend von ihrem Ursprungsland USA, wird die craniosacrale Therapie nun auch in Europa gelehrt und angewandt; des Weiteren findet sie zunehmende Verbreitung in Japan, Indien und in anderen Ländern des Fernen Ostens.

Was ist cranio-sacrale Arbeit?

Der Begriff »cranio-sacral« erklärt sich aus der Konzentration des Therapeuten auf die Bereiche Schädel (Cranium), Wirbelsäule und Kreuzbein (Sacrum). Als ein Mittel zur Unterstützung der Diagnose und Beobachtung wird in der cranio-sacralen Praxis dem Cranio-Sacral-Rhythmus, einem in bestimmten Abständen wiederkehrenden leichten Ausdehnen und Zusammenziehen der Schädelknochen und des gesamten Körpers um die Wirbelsäulenachse, besondere Aufmerksamkeit geschenkt.

Dieser Puls wird offenbar durch den wechselnden Druck hervorgerufen, der in der gesamten Wirbelsäule und im Schädel während der Produktion und Absorption der zerebrospinalen Flüssigkeit entsteht. Der sehr subtile Cranio-Sacral-Rhythmus kann im menschlichen Körper in einem Zyklus von etwa vier- bis zwölfmal pro Minute ertastet werden. Er gestattet einen wichtigen Einblick in den Zustand des Gewebes und der Gelenke des gesamten Körpers und ermöglicht die schematische Darstellung von Schmerz und Unwohlsein.

Dennoch wird dieser wichtige Anhaltspunkt über Harmonie

oder Disharmonie im Menschen nur selten von der modernen Medizin zur Diagnose herangezogen, geschweige denn anerkannt. Weil der cranio-sacrale Rhythmus so subtil ist, steht die Schwierigkeit seiner Wahrnehmung der Erschließung des weiten Feldes cranio-sacraler Arbeit im Wege. Geduld und ein gewisses Maß an eigener innerer Harmonie sind die wesentlichsten Voraussetzungen für den Lernenden, der sich einen Zugang zu dieser Therapieform erschließen will.

Ein weiteres wesentliches Element dieser Praxis sind die Faszien. Alle Organe, Muskeln und Muskelgruppen sind von einem Netz aus wenig dehnbaren, gekreuzt verlaufenden, stützenden Fasern umhüllt. Diese Hülle kann von der Feinheit eines Spinnennetzes sein oder aus mehreren Schichten spezialisierter Membranen bestehen. Die uns geläufigste Membran ist natürlich die menschliche Haut. Im Inneren des Körpers werden diese unterschiedlichen, schützenden Membranen zusammenfassend »Faszien« genannt.

Alle Faszien sind in einem beeindruckenden Netzwerk miteinander verflochten. So steht zum Beispiel die Faszie, die das Herz umgibt, mit den Faszien um die Lungen, Schlagadern (Arterien), den nächstliegenden Rippen und Muskeln und indirekt mit allen anderen Körperorganen in Verbindung.

Desgleichen sind das Gehirn und die Rückenmarksnerven von einer speziellen Haut überzogen. Diese Faszien umhüllen auch sämtliche hervortretenden Nerven und unterstützen die Regulierung der elektrischen Nervenimpulse.

Die so genannte harte Hirnhaut und die harte Rückenmarkshaut, die Dura mater encephali und spinalis, sind für unser Thema von herausragender Bedeutung. In Form von dichtem fibrösem Bindegewebe kleiden sie die Schädelhöhle und den aus den Wirbeln geformten Rückenmarkskanal aus. Dieser dichte Sack mit seinem langen, schwanzförmigen Fortsatz bildet den Raum, in dem die zerebrospinale Flüssigkeit das Gehirn und das Rückenmark vom Kopf bis zum Kreuzbein umspült.

Gemeinsam sorgen die Dura mater und die zerebrospinale Flüssigkeit für die schwingungsdämpfende und isolierte Umgebung, die Gehirn und Rückenmark die Ausübung ihrer lebenswichtigen Funktionen ermöglichen.

Diese schützende Membran ist jedoch sehr verletzlich. Wie alle Schutzhüllen kann auch sie Anzeichen von Überlastung aufweisen. Genauso wie ein Zelt mit der Zeit brüchige Stellen und Instabilität aufweist, obwohl es seine Bewohner im Inneren noch immer zu schützen vermag, so kann auch die Dura mater oder jede beliebige andere Haut allmählich Flexibilitätsänderungen zeigen.

Es scheint im menschlichen Körper so zu sein, dass Überdehnung und starke Anspannung der faserigen Bindegewebe schließlich zu einer anomalen Ausrichtung der Knochen führen. Umspannt eine Faszie einen Muskel besonders eng oder unflexibel, so entsteht am nächstgelegenen Knochen, an dem der Muskel befestigt ist, ein Zug, der die Beweglichkeit einschränkt und den Knochen sogar aus seiner eigentlichen Position ziehen kann. Eine solche Situation registrieren wir als wiederkehrenden Schmerz, als Neigung zu wiederholten Verletzungen an derselben Stelle und als Verspannung, die auch durch Massagetechniken nicht endgültig behoben werden kann. Richtet ein begabter Therapeut die Knochen wieder ein, so verschafft uns das vielleicht nur vorübergehende Erleichterung, weil die Bindegewebe auf den Knochen eine Kraft ausüben, die ihn langsam erneut verschieben wird. Die cranio-sacrale Praxis wirkt direkt auf die Bindegewebe ein, löst schließlich die innere Anspannung und gestattet so dem ganzen System, zu einer harmonischeren Ausrichtung zurückzufinden.

Im Kopf wird die Dura mater in der cranio-sacralen Arbeit durch sanften Druck auf die Schädelknochen angesprochen. Am Rumpf arbeiten die Hände an einer Reihe von entscheidenden Punkten, den Diaphragmen. Dies sind vor allem Körperbereiche, in denen kreuzweise angeordnetes Gewebe vorherrscht, das eher dazu neigt, Verschiebungen und Verspannungen hervorzurufen. Ein typisches Beispiel für ein solcherart strukturiertes Gewebe, also für ein Diaphragma beziehungsweise für eine muskulöse Scheidewand, ist das Zwerchfell, das die Brust- von der Bauchhöhle trennt. Andere Diaphragmen liegen im Beckenraum, im Schultergürtel und am Übergang vom Hals zum Schädel.

Die Anwendung der cranio-sacralen Therapie erfolgt unter Berücksichtigung des Rhythmus und der energetischen Manifestationen des Körpers. Auf die Schädelknochen und die Diaphragmen wird mit den Händen unter Beachtung der Hinweise, die der Körper gibt, sanfter Druck ausgeübt.

Im Grunde handelt es sich um eine sehr einfache Therapieform, eine Art Handauflegen, die aus langjährigen, detaillierten Beobachtungen und Experimenten erwachsen ist und auf einer tiefen Aufmerksamkeit und Achtung für die Vorgänge im ganzen Menschen basiert.

Mit einem Wort: In der Cranio-Sacral-Arbeit wird am Cranio-Sacral-Rhythmus Harmonie oder Disharmonie des Körpers abgelesen, wobei die Knochen der zu behandelnden Person den Händen des Therapeuten als Positionierungshilfen dienen, um das Bindegewebe zu entspannen und die körperliche Harmonie wiederherzustellen.

Der Nutzen der cranio-sacralen Arbeit

Die Beliebtheit der cranio-sacralen Methode erwächst aus ihrer erstaunlichen Vielseitigkeit und aus ihrer Effektivität in der Behandlung von Verletzungen und Schmerzen. Sie ist eine Methode, die allein oder auch in Kombination mit einer oder mehreren weiteren Therapieformen angewandt werden kann.

Die Arbeit an der Dura mater und an den Membranen führt zu größerer Bewegungsfreiheit solcher Gelenke, die durch Verletzungen oder Infektionen geschwächt wurden. Anspannungen im Kopf-, Nacken- und Schulterbereich kommen bei vielen Menschen vor und lassen sich mittels cranio-sacraler Arbeit fast immer beheben.

Menschen, die nach Verletzungen oder Krankheiten unter chronischen Schmerzen leiden, finden durch die Methode Erleichterung und eine bessere Basis für das tägliche Leben. Verletzungen und die daraus resultierenden Schmerzen bilden oft ein Muster im Leben eines Menschen. In Augenblicken besonderer Belastung flammt der Schmerz nach kleinen oder unbemerkten Verletzungen immer wieder im selben Knie oder an der gleichen Hüftpartie auf. Die Behandlung deckt häufig auf, dass die vorausgegangene entscheidende Traumatisierung während einer Periode von Stress, Angst oder Verwirrung erfolgte. Die Neigung zur Abwehr-Verspannung wird im Gewebe gespeichert und führt unter vergleichbaren Umständen zu ähnlichen Reaktionen. Dies geschieht, weil der Körper sich die Verletzung merkt, um beim nächsten Mal schneller reagieren zu können. Hierbei verursacht die prägende erste Reaktion des Gewebes auf das Trauma leider Entzündungen, Schwellungen und die Unbeweglichkeit des verletzten Körperteils, der steif oder unflexibel wird.

Gefühle wie Angst und Wut zum Zeitpunkt der Traumatisierung scheinen die Schutzreaktion zu intensivieren, die Genesung hinauszuzögern und die Bereitschaft des Gewebes zu verstärken, in Zukunft auf ähnliche Situationen in gleicher Weise zu antworten.

Die sanfte und subtile Technik der Cranio-Sacral-Arbeit, die nur so weit auf den Körper einwirkt, wie dieser selbst es zulässt, fungiert als Schlüssel, der die »Schmerzprogrammierung« im Gewebe löscht.

Man hat herausgefunden, dass cranio-sacrale Behandlung andere Therapieformen erleichtert oder unterstützt. So hält beispielsweise die krankengymnastische Wiedereinrichtung eines Gelenks länger vor, wenn Cranio-Sacral-Arbeit als Begleittherapie angewandt wird.

Heutige Anwendung

In Amerika sind zurzeit Chiropraktiker, Körpertherapeuten, Masseure, Psychotherapeuten, Zahnärzte und Osteopathen dabei, diese neue Methode in ihre Arbeit zu integrieren. Sie haben herausgefunden, dass Cranio-Sacral-Arbeit ihre eher traditionelle Behandlungsweise unterstützt und fördert. Ihnen sind die schnelleren und länger anhaltenden Erfolge aufgefallen, die sich insbesondere bei Zahn- und Kopfschmerzen, bei emotionalen Krisen, Rücken-, Nacken- oder Schulterschmerzen und bei wiederkehrenden Verletzungen unübersehbar einstellen. Sie haben auch entdeckt, dass cranio-sacrale Therapie in unserer schnelllebigen Zeit eine entspannende und belebende Technik für jedermann ist.

Die cranio-sacrale Praxis kann an der Schnittstelle zwischen konventioneller allopathischer Medizin und alternativen Behandlungsformen, die den Menschen mit seinem Bewusstsein, Geist, Leiden und Heilen in einem größeren Zusammenhang sehen, angesiedelt werden. Das Zeitalter der Vernunft – in Gestalt der modernen Wissenschaft, Mechanik, Medizin und Philosophie – hat sich entschieden von all jenen Erfahrungen abgewandt, die nicht im Versuch künstlich nachvollzogen und statistisch belegt werden konnten. Das »mittlere Management«, die Bürokratie der Wissenschaft, verachtet Visionen, Intuition und alles Spirituelle. Nur unsere größten Denker, wie zum Beispiel Einstein, standen über solchen negativen Ansichten. Aber von diesen einmal abgesehen, dominieren die genannten Vorurteile Ausbildung und Forschung seit vielen Generationen.

Heute kehren wieder mehr und mehr Forscher zum Menschen als Ganzes zurück. Die Einbeziehung von Hypnose, Biofeedback und sogar Meditation in die medizinische Behandlung führender Krankenhäuser hat die Neugier manch eines vermeintlich nüchternen und logisch denkenden Verstandesmenschen geweckt. Solche klugen Köpfe suchen jetzt jenseits der messbaren wissenschaftlichen Welt nach viel versprechenden Wahrscheinlichkeiten.

Manche dieser Forscher verwenden viel Mühe darauf, ihre Resultate auf ein wissenschaftlich anerkanntes Fundament zu stellen. Andererseits gibt es aber auch viele, die auf den Gebieten der menschlichen Energie und des menschlichen Bewusstseins experimentieren oder sich mit Volksheilmitteln in einem Zusammenhang befassen, der nichts mit normalen medizinischen Praktiken zu tun hat. Sie folgen einfach nur der Richtung, die ihnen ihre Ergebnisse weisen. Es bestehen jedoch kaum

Aussichten, dass es zwischen ihnen und den Vertretern der konventionellen Medizin zum Dialog kommen wird.

Dr. Upledger nimmt für sich die Freiheit in Anspruch, in beiden Gebieten gleichzeitig zu forschen. Und er vermochte mit seiner Arbeit einen einzigartigen Beitrag zu der am Ende vielleicht doch möglichen Annäherung der beiden Lager zu leisten. Auf jeder Stufe seiner Forschungen hat er seine Beobachtungen und Erkenntnisse wissenschaftlich untermauert und damit auch der klassischen Medizin zugänglich gemacht. Zudem unterstützt und integriert er in der Praxis eine erstaunliche Vielfalt medizinischer Disziplinen zum Wohle der Patienten. So werden im Brain and Spinal Cord Dysfunction Center, einem Bestandteil der Upledger Foundation in Palm Beach Gardens in Florida/USA, Patienten von einem Team aus Osteopathen, Chiropraktikern, Körpertherapeuten und Masseuren diagnostiziert, behandelt und profitieren auch somit von Akupunktur, Homöopathie und Psychotherapie.

Das Ziel von Teil I

Der vorliegende Teil I will ein grundlegendes Verständnis für die Anwendungen der cranio-sacralen Arbeit vermitteln. Das beinhaltet auch bewertende Fertigkeiten wie die Palpation – der medizinische Fachbegriff für das Abtasten eines Körperteils mit der Hand – des Cranio-Sacral-Rhythmus und die Entwicklung eines Gespürs für die Variationen, mit denen sich der Rhythmus in alle Körperteile hinein fortsetzt. Dazu gehört auch ein wachsendes Bewusstsein für die Botschaften, welche die Veränderungen im Rhythmus sowie die vielen anderen energetischen

Manifestationen im Patienten uns senden, die als nonverbale Signale wirken. Hierzu wird vor allem im ersten Kapitel Stellung genommen.

Die nächste Stufe verlangt den richtigen Gebrauch der Hände bei der Berührung, das aufmerksame Verfolgen des Entspannungsprozesses und, im harmonischen Zusammenspiel mit dem Gewebe, die Wiederherstellung der normalen Funktionen des betroffenen Bereichs. Dies ist das Thema des zweiten und dritten Kapitels, die sich zunächst mit den Rumpf und dann mit dem Kopf befassen.

Schließlich sollen im vierten Kapitel die generelle Einstellung und die weiteren Zusammenhänge der Cranio-Sacral-Arbeit zur Sprache kommen.

Viele wichtige physiologische Strukturen und Funktionen werden in diesem Buch Erwähnung finden. Jedoch kann es in der Darstellung der menschlichen Anatomie nicht umfassend sein. Es ist daher angebracht, auf diesem Gebiet schon einiges Wissen mitzubringen oder einen physiologischen beziehungsweise anatomischen Text zu Rate zu ziehen. Vor allem mag es Ihnen sinnvoll erscheinen, sich vorab oder parallel zu Ihrer Lektüre noch einmal mit der Skelettstruktur, dem Bindegewebe und dem Nervensystem zu befassen. Ein Anatomieatlas wird die Illustrationen und Beschreibungen dieses Buches hilfreich unterstützen.

1 Das Grundwissen für die cranio-sacrale Arbeit

Der Cranio-Sacral-Rhythmus

Der cranio-sacrale Rhythmus ist ein bedeutender, aber sehr subtiler Puls, der den Gesundheitszustand in den Bereichen um Gehirn und Rückenmark offenbart. Er ermöglicht eine deutliche Aussage über die korrekte oder unstimmige Ausrichtung der Schädelknochen und beeinflusst darüber hinaus den gesamten Körper. Allem Anschein nach entsteht der Cranio-Sacral-Rhythmus im Kopf und in der Wirbelsäule durch den Zyklus von Produktion und Absorption zerebrospinaler Flüssigkeit. Dies geschieht im Gehirn und in der Schutzhülle der Dura mater.

Jedes Gehirn ist eine Masse aus spezialisierten Nervenzellen, die in bestimmten Abschnitten zusammengefasst sind und in ihrer Form, Funktion und Vergleichbarkeit zu den Gehirnbereichen anderer Lebewesen differieren. Menschliche Gehirne wie auch jene anderer Säugetiere vereinen in sich Formen und Funktionen, wie wir sie von primitiveren Lebewesen kennen. Sie besitzen jedoch daneben noch hoch komplizierte Bereiche, die ausschließlich bei Säugetieren vorkommen.

Das Gehirn kommuniziert mit dem gesamten Körper über spezialisierte Nervenstränge, die eine direkte Verbindung zwischen ihm und den unterschiedlichen Organen herstellen, und über die Wirbelsäule, die Tausenden von Nervenbahnen einen besonders geschützten Kanal zu allen Organen, Wahrnehmungsrezeptoren, Muskeln und Drüsen des Körpers zur Verfügung stellt.

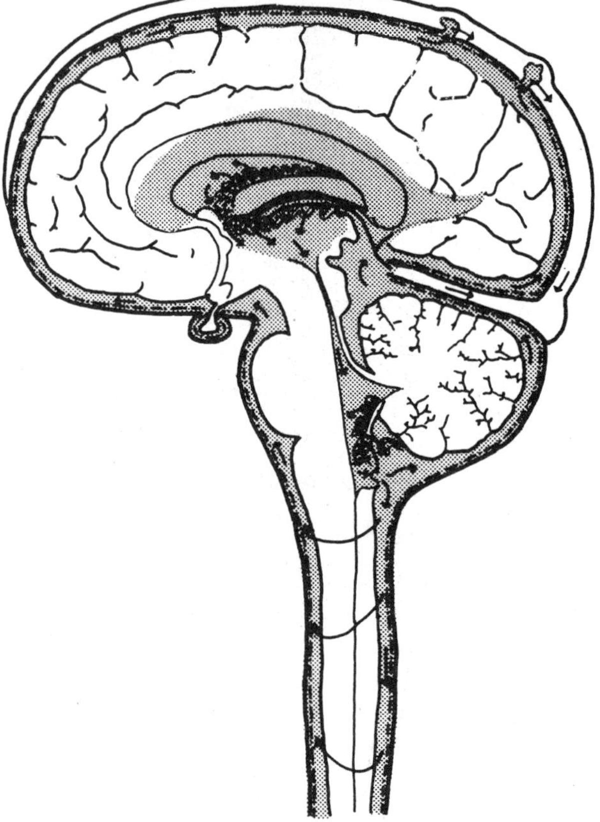

Abb. 2: Das Gehirn und das Rückenmark in der schützenden Hülle der Dura mater. Die Pfeile zeigen die Fließrichtung der zerebrospinalen Flüssigkeit innerhalb des durch Rasterung angedeuteten Raumes zwischen Nervengewebe und Dura mater.

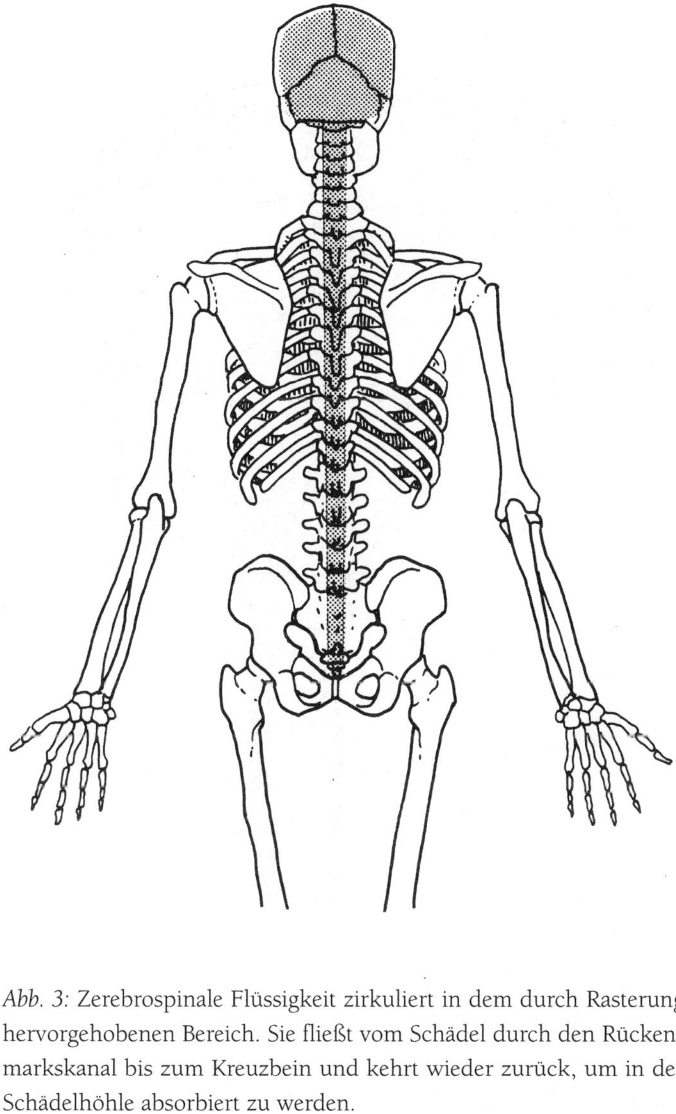

Abb. 3: Zerebrospinale Flüssigkeit zirkuliert in dem durch Rasterung hervorgehobenen Bereich. Sie fließt vom Schädel durch den Rückenmarkskanal bis zum Kreuzbein und kehrt wieder zurück, um in der Schädelhöhle absorbiert zu werden.

Zerebrospinale Flüssigkeit wird in besonderen Kammern, den Ventrikeln, tief im Inneren des Gehirns erzeugt. Die Flüssigkeit lässt sich hinsichtlich ihrer physikalischen Charakteristik und chemischen Zusammensetzung mit der Lymphe oder dem Blutplasma vergleichen. Sobald die zerebrospinale Flüssigkeit erzeugt wurde, fließt sie aus der Reihe von Ventrikeln innerhalb des Gehirns in die Räume, die Hirn und Rückenmark umgeben.

Sie ist ein Teil des nährenden und schützenden Gehirnumfeldes. Eine zähe Membran, die Dura mater, kleidet die Innenseite des knöchernen Schädels aus. Nach ihrem Durchtritt durch das Foramen magnum bildet sie eine schützende Hülle, die sich im Innern der Wirbelsäule nach unten streckt. Das Rückenmark verläuft innerhalb dieser Duralröhre vom Gehirn bis zu seinem Ende in der Nähe des Kreuzbeins. Jede Falte und Vertiefung von Gehirn und Rückenmark werden von einer weichen bindegewebigen Hülle bedeckt, der Pia mater. Darüber hinaus befindet sich im Raum zwischen diesen beiden Membranen eine mittlere Bindegewebsschicht, die Membrana arachnoidea, die an der Innenseite der Dura mater hängt und Fasern wie Spinnweben zur Pia mater streckt. Die zerebrospinale Flüssigkeit zirkuliert in dem Raum zwischen den Membranen, das heißt zwischen Arachnoidea (»Spinnwebenhaut«) und Pia mater.

Die zerebrospinale Flüssigkeit, der so genannte Liquor, fließt innerhalb des Rückenmarkskanals an der Rückseite des Rückenmarks hinab und an der Vorderseite wieder hinauf zum Gehirn. Sie schützt das zentrale Nervensystem in der Wirbelsäule und das Gehirn vor Druck und Stoß von außen. Die Flüssigkeit wird von einem spezialisierten Gewebe absorbiert und von den Arachnoidalzotten, die in die venösen Gefäße hineinragen, in das Venenblut weitergegeben.

Auf diese Weise wird das Zentrum des menschlichen Nervensystems in einer nährenden und schützenden, lebendigen Quelle gebadet. Sie erneuert sich und fließt ununterbrochen. Der Mechanismus dieser Erneuerung produziert den cranio-sacralen Rhythmus. Während der Liquor von den darauf spezialisierten Ventrikeln ausgeschüttet wird, wächst der Druck im gesamten zerebrospinalen (cranio-sacralen) System. Dass die Schädelknochen dem Druck nachgeben, wird von Wahrnehmungsrezeptoren innerhalb der Schädelnähte (Suturae) registriert. Sie senden dem Gehirn im entscheidenden Moment die Botschaft, die Ausschüttung der zerebrospinalen Flüssigkeit einzustellen. Während die Absorption der Flüssigkeit erfolgt, lässt der Druck nach, und wiederum signalisieren die Rezeptoren innerhalb der Schädelnähte dem Gehirn, den Zyklus mit der Ausschüttung neu zu beginnen. Der wechselnde Druck in Schädel und Wirbelsäule kann in Verschiebungen der Schädelknochen und Körperstrukturen resultieren. Diese lassen sich in allen Gesichts- und Schädelknochen und am Ende der Wirbelsäule, am Kreuzbein, palpieren beziehungsweise fühlen.

Der genaue Ablauf ist noch nicht völlig erforscht, aber die Knochenpaare rechts und links der Wirbelsäule reagieren ebenfalls auf den wechselnden Druck. Schultern, Rippen, Hüften und Beine bewegen sich im Einklang mit dem Cranio-Sacral-Rhythmus.

In diesem feinen Puls liegt der Schlüssel sowohl zum Zustand der Faszien des ganzen Körpers als auch zur Flexibilität der Gelenke verborgen. Bei steifen Gelenken kann häufig ein asymmetrischer oder eingeschränkter Cranio-Sacral-Rhythmus ertastet werden. Sind Muskeln oder Faszien zu angespannt, dann wird der ansonsten symmetrische Puls der Wirbelsäule beeinträchtigt und vermag als solcher palpiert zu werden. Also ist die Beobachtung des Cranio-Sacral-Rhythmus eine wertvolle Unterstützung, um die Muster der Einschränkung und des Schmerzes aufzulösen und zu heilen.

Die Wahrnehmung des Cranio-Sacral-Rhythmus

Eine Reihe von Übungen kann Sie darin unterstützen, sich auf den cranio-sacralen Rhythmus einzustimmen. Bei ihnen geht es um die bewusste Wahrnehmung der Rhythmen des Körpers: Herzschlag, Atem und Cranio-Sacral-Rhythmus. Eine spielerische und interessierte Einstellung zu den Übungen wird dabei von Nutzen sein.

Ich möchte Sie dringend bitten, selbst dann die Übungen zu machen, wenn Sie erfahren darin sind, den Blutdruck zu messen oder die Atmung zu beobachten. Sie sind eine Art Einführung in eine respektvolle, aufmerksame und aktiv-aufnahmebereite Grundhaltung, die ein entscheidender Bestandteil der cranio-sacralen Diagnose- und Behandlungsmethode ist.

Die Übungen werden in Form von geführten Meditationen angeboten. Während Sie die Anweisungen lesen oder hören, sollte Ihr Verstand im Hintergrund stehen. Versenken Sie sich in die Erforschung einer neuen Erfahrungsdimension. Vertrauen Sie im Verlauf der Übungen allein auf Ihre Wahrnehmung und Intuition, und bewerten Sie sie nicht.

Für manche Menschen ist es hilfreich, sich die Übungen auf Band zu sprechen. Wenn Sie das möchten, dann sprechen Sie langsam und betont, machen Sie Pausen … zwischen den Sätzen. Dann setzen Sie sich still hin und hören zu. Folgen Sie der

Führung Ihrer eigenen Stimme. Nehmen Sie sich Zeit zwischen den Übungen.

Ich schlage vor, diese Übungen auf einem Stuhl sitzend durchzuführen. Sie sollten locker, aber gerade sitzen, mit den Händen auf Ihren Oberschenkeln und mit entspannten Armen und Schultern.

1. Übung: Das Herz

- Still sitzend … spüren Sie Ihre Hände auf den Oberschenkeln … den Druck des Stuhles gegen Ihren Körper …
- Sie fühlen sich leicht … Ihre Atmung fließt locker und entspannt …
- Sie sind sich der Anwesenheit Ihres Körpers bewusst … des Schlagens Ihres Herzens … irgendwo in Ihrem Körper … Ihr Herzschlag … Ihr Körper …
- Sie lassen sich in diese Erfahrung hineinfallen … stimmen sich auf sie ein … auf Ihre Gefühle … Energien … auf Ihren Herzschlag …
- Stellen Sie sich die genaue Lage des Herzens in Ihrem Körper vor … Spüren Sie dort seine Lebendigkeit? … In der Mitte Ihrer Brust? … Am Rande Ihres Brustkorbs? …
- Wo auch immer Sie Ihren Herzschlag fühlen … wahrnehmen, wo Sie ihn sich vorstellen … er dauert an … egal ob bewusst, unbewusst.
- Stellen Sie sich vor, an welcher Stelle Sie den Puls an Ihrem Handgelenk spüren würden … Berühren Sie es dabei nicht … Was empfinden Sie in Ihrem Handgelenk? … Dabei hält der Rhythmus unvermindert an …

- Wie fühlt sich Ihre Hand … Ihr Arm dabei an? …
- Können Sie Ihren Herzschlag im Hals wahrnehmen? …
- In Ihrem Gesicht? …
- Hinterlässt Ihr Herzschlag einen Widerhall auch in Ihren Füßen … in Ihren Waden … in Ihren Hüften? …
- Bewegen Sie sich in Ihrer Vorstellung durch Ihren Körper .. Erspüren Sie überall Ihren Herzschlag … Machen Sie sich bewusst, auf welche Weise er sich unterscheidet … von Ort zu Ort …
- Haben Sie Spaß an dieser Forschungsreise … Kehren Sie erfrischt und entspannt zurück … still sitzend … den Druck des Stuhles spürend…
- Bereiten Sie sich auf die Rückkehr zu Ihrem normalen Tagesbewusstsein vor … Ihr Herz fährt fort zu schlagen … bewusst … unbewusst … während Sie Ihre Aufmerksamkeit wieder anderen Dingen, anderen Beschäftigungen, anderen Interessen zuwenden …
- Nehmen Sie Ihre Umgebung bewusst wahr, strecken oder bewegen Sie sich, schauen Sie sich um. Kehren Sie endgültig zurück.

Nehmen Sie sich so viel Zeit für diese Übung, wie Sie mögen. Wenn Sie sie später ab und zu wiederholen, dann werden Sie Ihre Freude daran haben zu beobachten, wie Sie sich ganz von selbst eigene Variationen ausdenken.

2. *Übung:* Der Atem

- Sitzen Sie ruhig … die Hände auf Ihren Oberschenkeln … den Druck des Stuhles gegen Ihren Körper spürend…
- Fühlen Sie sich leicht … lassen Sie den Atem leicht fließen … entspannen Sie sich …
- Werden Sie sich Ihres Körpers bewusst … Ihrer Atmung … Spüren Sie, wie sich Ihre Brust hebt … und senkt …
- Spüren Sie die Atemluft in Ihrer Nase … in Ihrem Hals … in Ihrem ganzen Körper …
- Gestatten Sie Ihren Augen … sich zu schließen … und fahren Sie fort zu atmen … den Atem zu fühlen …
- Spüren Sie jetzt mit geschlossenen Augen, neuer Wahrnehmung und neuer Bewusstheit, wie die Atemluft in Ihre Nase strömt, in Ihren Hals, Ihre Brust …
- Atmen Sie voll … und leicht …
- Heben Sie den Brustkorb … Ihre Schultern … mit jedem Atemzug … die Bewegung des Körpers wahrnehmend … ohne Pause …
- Fühlen Sie, wie der Atem auf Ihren Magen drückt … und auf Ihre Seiten …
- Was macht der Atem mit Ihrem Becken … wenn er voll und leicht… fließt?
- Spüren Sie den Atem auch in Ihren Beinen … in Ihren Hüften? …
- Lassen Sie Ihre Hände und Handgelenke leicht auf Ihren Oberschenkeln ruhen … wie empfinden Sie die Bewegung des Atems dort und in den Oberarmen?
- Was spüren Sie in Ihren Ellbogen … Handgelenken … Händen? …

- Nehmen Ihre Hände irgendeine Bewegung in den Oberschenkeln wahr? …
- Verspüren Sie vielleicht den Drang, mit den Händen zu erforschen, wie der Puls Ihres Herzens und der Lungen sich auf den übrigen Körper auswirkt … oder wie Ihr ganzer Körper durch den Atem in Bewegung gebracht wird?
- Ist Ihnen aufgefallen, wie sich Ihr Herzschlag über jeden Atemzug legt? …
- Wie lange können Sie sich auf diesen dominierenden Herzschlag konzentrieren? …
- Spüren Sie ihn in der Brust … im Bauch … im Nacken … im Gesicht? …
- Achten Sie darauf, wie sehr es Ihnen auch diesmal Freude bereiten wird, sich für Ihren Körper und seinen Rhythmus zu öffnen …
- Und registrieren Sie auch, wie weit verzweigt Ihre Erforschung geworden ist und wie stark Sie dabei Ihre eigenen Wege gegangen sind …
- Vielleicht ist Ihnen aufgefallen, wie sehr sich bei jeder Wiederholung dieser und der anderen Übungen Ihre Wahrnehmung verbessert … und Ihnen so unvergessliche Erfahrungen schenkt …
- Bereiten Sie sich darauf vor, in Ihr Tagesbewusstsein zurückzukehren … und Ihre Aufmerksamkeit wieder anderen Beschäftigungen und Interessen zuzuwenden …
- Sie fühlen sich von der Übung erfrischt … und neugierig gemacht …
- Öffnen Sie Ihre Augen … bewegen und strecken Sie sich … schauen Sie sich um … und kehren Sie schließlich vollends zurück.

3. *Übung:* Der Cranio-Sacral-Rhythmus – Bewusstsein

- Sie sitzen ruhig … Ihre Hände liegen auf den Oberschenkeln … Sie spüren den Druck Ihres Körpers gegen den Stuhl …
- Sie fühlen sich locker … lassen den Atem leicht fließen … sind entspannt …
- Sie nehmen Ihren Körper bewusst wahr … Ihre Arme und Beine … Ihren Nacken und Rücken …
- Ihre Augen sind offen … oder geschlossen … Sie atmen …
- Sie sind jetzt im Begriff … einen Ihnen noch unbekannten Teil Ihres Körpers zu erforschen …
- Sie sagen sich: Zerebrospinale Flüssigkeit wird produziert … während ich hier sitze und atme …
- Sie wird erzeugt und aufgenommen … immer im Wechsel
- Ich sitze … und der Liquor wird produziert und absorbiert … meine Schädelknochen weiten und schließen sich wieder an den Schädelnähten …
- Zerebrospinale Flüssigkeit wird erzeugt … und aufgenommen …
- Die Knochen in meinem Kopf passen sich der Bewegung an, die Schädelkapsel dehnt sich aus … zieht sich wieder zusammen …
- Dehnt sich aus … zieht sich zusammen… während zerebrospinale Flüssigkeit erzeugt … und aufgenommen wird …
- Meine Schultern bewegen sich zurück … mit jeder Expansion … und wieder nach vorn …
- Vor und zurück …
- Schultern … und Rippen … bewegen sich vor … und zurück … mit jedem Zyklus …

- Während ich weiter atme … werde ich mir dessen bewusst … die Knochen in meinem Kopf … gehen mit jedem Zyklus mit … schwingen im Cranio-Sacral-Rhythmus…
- Zerebrospinale Flüssigkeit wird erzeugt … und umfließt mein Hirn … und mein Rückenmark …
- Zerebrospinale Flüssigkeit fließt … wird erzeugt und aufgenommen … mit jedem Zyklus … der Hirnschädel dehnt sich aus … und zieht sich wieder zusammen … mit jedem Zyklus
- Schultern und Rippen … bewegen sich vor … und zurück … Schultern, Rippen … sogar die Hüften … vor und zurück … mit jedem Zyklus …
- Die Gewebe des Körpers … die Faszien … stellen sich auf die Bewegung ein … passen ihren Rhythmus an …
- Vor und zurück … bei jedem Zyklus …
- Die Gewebe … und die Faszien …
- Wenn ich einatme … heben sich meine Schultern leicht und fallen beim Ausatmen wieder zurück…
- Während zerebrospinale Flüssigkeit entsteht … bewegen sich meine Schultern leicht vor … und wieder zurück … vor und zurück … vor und zurück… mit jedem Zyklus des cranio-sacralen Rhythmus …
- Meine Hände und Handgelenke liegen auf den Oberschenkeln … habe ich ihre leichte Bewegung schon wahrgenommen?…
- Fühlen Sie die Bewegung? …
- Außenrotation … und zurück … Innenrotation … außen und wieder einwärts …
- Meine Hände auf den Oberschenkeln … geführt vom Cranio-Sacral-Rhythmus …
- All dieses Gewebe … all diese Zellen … schwingen in diesem

Rhythmus … dehnen sich aus … und ziehen sich wieder zusammen …

- Meine Füße schwingen mit … meine Beine … meine Hüften … bewusst oder unbewusst … ohne Unterlass …
- Atmend … mit dem Rhythmus … erforsche ich … entdecke ich neu …
- Den Rhythmus … den Herzschlag … den Atem … den cranio-sacralen Rhythmus …
- Entspannt … und ruhig … befinde ich mich auf einer spielerischen Entdeckungsreise…
- Ich bereite mich darauf vor … mit neuem Bewusstsein in mein Tagesbewusstsein zurückzukehren …
- Sitzend … nehme ich den Druck des Stuhles gegen meinen Körper wahr …
- Erfrischt kehre ich zurück … wende mich anderen Beschäftigungen und Interessen zu …
- Kehre in meine Umgebung zurück … in mein Tagesbewusstsein … bewege und strecke mich … schaue mich um.

4. *Übung:* Der Cranio-Sacral-Rhythmus – Palpation

Für diese Übung sollten Sie an einem Tisch sitzen. Stützen Sie die Ellbogen auf den Tisch, und berühren Sie Ihre Schläfen leicht mit den Fingerspitzen. Vielleicht müssen Sie sich ein oder zwei Bücher unter die Ellbogen schieben, damit Sie in dieser Position locker sitzen können. Ihre Schultern, Ihr Nacken und Ihr Kopf sollten dabei jedoch von der Wirbelsäule und nicht von Ihren Armen aufrecht gehalten werden.

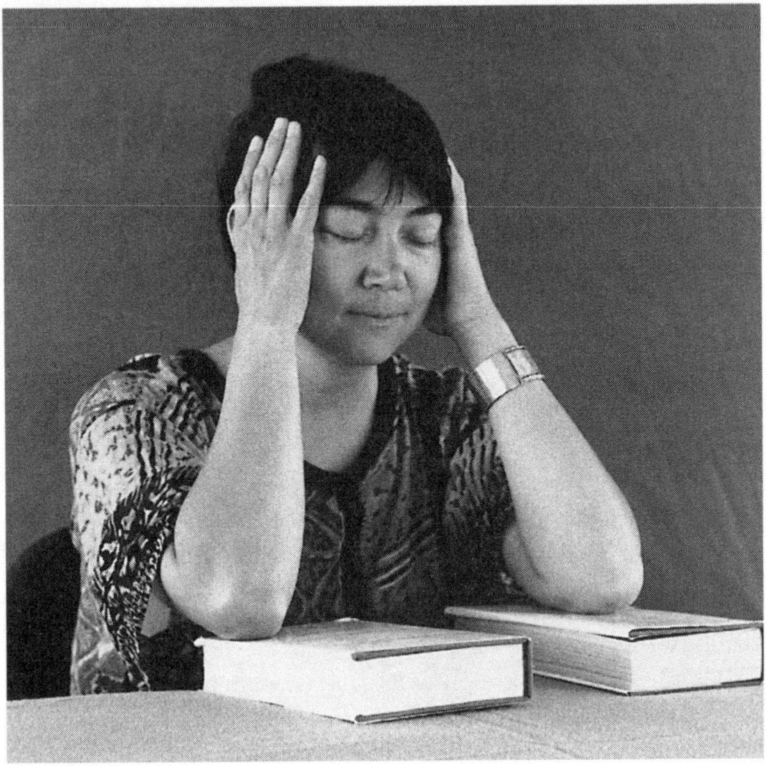

Abb. 4: Selbstpalpation des Cranio-Sacral-Rhythmus. Die Hände liegen an den Schläfen; der Kopf wird von der Wirbelsäule und nicht von den Ellbogen gestützt.

- Ruhig sitzend … mit unterstützten Ellbogen und den Händen an den Schädelseiten … mit den Fingerspitzen an den Schläfen …
- Sie nehmen den Druck des Stuhles … der Ihren Körper stützt … wahr …
- Sie atmen leicht … und frei …
- Sie spüren Ihren Herzschlag … die Berührung Ihrer Finger an den Schläfen … kühl oder warm? …

- Ihr Herz schlägt … Ihr Atem strömt …
- Ihre Fingerspitzen … ergeben sich dem Rhythmus … der hinter Ihren Schläfen pocht … dem Cranio-Sacral-Rhythmus …
- Ihre Schädelknochen bewegen sich … dehnen sich aus … ziehen sich zusammen …
- Zusammenziehen … ausdehnen …
- Mit jedem Zyklus des cranio-sacralen Rhythmus … mit jedem Zyklus … in dem zerebrospinale Flüssigkeit erzeugt … und aufgenommen wird …
- Ein regelmäßiger Rhythmus … weich … subtil … von innen nach außen … immer aufs Neue …
- Sie atmen frei … tief oder leicht … auf Entdeckungsreise …
- Sie halten Ihren Atem kurz an … lauschen … fühlen … lassen dann die Luft wieder frei ein- … und ausströmen …
- Hände und Finger … berühren … erspüren… bewegen sich in Harmonie mit dem Rhythmus … zusammenziehen … ausdehnen …
- Ausdehnen … zusammenziehen … die zerebrospinale Flüssigkeit … wird erzeugt … und aufgenommen …
- Eine Bewegung … ein Rhythmus … der unterbrochen werden … eine Pause einlegen kann … zusammenziehen und ausdehnen … kaum wahrnehmbar … subtil …
- Sie lassen sich in die Bewegung hineinsinken … erkennen … experimentieren mit dem Cranio-Sacral-Rhythmus …
- Immer weiter … und ohne Unterlass … folgen Sie diesem Rhythmus des Lernens … des Forschens und der Entdeckung …
- Der Rhythmus … voll und gleichmäßig …
- Die Bewegung an Ihren Fingerspitzen … in Ihrem Schädel …
- Bewusst spüren Sie den Rhythmus … Ihren Körper … Ihre

Körperenergie... Ihre Füße ... Arme ... Ihren ganzen Körper ...

- Sie bereiten sich darauf vor ... zu Ihrem normalen Tagesbewusstsein zurückzukehren ... Sie sitzen ... die Hände an den Schläfen ... nehmen den Stuhl wahr ... den Raum ...
- Endgültig kehren Sie zurück ... zu anderen Beschäftigungen und Interessen ...
- Wach, bewusst und neugierig beenden Sie diese Übung.

Es wird Ihnen bei Ihren Bemühungen hilfreich sein, die Übung mehrmals zu wiederholen. Ich schlage vor, sie abwechselnd mit den vorangegangenen zu machen. Stehen Sie zwischen den Übungen auf, gehen Sie umher, strecken Sie sich, singen oder tanzen Sie, verhalten Sie sich so, dass Sie sich wohl fühlen.

Wenn Sie weiterüben, sollten Sie erfrischt und aufnahmebereit sein. Der Cranio-Sacral-Rhythmus ist stark und setzt niemals aus, es sei denn in seinen natürlichen Pausen. Aber er ist auch subtil. Und je ausgeruhter Geist und Körper sind, desto leichter ist es, ihn wahrzunehmen. Auch nachdem Sie den Cranio-Sacral-Rhythmus zum ersten Mal palpiert haben, sollten Sie mit diesen Übungen fortfahren, um Ihre Wahrnehmung weiter zu vertiefen und um mehr aufnehmen zu können.

Die »Lauschstationen« des Körpers

Wir wollen uns jetzt mit einer Reihe von »Lauschstationen« befassen. Bei jeder der nachstehend beschriebenen werden Sie Gelegenheit haben, den Cranio-Sacral-Rhythmus wahrzunehmen und zu bewerten. Die Wahrnehmung dieser rhythmischen Bewegung unterscheidet diese Arbeit von anderen Therapieformen. Doch die als Cranio-Sacral-Rhythmus bekannten Impulse sind nicht die einzigen Signale, die der Klient bei diesem interaktiven Verfahren manifestiert. Jeder von uns trägt zu dieser Arbeit seine eigenen, speziellen Beobachtungs- und Wahrnehmungs-Fertigkeiten und -Qualitäten bei. Diese nonverbalen Kommunikationsweisen schlummern vorwiegend ungenutzt in uns, da wir uns der modernen, technisierten Gesellschaft anpassen. Die Cranio-Sacral-Arbeit bietet eine Gelegenheit, diese grundlegenden Wahrnehmungsfähigkeiten neu zu wecken. Damit können Sie Veränderungen in Wärme, Fluss, Atmung oder Hautfärbung registrieren. Sie können auch Energiequalitäten spüren. Bei der Betrachtung des Cranio-Sacral-Rhythmus hat jede dieser Qualitäten einen gleich wichtigen Rang. Die »Lauschstationen« sind …

1. an den Füßen,
2. an den Oberschenkeln,
3. an den Hüften,
4. am Zwerchfell,
5. an den Schultern,
6. am Kopf.

Später wird die an diesen Stellen vorgenommene Beobachtung ein fester Bestandteil der Diagnose in der Cranio-Sacral-Arbeit sein. Aber zunächst einmal sollten Sie das, was Sie jetzt lernen, als Übungen auffassen, die Sie häufig wiederholen, um sich von Mal zu Mal mehr Erfahrung und wertvolles Wissen anzueignen. Wenn Sie meinen, sich den Rhythmus oder etwas Vergleichbares nur *einzubilden,* dann seien Sie versichert, dass Sie ihn in

Wahrheit tatsächlich *spüren*. Die Stärke des Cranio-Sacral-Rhythmus kann von Mensch zu Mensch und auch von »Lauschstation« zu »Lauschstation« sehr unterschiedlich sein.

Nachdem Sie sich bei jeder »Lauschstation« einige Minuten aufgehalten haben, wenden Sie sich auch dann einer neuen zu, wenn Sie noch nicht genau verstehen, was Ihre Palpation ergeben hat. Auf diese Weise wird Ihr Erfahrungshorizont weiter. Die häufige Wiederholung dieser Übungen wird Ihre Wahrnehmungsfähigkeit verstärken und Ihnen ein Gefühl von Sicherheit vermitteln. Vor Ihnen liegt ein riesiges Feld der Erfahrungs- und Erkenntnismöglichkeiten.

Die Untersuchungen dieses Abschnitts sind am leichtesten auszuführen, wenn Sie eine Partnerin oder einen Partner haben, den wir als Ihren »Klienten« (auch wenn er weiblich sein sollte) bezeichnen wollen.

Am besten lässt es sich auf einem sauberen Tisch von etwa 70 bis 80 Zentimetern Höhe arbeiten. Ein Massagetisch eignet sich hervorragend, aber auch ein normaler Tisch, auf dem eine weiche Unterlage ausgerollt ist, erfüllt seinen Zweck. Halten Sie einen Stuhl oder Hocker bereit, der leicht um den Tisch herum verschoben werden kann und es Ihnen gestattet, Ihre Knie und Beine unter den Tisch zu stellen. Vielleicht nehmen Sie ein paar Kissen zu Hilfe, um die Sitzhöhe zu regulieren. Sehr nützlich ist ein rollbarer Bürostuhl mit verstellbarer Sitzhöhe.

Für den größten Teil der Cranio-Sacral-Arbeit kann der Klient leichte, lockere Kleidung tragen. Lassen Sie Ihren Klienten Gürtel, Uhren und Schmuck, überhaupt alle Gegenstände ablegen, die ihn einschnüren. Halten Sie eine Decke bereit, falls Ihrem Klienten im Verlauf der Sitzung kalt wird.

Bitten Sie Ihren Klienten, sich mit dem Rücken auf den Tisch zu legen. Machen Sie es sich zur Routine, zunächst darauf zu achten, dass es Ihr Klient bequem hat. Ist zum Beispiel Ihre Klientin schwanger, so mag es für sie angenehmer sein, mit einem Kissen zwischen den Knien und einem weiteren zur Unterstützung des Brustkorbs auf der Seite zu liegen. Sie werden lernen, eine solche auf den ersten Blick ungünstige Körperposition in Ihre Arbeit mit einzubeziehen.

Sie können dem Klienten zur Unterstützung seines Rückens eine Rolle unter die Knie schieben, damit sie leicht erhöht liegen. Dies ist besonders gut zur Linderung der Belastung im unteren Rückenbereich.

Terminologie: In allen Übungen, wie insgesamt im Buch, beziehe ich mich häufig auf Richtungsangaben wie oben, unten, vorne, hinten, nach vorne, nach hinten, einwärts und nach außen. Dies erfolgt in Relation zum Körper des Klienten mit der Bezugsrichtung des Kopfes nach oben und der Füße nach unten.

anterior: bezieht sich auf die Körpervorderseite oder eine Bewegung dorthin
posterior: bezieht sich auf den Rücken oder Bewegung dorthin
Medianebene (von lateinisch medium = die Mitte): eine Symmetrieebene, die den Körper in eine annähernd spiegelbildliche, gleiche rechte und linke Hälfte teilt
lateral (von lateinisch latus = die Seite): seitwärts, von der Medianebene fort
medial: mittelwärts, zur Medianebene hin
Frontalebene (von lateinisch frons = die Stirn): eine parallel zur Stirn liegende, den Körper in einen vorderen und hinteren Teil trennende Ebene

ventral, Ventralebene (von lateinisch venter = der Bauch): bauchwärts, eine von der Frontalebene aus gesehen parallel über den Bauch hinaus verschobene Ebene

dorsal, Dorsalebene (von lateinisch dorsum = der Rücken): rückenwärts, eine von der Frontalebene aus gesehen parallel über den Rücken hinaus verschobene Ebene

kranial (von lateinisch cranium = der Schädel): schädelwärts, in Richtung auf den Schädel oder darüber hinaus

kaudal (von lateinisch cauda = der Schwanz): steißwärts, in Richtung auf den Steiß oder darüber hinaus

Selbst-Bewusstheit: Im Verlauf der Übungen werden Sie immer wieder daran erinnert, sowohl Ihren eigenen körperlichen Zustand als auch den des Klienten einzuschätzen und entsprechend darauf zu reagieren. Cranio-Sacral-Arbeit ist interaktiv. Daher ist es für Sie und die Behandlungssituation unverzichtbar, dass Sie sich um Ihr eigenes Wohlbefinden und um Ihren eigenen Energiefluss kümmern.

1. Die Füße

Sie befinden sich am unteren Ende des Behandlungstisches, an den Füßen Ihres Klienten, und legen Ihre Hände sehr leicht auf den Fußrücken und um das Sprunggelenk beider Füße. Atmen Sie weiterhin gleichmäßig und leicht. Falls Sie sich erwartungsvoll nach vorn beugen, bewegen Sie sich leicht, um Ihre Muskeln zu entspannen. Ziehen Sie Ihre Energie von den Händen zurück, damit die Berührung physisch und energetisch leicht ist.

Was spüren Sie? Spüren Sie einen Puls, ein winziges Mitgehen mit dem Atem des Klienten, Wärme oder Kälte? Sobald Sie mit dem Cranio-Sacral-Rhythmus vertrauter sind, werden Sie eine leichte Rotation von medial nach lateral und wieder zurück spü-

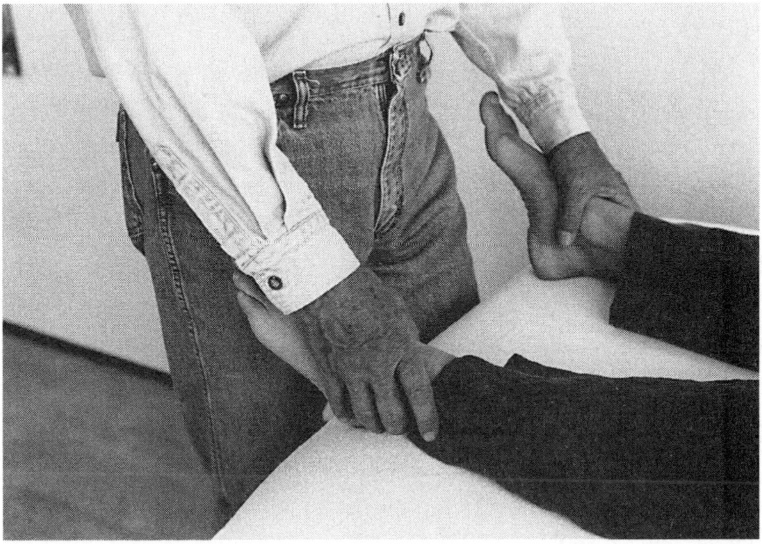

Abb. 5: »Lauschstation« Füße. Die Hände liegen in der ersten Position auf den Fußrücken und um die Sprunggelenke.

ren, jener vergleichbar, die Sie vielleicht schon an Ihren eigenen Oberschenkeln und Schultern wahrgenommen haben.

Bei vielen Klienten werden Sie feststellen, dass die durch den Cranio-Sacral-Rhythmus hervorgerufene leichte Rotation in beiden Füßen nicht gleich ist. Möglicherweise fallen Ihnen Pausen oder unterschiedliche Geschwindigkeiten im Verlauf eines Zyklus auf.

Machen Sie sich auch die Anspannung oder die Entspanntheit in Ihren eigenen Händen oder in anderen Körperteilen bewusst. Experimentieren Sie mit Ihrer Haltung und Ihrer Atmung. Auf welche Weise kann es Ihnen gelingen, körperlich entspannt und zugleich auf Ihren Klienten ausgerichtet zu sein oder einen gleichmäßig leichten Druck in Ihren Händen aufrechtzuerhalten?

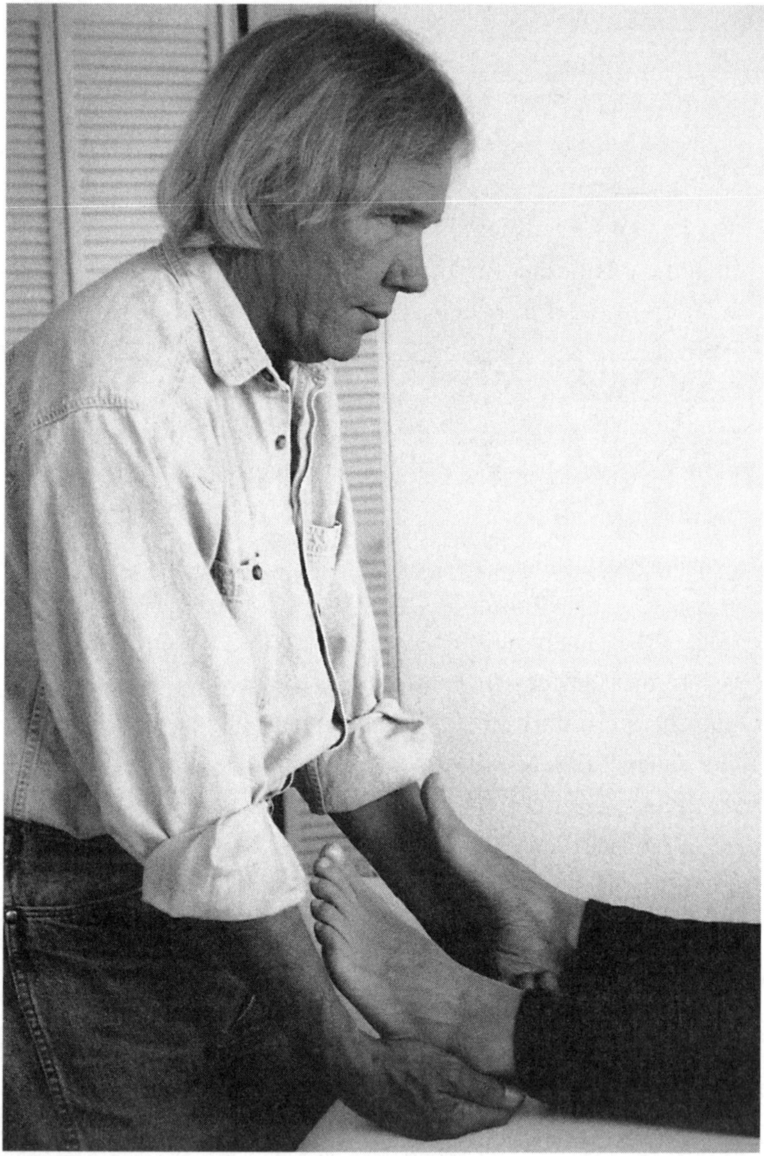

Abb. 6: »Lauschstation« Füße. Die Hände umfassen in der zweiten Position die beiden Fersen.

Gestatten Sie Ihrer Aufmerksamkeit, zwischen Ihnen und Ihrem Klienten hin- und herzupendeln. Korrigieren Sie Ihren Griff: Er soll leicht sein, aber auch die Füße umfassen.

Nach einigen Minuten nehmen Sie Ihre Hände von den Fußrücken und Sprunggelenken und umfassen mit ihnen leicht die beiden Fersen Ihres Klienten. Wiederholen Sie dort Ihre Erforschungen. Wenn Sie Rhythmusabweichungen zwischen der Fußvorder- und der Fußrückseite feststellen, dann weist dies im Allgemeinen auf einen Zustand von Spannung oder Entspannung im Beckenbereich hin.

Nach einigen Minuten geben Sie die Berührung wieder auf und bereiten sich innerlich auf die nächste »Lauschstation« vor.

2. *Die Oberschenkel*

Nun gehen Sie auf eine Seite des Tisches und legen Ihre Hände auf beide Oberschenkel Ihres Klienten. Gestatten Sie Ihren Händen, sich mit leichtem Druck über ihre gesamte Berührungsfläche den Körperkonturen Ihres Klienten anzupassen.

Welche Position nehmen Sie ein, damit sich Ihr Körper in einer bequemen und entspannten Haltung befindet? Gelingt es Ihnen, während Sie stehend eine Verbindung herstellen, die Energiehülle wahrzunehmen, die sowohl Sie als auch Ihren Klienten umgibt? Passen Sie sich den Energien und den Bewegungen dieser Umgebung an.

Was nehmen Sie an dieser »Lauschstation« wahr? Den Herzschlag, Wärme, den Atem, den cranio-sacralen Rhythmus … Befinden sich beide Oberschenkel in der gleichen rotierenden Bewegung von medial nach lateral und wieder zurück? Spüren Sie einen Energiefluss, der in diesem Körperbereich zwischen Kopf und Füßen hin- und herströmt? Bemerken Sie aus Ihrer

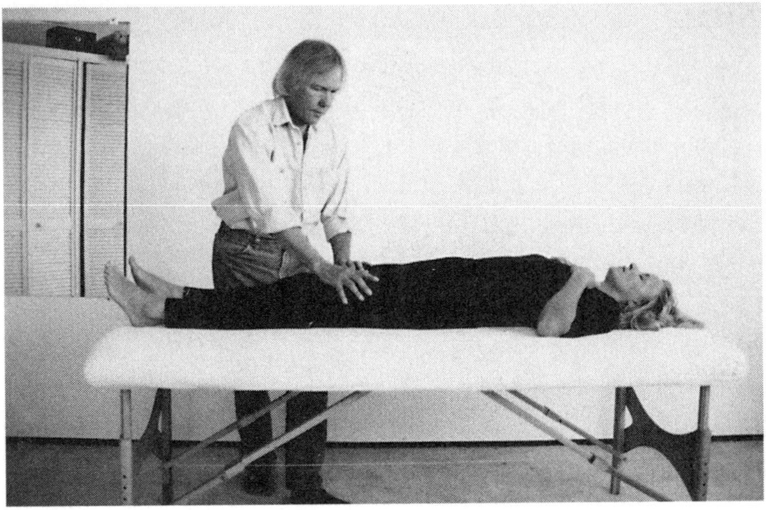

Abb. 7: »Lauschstation« Oberschenkel. Die Hände liegen auf beiden Oberschenkeln.

momentanen Position heraus Ansammlungen von Energie im Becken- oder Hüftbereich?

Erinnert Sie das Schwanken des cranio-sacralen Rhythmus an dieser Stelle an jenes im Fußbereich Ihres Klienten?

Nach einigen Minuten lösen Sie Ihre Hände und bereiten sich auf die nächste »Lauschstation« vor. An dieser Stelle können Sie Ihrem Klienten Erleichterung verschaffen, indem Sie ihm ein Kissen oder eine Kissenrolle unter die Knie schieben und so seinen Rücken entlasten.

3. Die Hüften

Stellen Sie sich neben Ihren Klienten, ein wenig unterhalb des Beckens, damit Sie Ihre Hände bequem auf die etwas vorstehenden Hüftknochen legen können. Versuchen Sie, für sich die richtige Körper- und Handhaltung zu finden. Ihre Hände

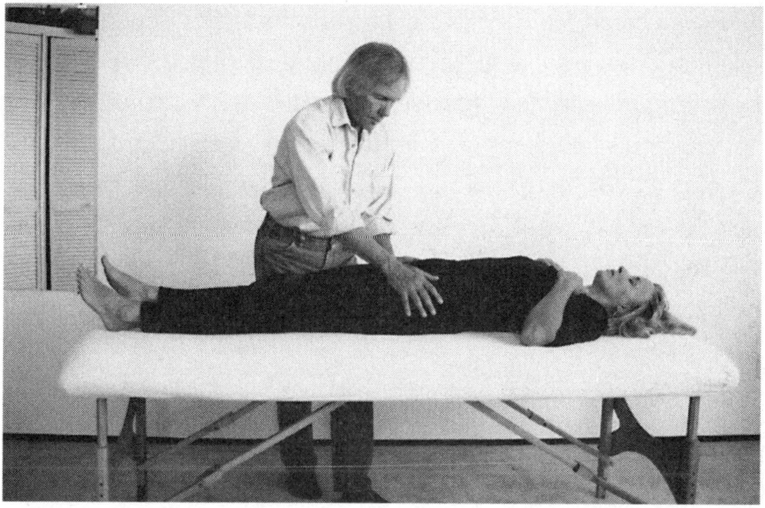

Abb. 8: »Lauschstation« Hüften. Die Hände liegen auf den Hüftknochen und ein wenig lateral von ihnen.

sollten auf den Hüftknochen und ein wenig lateral von ihnen liegen.

An dieser »Lauschstation« bewirkt der Cranio-Sacral-Rhythmus, dass die Hüftknochen sich leicht nach außen öffnen und wieder zurückschwingen. Weil in dieser Körperregion so viele unterschiedliche Kräfte von Muskeln und Knochen aus verschiedenen Richtungen aufeinander treffen, reagiert das Becken besonders empfindlich auf jegliche Bewegungseinschränkungen und auf Energieblockaden. Machen Sie sich, während Sie den Puls zu ertasten versuchen, auch hier wieder den möglicherweise innerhalb eines Zyklus vorhandenen Schwingungsunterschied zwischen der rechten und der linken Seite bewusst.

Achten Sie auf alle Energiestauungen, die Sie entweder im Beckenraum oder in solchen Bereichen wahrnehmen, mit denen Sie jetzt in keiner direkten Berührung stehen.

Visualisieren Sie zur Übung die Verbindung zwischen den Beckenknochen und dem Kreuzbein. Stellen Sie sich die subtile Bewegung dieser Verbindungen zwischen den voneinander unabhängigen Knochen in Harmonie mit dem Cranio-Sacral-Rhythmus vor, den Sie unter Ihren Händen spüren. Fallen Ihnen Stellen auf, wo Energie gestaut ist oder fehlt?

Nach einigen Minuten lösen Sie den Kontakt wieder auf und bereiten sich auf die nächste Stelle vor.

4. Das Zwerchfell

Hier legen Sie Ihre Hände auf die kaudal unteren Rippenbogen Ihres Klienten und gestatten es Ihren Händen abermals, sich seinen Körperkonturen anzupassen. Versichern Sie dem Klienten, dass es richtig ist, wenn er vollkommen natürlich weiteratmet.

In diesem Bereich ist das Erspüren des Cranio-Sacral-Rhythmus eine besonders große Herausforderung. Seien Sie völlig frei und gelassen, und atmen auch Sie ganz und gar natürlich. Visualisieren Sie die Energiehülle, die Sie und Ihren Klienten umgibt. Innerhalb dieser Sphäre können Sie sich allen körperlichen und energetischen Bewegungen problemlos öffnen.

Sie werden erneut den Herzschlag und den Atemrhythmus bemerken. Welchen Energiefluss können Sie noch spüren? Der cranio-sacrale Puls veranlasst die Rippen, sich zunächst entgegen dem Atemrhythmus in Brustkorb und Bauch etwas langsamer auszudehnen und dann wieder zusammenzuziehen.

Für mich war es sehr aufregend, als ich zum ersten Mal den Cranio-Sacral-Rhythmus in diesem Körperbereich wahrnahm. Aber setzen Sie sich nicht unter Erfolgsdruck. Sie haben bereits eine große Menge von Informationen sowohl auf der bewussten

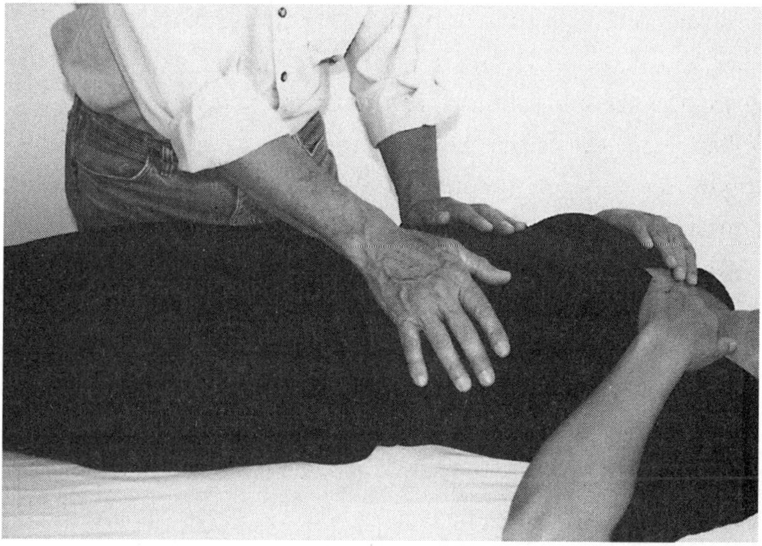

Abb. 9: »Lauschstation« Zwerchfell. Die Hände befinden sich auf dem kaudal untersten Paar der Rippen.

als auch auf der unbewussten Ebene gesammelt. Nehmen Sie die Beobachtungen auf, die sich Ihnen bieten: energetische Kontraktionen, Wärme oder Kälte, Abweichungen im Rhythmus zwischen linker und rechter Seite.

Nach einigen Minuten lösen Sie Ihre Hände von den unteren Rippenbogen Ihres Klienten und öffnen sich für die nächste »Lauschstation«.

5. Die Schultern

Nun begeben Sie sich an das Kopfende des Tisches. Setzen Sie sich auf einen Stuhl, und lassen Sie Ihre Ellbogen auf der Tischplatte ruhen. Dann legen Sie Ihre Handflächen auf die Schultern beziehungsweise auf den oberen Brustkorb Ihres Klienten. Nehmen Sie sich Zeit, um sich in dieser Haltung wohl zu fühlen und

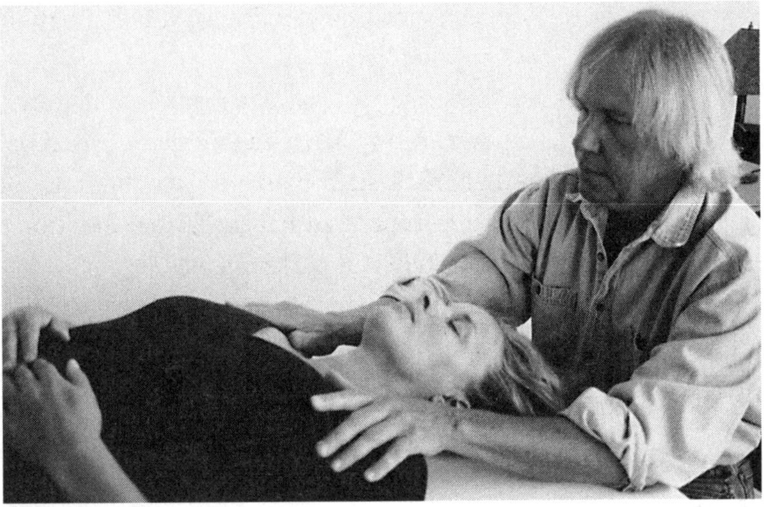

Abb. 10: »Lauschstation« Schultern. Die Hände sind links und rechts auf den Schultern und dem oberen Brustkorb platziert.

um sich auf die diversen Bewegungen, die Sie spüren, einzustellen.

Ihre Hände passen sich mit sanftem Druck den Körperkonturen unter ihnen an. Ihre Hände arbeiten am besten, wenn die Berührung leicht ist und auf die Bewegung in jeder Richtung anspricht. Machen Sie sich das Gefühl in Ihren eigenen Schultern und Armen bewusst. Sind Sie locker? Atmen Sie frei?

Der Herzschlag sorgt für einen stetigen Puls innerhalb des Brustkorbs. Auch hier, wie zuvor beim Zwerchfell, ist der Atemrhythmus am leichtesten wahrnehmbar. Der Atem hebt den Brustkorb nach ventral und lateral. Beim Einatmen wird Ihr Klient die Schultern zu den Ohren ziehen und wieder fallen lassen – von Ihrer Sitzposition aus gesehen handelt es sich also um eine Bewegung in der horizontalen Ebene. Der Cranio-Sacral-Rhythmus jedoch hebt die Schultern in die Höhe, sodass sie sich kurz vom Tisch lösen und einen kleinen Bogen um die vertikale Achse des Körpers beschreiben.

Wie schon bei der vorherigen »Lauschstation« erwähnt, seien Sie nicht enttäuscht, wenn Sie den Cranio-Sacral-Rhythmus nicht sogleich beim ersten Versuch palpieren. Auch wenn Sie meinen, dieses Ziel nicht erreicht zu haben, lernen Sie: durch die Berührung und durch Ihre Aufmerksamkeit.

Nach einigen Minuten ziehen Sie Ihre Hände zurück. Richten Sie Ihr Bewusstsein nun auf den Nacken und Kopf Ihres Klienten.

6. Der Kopf

Es ist wichtig, dass Sie Ihre Unterarme auf dem Tisch ruhen lassen können, während Sie den Kopf Ihres Klienten berühren. Bitten Sie diesen, sich so auf den Behandlungstisch zu legen, dass oberhalb seines Kopfes noch etwa 20 bis 25 cm Platz für Ihre Arme ist. Während Sie an Hals und Schädel arbeiten, sollten Sie sich die ganze Zeit über seiner vernetzten Struktur bewusst sein. Wenn Sie den Kopf berühren, ihn anheben oder bewegen, machen Sie sich Beweglichkeit oder Verspannungen, die Sie spüren, bewusst. Bei dieser Übung sollten Sie seinen Kopf und seinen Nacken in einer Linie mit seiner Wirbelsäule halten, aber erzwingen Sie diese Ausrichtung nicht. Folgen Sie bei jeder Bewegung der Richtung des geringsten Widerstands.

A. Legen Sie Ihre Hände mit den Handflächen nach oben neben den Kopf Ihres Klienten. Schieben Sie sie unter den Schädel aufeinander zu, und umfassen Sie den Hinterkopf mit Ihren Händen. Korrigieren Sie Ihre Handhaltung so lange, bis sie sowohl für Sie als auch für Ihren Klienten bequem ist. Ihre Unterarme

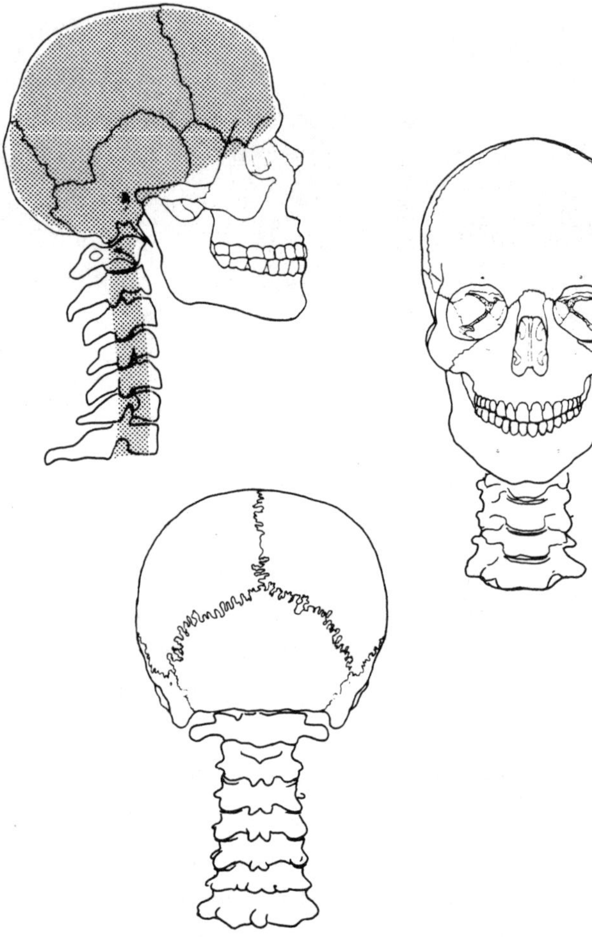

Abb. 11: Das Kopf- und Nackenskelett. Die Rasterung in der Seitenansicht zeigt die Lage des Gehirns und des Rückenmarks innerhalb der schützenden Knochenstruktur. Die Linien auf dem Schädel markieren die Schädelnähte oder Gelenke in diesem Bereich.

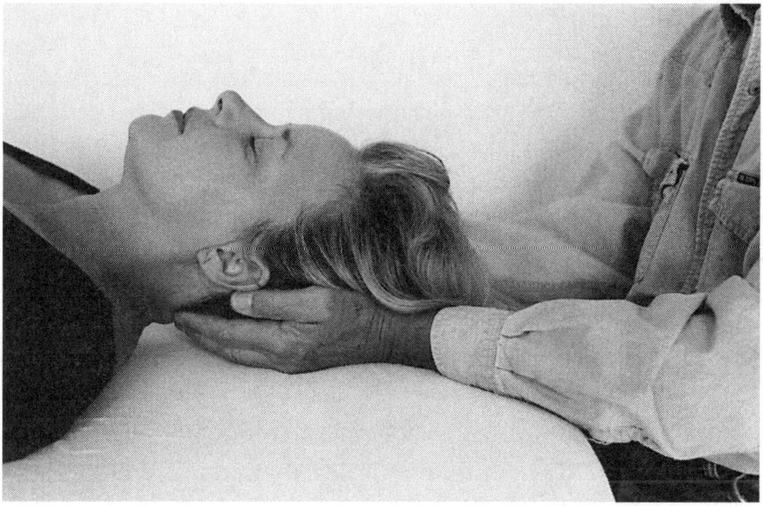

Abb. 12: »Lauschstation« Kopf. In der ersten Position umfassen die Hände den Hinterkopf und den Nackenansatz.

ruhen dabei locker auf dem Tisch. Stützen Sie Ihren Oberkörper nicht auf ihnen ab. Atmen Sie frei, und achten Sie während der Arbeit auf das Gefühl in Armen und Schultern.

Während Sie sich auf die Wahrnehmungen Ihrer Hände einstimmen, bemerken Sie vielleicht, dass Ihr Klient mit jedem Atemzug seinen Kopf und Hals leicht zum Körper hinzieht und wieder freigibt. Machen Sie sich mit dieser Bewegung vertraut.

Spüren Sie den Herzschlag? Ihren eigenen, den Ihres Klienten?

Der cranio-sacrale Rhythmus wird erfahren durch ein leichtes Ausdehnen und Zusammenziehen des gesamten Schädels. Dies mag Ihnen wie eine Kopfbewegung erscheinen. Oder Sie bemerken, wie Ihre Hände rhythmisch zuerst zum Kopfzentrum hin und dann von ihm fort nach außen gehen. Der Rhythmus könnte in beiden Händen gleich stark spürbar oder aber unharmonisch sein. Möglicherweise kommt es Ihnen so vor, als ob sich eine Kopfseite mehr ausdehnt als die andere. Oder vielleicht scheint der Rhythmus auch kraftvoller nach außen als nach innen zu drücken. Unter Umständen nehmen Sie Energie, Wärme oder sogar elektrische Ströme wahr.

Gestatten Sie sich, einige Minuten lang den Rhythmus und seine Variationen genau zu beobachten. Dann bereiten Sie sich darauf vor, die Position Ihrer Hände zu ändern.

B. Schieben Sie eine Hand (Handfläche nach oben) unter den Hinterkopf. Nehmen Sie beim Positionieren die zweite Hand zu Hilfe. Wenn Sie und Ihr Klient sicher sind, dass der Kopf mit seinem ganzen Gewicht richtig in Ihrer einen Hand liegt, legen Sie Ihre zweite Hand (Handfläche nach unten) auf die Stirn, mit den Fingerspitzen in Richtung Augenbrauen. Manche Menschen reagieren sehr stark auf diese Berührung. Ihre gesamte Handfläche ist in Kontakt mit dem Kopf und übt einen leichten Druck auf ihn aus.

Manche Menschen sind an der Stirn sehr berührungsempfindlich. Häufig ist nicht der Druck das Problem, sondern die energetische Intensität des Behandlers. Nehmen Sie sich nach der Kontaktaufnahme körperlich und energetisch zurück. Erhalten Sie die Berührung aufrecht, und besinnen Sie sich auf das Gefühl, mit den Füßen auf dem Boden zu stehen oder von einem Stuhl getragen zu werden. Dies wird Ihnen helfen, Ihre Energie so auszugleichen, dass sie nicht allzu konzentriert ist. Je leichter die Berührung und je geringer die Anstrengung ist, desto mehr werden Sie wahrnehmen und spüren können.

In dieser Haltung ist der cranio-sacrale Rhythmus vor allem durch ein Heben und Senken (anterior/posterior) der Stirn spürbar. Auch hier mag der Puls auf der einen Seite ausgepräg-

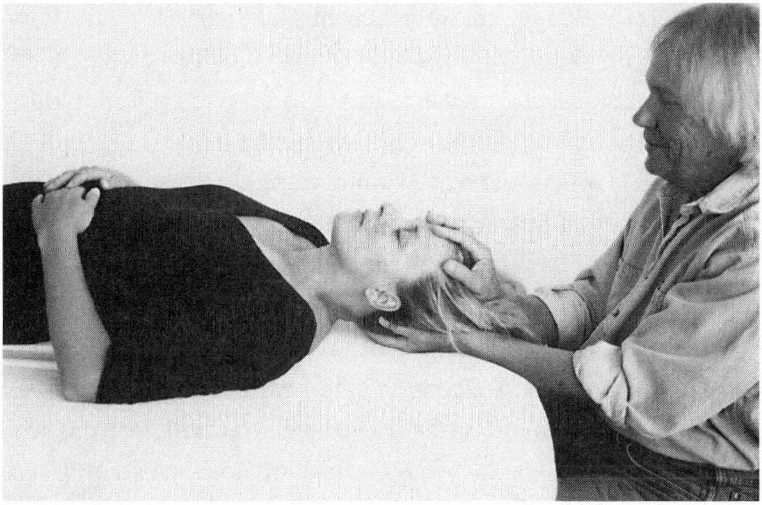

Abb. 13: »Lauschstation« Kopf. In der zweiten Position liegt eine Hand unter dem Hinterkopf, während die Finger der anderen auf der Stirn oberhalb der Augenbrauen ruhen.

ter sein als auf der anderen. Oder aber der erste Teil des Zyklus ist stärker spürbar als der zweite. Manchmal haben Cranio-Sacral-Therapeuten auch schon eine drehende Bewegung des Stirnbeins im Cranio-Sacral-Rhythmus bemerkt. Jede Bewegung oder rhythmische Regung, die Sie wahrnehmen, ist das, worauf Sie achten sollen, selbst wenn es einer idealisierten Beschreibung des Cranio-Sacral-Rhythmus nicht entspricht.

Nach einigen Augenblicken nehmen Sie Ihre Hand wieder von der Stirn. Ziehen Sie unter Zuhilfenahme der freien Hand auch die zweite Hand unter dem Hinterkopf hervor. Nutzen Sie diesen Moment, in dem Sie nicht in direktem Kontakt mit Ihrem Klienten sind, um sich zu sammeln und wenn nötig zu harmonisieren. Bewegen oder strecken Sie sich, wenn Ihnen das hilft, wieder mehr Aufmerksamkeit zu entwickeln.

C. Sobald Sie sich gut eingestimmt fühlen, legen Sie Ihre Hände seitlich an den Kopf Ihres Klienten, sodass Ihre Daumenbeeren leicht auf seinen Schläfen liegen. Der Auflagepunkt Ihres Daumens ist auf beiden Seiten kurz hinter dem Augenwinkel. Lassen Sie Hände und Finger den Kopf Ihres Klienten sanft berühren, wo sie ohne Anstrengung aufzuliegen kommen. Entspannen Sie sich. Lassen Sie alle Anspannung aus Ihren Händen, Armen und Schultern fließen.

Sie werden in dieser Position nicht den eigentlichen Knochen fühlen, sondern Muskelansätze, die sich unter dem Jochbein hindurch bis zum Unterkiefer fortsetzen. Unter der Muskulatur jedoch befindet sich der Schädelknochen, der uns jetzt interessiert: das Keilbein. Dieses bildet, zwischen Gesicht und Hinterhauptsloch liegend, zusammen mit dem Hinterhauptsbein eine Art knöcherne Schüssel, in der das Gehirn ruht. Das Keilbein steht mit allen anderen Knochen des Gehirnschädels in Verbindung, auch mit jenen des Gesichts und Kauapparats. Zahlreiche Nerven und Blutgefäße verbinden durch kleine Öffnungen im Keilbein hindurch das Gehirn mit den Augen, Ohren, dem Gesicht und den Kiefern. Die freie und ausgewogene Beweglichkeit des Keilbeins ist also eine entscheidende Voraussetzung für ein harmonisches Funktionieren des Gesichts und der in ihm angesiedelten Organe.

Was palpieren Sie also unter Ihren Händen? Spüren Sie noch die wellenförmigen Bewegungen des Atems und des Herzschlags? Fühlt es sich kühl oder warm an? Nehmen Sie das leichte Ausdehnen und Zusammenziehen des Knochens wahr?

Den Puls der großen Keilbeinflügel haben Sie gefunden, wenn Ihre Daumenkuppen zunächst nach kaudal in Richtung Kiefer und anschließend nach kranial auf Sie zugeschoben werden.

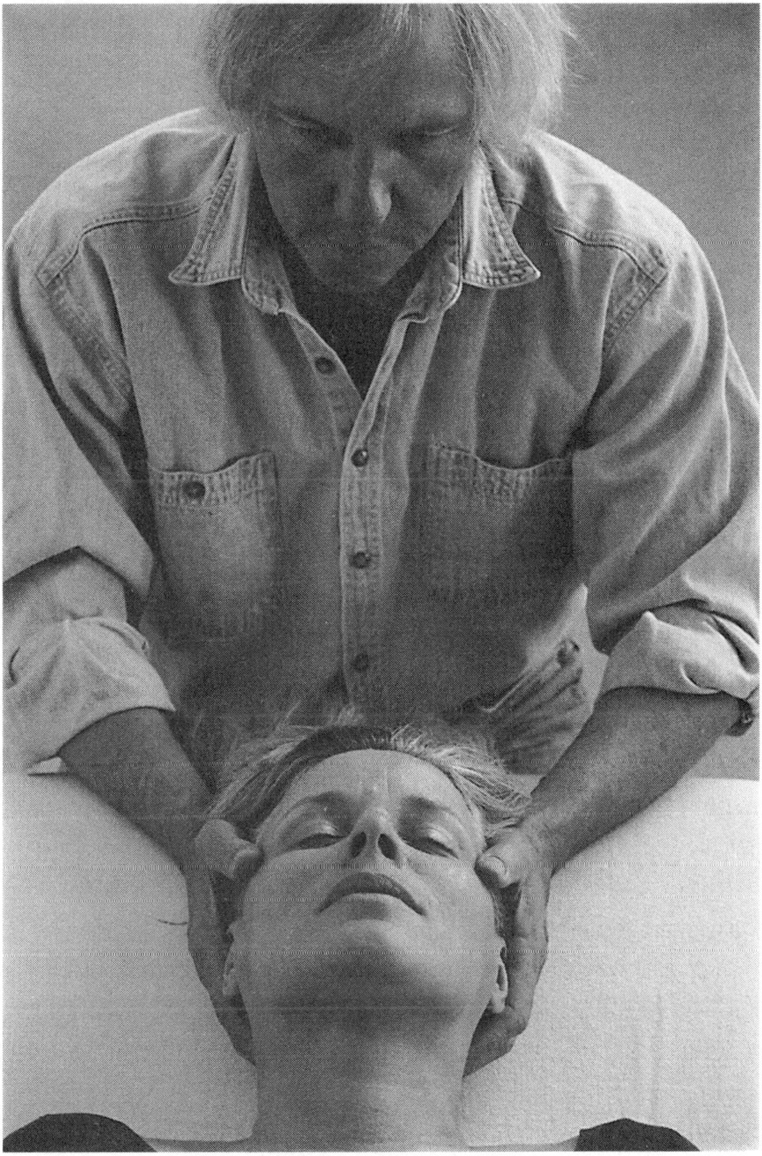

Abb. 14: »Lauschstation« Kopf. In der dritten Position liegen die Daumen an den Schläfen, d. h. auf den großen Keilbeinflügeln.

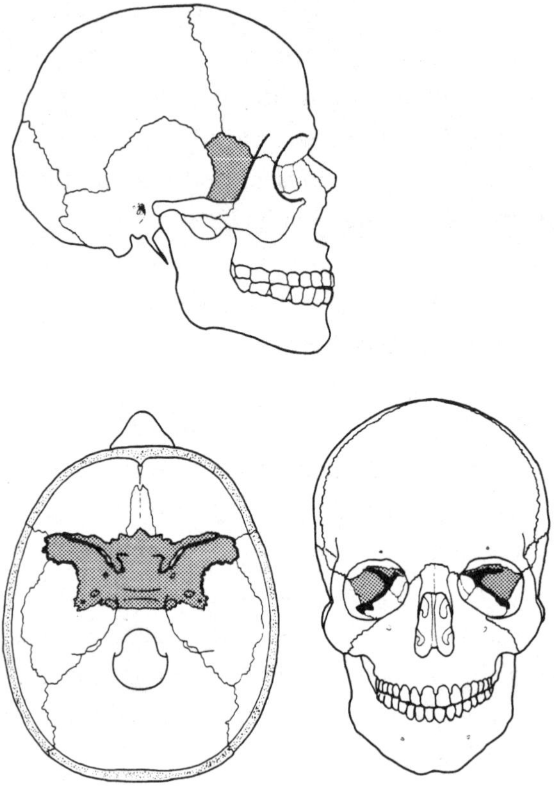

Abb. 15: Drei Ansichten des Keilbeins in seiner Relation zu den übrigen Schädelknochen. Der horizontale Schnitt verdeutlicht, wie das Keilbein an der Basis des Schädels gemeinsam mit dem Hinterhauptsbein ein Gefäß bildet, in dem das Gehirn ruht, und auf welche Weise es nahezu mit allen anderen Schädelknochen verbunden ist. Die großen Keilbeinflügel sind von außen im Schläfenbereich des Schädels und durch die Augenhöhlen sichtbar. Diese »großen Keilbeinflügel« bieten einen spürbaren Anhaltspunkt, dessen Bewegungen Sie folgen können.

Achten Sie darauf, ob der Rhythmus in die eine Richtung stärker als in die andere oder links und rechts verschieden ausgeprägt ist. Achten Sie darauf, nur ganz leicht zu berühren. Fragen Sie, ob Ihre Handhaltung für den Klienten angenehm ist.

Nach einigen Minuten lösen Sie Ihre Hände vom Kopf des Klienten. Ziehen Sie sich langsam und vollständig zurück, damit Sie beide wieder den individuellen Raum gewinnen, den Sie benötigen.

Kehren Sie in ein normales Tagesbewusstsein zurück. Bewegen und strecken Sie sich. Atmen Sie. Ermuntern Sie Ihren Klienten, ebenso zu verfahren.

Sie haben nun alle »Lauschstationen« für den cranio-sacralen Rhythmus kennen gelernt.

Wenn Therapeut und Klient ihre Beobachtungen bei den vorangegangenen Übungen untereinander austauschen, dann kommt es nicht selten vor, dass beide unterschiedliche Einzelheiten der gleichen Sache erfahren haben. Dies einander mitzuteilen wird Ihren Horizont erweitern und es Ihnen ermöglichen, wertvolle neue Sichtweisen kennen zu lernen.

Wiederholen Sie die oben beschriebenen Übungen – wenn möglich an verschiedenen Klienten. Sie werden Unterschiede feststellen, die mit dem Alter zu tun haben können. Die Ausprägung des Cranio-Sacral-Rhythmus wird variieren, das Verhältnis von links zu rechts. Ihr Selbstvertrauen und Ihre Fähigkeit, den Puls wahrzunehmen, werden wachsen. Energiemuster, Blockierungen und Lecks werden Ihnen mit genügender Praxis zugänglicher.

Erkenntnis und Bewusstsein

Die vorangegangene Arbeit mit den »Lauschstationen« ist die Voraussetzung für den Erkennungsprozess in der Cranio-Sacral-Arbeit.

Erkennen in diesem Zusammenhang bedeutet nicht, eine Diagnose zu erstellen oder eine bestimmte Behandlungsabfolge schon im Vorfeld festzulegen, sondern meint vielmehr, im Laufe der Behandlung abhängig vom bewussten Erspüren die nötigen Techniken einzusetzen. Die Informationen, die durch das Erspüren gewonnen werden, entscheiden über jeden einzelnen Schritt der Behandlung. Im Grunde sollte diese Maxime für jede Form von Therapie gelten. Die Cranio-Sacral-Arbeit ist jedoch insofern einzigartig, als der Therapeut während der gesamten Behandlungsdauer genau beobachtet und sofort auf seine Beobachtungen reagiert.

Es ist offensichtlich, dass die einzelnen Körperteile und die »Lauschstationen« sowohl miteinander als auch untereinander vernetzt sind. Bereits eine leichte Veränderung des Muskeltonus oder des Energieniveaus an einer einzigen Stelle kann sich auch auf andere Körperbereiche auswirken. Das Auflösen einer Blockade oder eines Schmerzes legt vielleicht ein altes Trauma frei, das bei Beginn der Behandlung noch gar nicht deutlich sichtbar war.

Seine Erkenntnisse zeigen dem Therapeuten, ob er an einer Körperstelle länger verharren soll, oder ob er zur nächsten wechseln kann. Das Erspüren geht immer Hand in Hand mit der eigentlichen Behandlung – von Minute zu Minute, im Hier und Jetzt.

Gleichwohl ist es anfangs für Sie nicht notwendig, aus Ihren

Beobachtungen an den »Lauschstationen« Ihrer Klienten Schlüsse zu ziehen. Zunächst einmal hat es für Sie Vorrang, Erfahrungen und Fähigkeiten zu sammeln. Deren Zuwachs und ihre Bedeutung werden Ihnen vor allem anhand der in den nächsten beiden Kapiteln beschriebenen Methoden bewusst werden.

Die Erfahrungen und die Fähigkeiten, die Sie erwerben, gehen weit über »normale« Techniken hinaus. Während Sie voranschreiten, werden in Ihnen eine Feinfühligkeit und ein Bewusstsein entstehen, die das gewohnte Maß weit übersteigen. Etwas Derartiges hat mit Alltagswahrnehmung und logisch arbeitendem Verstand dann nur noch wenig zu tun. Diese neue Feinfühligkeit und dieses neue Bewusstsein umgeben Sie selbst und auch Ihren Klienten, und sie sind die entscheidende Voraussetzung, um all die Möglichkeiten auszuschöpfen, welche die Cranio-Sacral-Arbeit bietet. Die hier beschriebenen Übungen wollen Sie darin unterstützen, das höchste Niveau dieser Fähigkeiten in all ihren Dimensionen zu entwickeln. Deshalb sollten Sie sich immer wieder dazu auffordern, die Übungen zu machen oder selbst Übungen zu ersinnen, auch dann, wenn Sie bereits einige der erforderlichen Fähigkeiten entwickelt haben.

Bewusstsein

Im normalen Tagesablauf ist unser Bewusstsein vor allem auf die »mechanischen« Bestandteile des Lebens ausgerichtet: auf die Fahrt zum Arbeitsplatz und zurück, das Erledigen von Besorgungen, die Beschaffung von Informationen, die Verplanung von Geld und Zeit. Die meisten Menschen sind sich jedoch auch bewusst, dass es noch andere Ebenen als das Tagesbewusstsein gibt.

Wichtige Körperfunktionen laufen ab, ohne dass wir darüber Entscheidungen treffen müssen. Manchmal können diese positiv beeinflusst werden, wenn das Bewusstsein eingeschaltet wird. Beispielsweise hat man herausgefunden, dass Meditation hilft, einen zu hohen Blutdruck zu senken. Hypnose unterstützt das Gedächtnis und das Lernen, löst Schmerzen auf, reduziert Blutungen während der Operation und beschleunigt den Heilungsprozess.

Auch das normale Tagesbewusstsein kann bei jedem Menschen auf etwas anderes spezialisiert sein. Manche Menschen nehmen Farben bewusster wahr, andere Formen. Wieder andere sind besonders auf praktische Überlegungen oder auf das rein mechanische Funktionieren von Gegenständen ausgerichtet. Und manchem schließlich fällt es leichter, Verbindungen herzustellen und die Möglichkeiten von Gestaltung und Ausstattung zu erkennen. Bestimmte Menschen gelten als besonders feinfühlig oder intuitiv, weil sie gesellschaftliche und emotionale Veränderungen leichter wahrnehmen und auf sie reagieren. Das Tagesbewusstsein jedes dieser Menschen verfügt über Fähigkeiten, die zwar deutlich sichtbar sind, deren Vorhandensein sich aber dennoch nicht ganz erklären lässt.

In diesem Buch wollen wir versuchen, die einzigartige Bewusstseinsbasis, die jeder Mensch hat, zu verstehen und zu akzeptieren. Und wir wollen dazu beitragen, ihre Kapazitäten zu neuen Dimensionen hin auszuweiten.

Manche dieser Dimensionen werden technischer Natur sein: so das Begreifen von Struktur, Funktionen und Zusammenhängen im menschlichen Körper und das Verständnis für die wichtigen Aspekte der Arbeit als Therapeut mit einem anderen Menschen. In anderen wird es um die Intuition gehen: etwa um die

Fähigkeit, mit angemessenen Bewegungen und der richtigen Druckausübung auf bestimmte energetische Signale zu reagieren, oder das richtige Bewusstsein für das eigene Selbst, das Schritt hält mit dem sich entfaltenden Bewusstsein des Klienten.

Berührung

Es gibt einen wichtigen Grund, um diese größere Bewusstheit für das eigene Selbst und das Gefühl für die Berührung zu entwickeln. Genauso wie Liebende aufeinander häufig intuitiv mit großer Feinfühligkeit ansprechen, so berühren auch die Hände des Therapeuten oft die »richtige« Stelle, ohne dass er vorher darüber nachdenkt. Ich habe schon beobachtet, dass sich die Hände eines Anfängers in Harmonie mit dem Puls des Klienten bewegten, während sein Verstand noch von der Frage abgelenkt wurde, welche Technik er als nächste anwenden sollte.

Während Sie eine größere Bewusstheit für die subtilen Bewegungen und Empfindungen Ihres Körpers entwickeln, wird Ihr wichtigster Lehrer die Interaktion zwischen Ihnen und Ihrem Klienten sein. Sie werden lernen, Ihrer Intuition und Ihren Händen zu folgen.

Es gibt Berührungen, die Gewohnheiten sind: einen Freund an der Hand oder am Arm fassen, sich über das Kinn streichen, sich das Gesicht reiben. Und es gibt Berührungen, die Gewohnheit und Technik kombinieren: ein Masseur, der eine Behandlung abschließt, die er schon viele Male zuvor verabreicht hat, ein Pianist, der ein vertrautes Stück spielt, während er im Geist mit einem persönlichen Problem befasst ist.

Wir wollen erreichen, dass Gewohnheiten für die Dauer der Sitzung ausgeschlossen werden, damit die wechselseitige Beziehung zwischen Therapeut und Klient real im Hier und Jetzt existiert und der Therapeut in ihr Intuition mit dem neu Gelernten und den neu gewonnenen Erfahrungen verbindet.

Die Ganzheitlichkeit des Organismus

Ein Merkmal aller alternativen Heilmethoden ist die Bemühung, den Organismus als Einheit zu verstehen und zu behandeln. Eine charakteristische Schwäche der konventionellen Medizin besteht darin, sich lediglich mit Symptomen zu befassen. Viel zu oft in unserer schnelllebigen Welt will ein Klient nur die Auswirkungen und nicht die Ursachen beheben, damit er zu seiner Routine zurückkehren kann. Inzwischen ist uns klar geworden, dass dieser Ansatz das zugrunde liegende Problem, auf welches das Symptom uns aufmerksam machen will, lediglich zudeckt.

Beispielsweise reagiert in Zeiten der Angespanntheit der eine mit einer Erkältung, der andere mit einer Grippe oder mit Schlaflosigkeit. Ein dritter wird vielleicht von wiederkehrenden Rückenschmerzen attackiert. Die konventionelle Medizin versorgt uns in solchen Fällen mit Mitteln, die den Schmerz bekämpfen, die Schleimproduktion reduzieren, Schlaf oder Muskelentspannung herbeiführen.

Mit einer solchen Medikation kommt man zwar auf kurze Sicht zunächst weiter, längerfristig häuft sich jedoch ein großer Schuldenberg gegenüber dem Selbst an. Dieser äußert sich in Form unerklärlicher und unberechenbar auftretender Schmerzen aller Art, in einem schwachen Abwehrsystem und letztlich in einem im Alter zunehmenden Risiko von rein körperlichen Zusammenbrüchen. Der übliche Kommentar jener, welche die

Botschaften ihres Körpers missachtet haben, lautet dann: »Das verstehe ich nicht. Früher haben mir solch kleine Belastungen doch nichts ausgemacht.«

Jede Krankheit, jeder Schmerz, jedes Leiden ist eine nonverbale Botschaft der Zell- oder Organebene an das Bewusstsein: Gib Acht, mach dir bewusst, was du dir gerade zumutest! Normalerweise tritt eine ernste Krankheit oder eine tatsächliche Behinderung erst nach einer länger anhaltenden Stressphase oder nach wiederholten Verletzungen auf. Die begrenzte Behandlung des entzündeten oder eingeschränkten Bereichs spricht nicht das tatsächlich traumatisierte Gewebe mit seiner Neigung zu Verletzungen und Krankheit an. Um eine umfassendere Heilung zu erreichen, muss der Therapeut allen Botschaften des Körpers Beachtung schenken und auch seinen Klienten lehren, dies zu tun.

Eine andere übliche Annäherung an Krankheit oder Verletzung ist die Frage: Hat sie körperliche oder seelische Ursachen? Sie ist nur wenig sinnvoll, da sie auf unserem Bedürfnis, eine klare und einfache Antwort auf beunruhigende Fragen zu bekommen, fußt.

Die menschliche Existenz ist sehr viel komplexer. Zwar können wir den Menschen in seine seelischen, emotionalen, spirituellen und geistigen Aspekte unterteilen. Dennoch sind wir ein Ganzes, eine Einheit. Jede Bewegung, jeder Unfall, jede Freude oder Entdeckung geschieht in uns in unserer Gesamtheit. Jeder Kopfschmerz, jedes Rückenproblem, jede Krankheit hat einen körperlichen *und* einen seelischen *und* einen spirituellen genauso wie jeden anderen Aspekt, den wir aus der Einheit herauszulösen vermögen. Ganzheitliches Heilen findet statt, wenn der Anwender und der Klient für die Botschaften des gesamten Individuums offen sind.

Die Einstellung des Therapeuten in der Phase der Erfassung ist geprägt von Achtsamkeit, Offenheit, ja sogar Neugier. Letztere zeigt an, dass man noch nicht alle Hintergründe durchschaut hat und begierig ist, mehr über sie zu erfahren. Auf der Ebene des Individuums bedeutet dies, dass es keine vorgefertigten Antworten darauf gibt, wie eine Krankheit entstanden ist und wie ihr begegnet werden muss.

Die Tatsache, dass es keine einfachen Antworten gibt, ist nicht eine Erschwernis, sondern Teil des Abenteuers in der Praxis des Heilens. Wer sich eine Einstellung von Offenheit und Experimentierfreude erwirbt, dem wird der Körper von selbst Hinweise geben, wie und in welcher Reihenfolge vorgegangen werden soll.

Respekt, Achtsamkeit, Offenheit und die Bereitschaft hinzuhören sind der Schlüssel, sind das Fundament für die Arbeit nach diesem Buch. Im vierten Kapitel, wenn Sie die Erfahrung einer vollständigen cranio-sacralen Sitzung besitzen, werden wir zum Thema »Erkenntnis« zurückkehren.

2 Die Freisetzung des Rumpfes

Im vorangegangenen Kapitel haben Sie gelernt, die Energien und Rhythmen des menschlichen Körpers, Ihres eigenen und Ihres Klienten, wahrzunehmen. Die Arbeit mit den »Lauschstationen« hat die Grundlage für die cranio-sacrale Praxis geschaffen. Wir sind bisher noch kaum auf die Fertigkeiten und Techniken der intuitiven Diagnose eingegangen, denn Sie müssen zunächst die grundlegenden Praktiken der Cranio-Sacral-Arbeit kennen lernen, bevor Sie Ihre Vorstellung von cranio-sacraler Diagnose in einen sinnvollen Zusammenhang stellen können.

In diesem und im folgenden Kapitel wollen wir den einzelnen Schritten einer vollständigen cranio-sacralen Sitzung folgen. Im letzten Kapitel kehren wir dann zum Thema »intuitive Diagnose« zurück und dazu, wie man sich ihrer während einer Sitzung sinnvoll bedient.

Die therapeutische Freisetzung

An den »Lauschstationen« haben wir Sie dazu ermutigt, auf jedes der verschiedenartigen Signale Acht zu geben, die das Körpergewebe aussendet, und ihnen zu folgen: Sie haben den Cranio-Sacral-Rhythmus und andere energetische Pulse erspürt. Sie werden diese erworbenen Fähigkeiten der verschärften Wahrnehmung nun in Kombination mit jener der therapeutischen Freisetzung anwenden. Eine therapeutische Freisetzung findet statt, wenn ein Gewebe, in dem sich eine alte Verletzung eingenistet hat, diese Programmierung *freisetzt* und sich somit für ein vollständigeres und natürlicheres Funktionieren öffnet.

Das Gedächtnis des Gewebes

Dieser Begriff, auf den wir schon in der Einleitung zu sprechen gekommen sind, wurde geprägt, um eine Reihe von Beobachtungen und Vermutungen der Therapeuten zu erklären. Man hat beobachtet, dass manche Leiden wiederkehren, obwohl sie als geheilt galten. Gängige Beispiele sind Rücken-, Nacken- oder Kieferschmerzen. Auch manche Krankheiten neigen dazu, sich regelmäßig wieder einzustellen. So sind viele Menschen anfälliger für Erkältungen, leiden des Öfteren unter Kopfschmerzen oder werden wiederholt von Magenbeschwerden gequält. Sowohl Verletzungen als auch Krankheiten treten in Zeiten der Anspannung häufiger auf. Dies ist kein zufälliges Phänomen, sondern für bestimmte Menschen typisch.

Mitunter werden mit eintretenden Krankheiten oder Verletzungen bestimmte Gefühle assoziiert. Die emotionale Reaktion auf Schmerz und Krankheit variiert zwischen Ruhe und Aufregung, Hoffnungslosigkeit und Hoffnung. In der Körperarbeit, in der die einprogrammierten Schmerzmuster und Funktionsstörungen aufgelöst werden, durchleben manche Menschen Erinnerungen oder starke Gefühle, die sie in den Moment zurückversetzen, als sie zum ersten Mal von der Verletzung oder der Krankheit befallen wurden. Die Berührung einer bestimmten Stelle oder eine bestimmte Körperhaltung können solche Gefühle und Erinnerungen freisetzen.

Hierzu möchte ich ein Beispiel anführen. Als ich mich während eines cranio-sacralen Trainings mit anderen Studenten in der Arbeit mit den Klienten abwechselte, arbeitete ich mit einer Frau, wobei ich ihr Kreuzbein mit der einen und ihren Hinterkopf mit der anderen Hand hielt. Sie empfand mit einem Mal eine merkwürdige Beunruhigung und erinnerte sich lebhaft an eine Szene bei einem Autounfall, der ihr einige Zeit zuvor zugestoßen war. Sie war deshalb sehr verwirrt, denn ihre Kopf- und Gesichtsverletzungen waren gut abgeheilt, und sie meinte, das Ereignis längst hinter sich gelassen zu haben. Nun aber, als sie den Unfall neu durchlebte, tauchte ein vergessener Aspekt wieder auf. Im Augenblick des Aufpralls hatte ihr Kind geschrien. Sie hatte sich, als sie nach vorne geschleudert und verletzt wurde, furchtbar um ihr Kind gesorgt und sich entsetzlich hilflos gefühlt. Es stellte sich dann heraus, dass ihr Kind den Unfall unverletzt überstanden hatte, und entsprechend hatte sie diesen Teil ihrer Erfahrung im Verlauf der Genesung vergessen. Dieser unerwartete emotionale Zwischenfall während des Trainings gestattete es ihr, jene entscheidende Szene des Unfalls neu aufzurollen und die damit verbundenen Gefühle von Angst und Hilflosigkeit, die seither immer irgendwie in ihrem Unterbewusstsein mitschwangen, endgültig aufzulösen.

Wie aber werden vergangene Ereignisse im Gedächtnis des Gewebes abgespeichert? Obwohl diese Frage noch immer nicht vollständig beantwortet werden kann, wissen wir doch von zahlreichen Mechanismen, durch die der Körper auf Erfahrungen basierend »lernt«, sich anzupassen. Wenn ein fremder Stoff in das Zellgewebe des Körpers eindringt, dann wird damit eine komplexe Reihe von Reaktionen in Blut-, Drüsen- und Lymphsystem ausgelöst. Spezifische Substanzen werden derart verändert, dass sie die Wirkungen des fremden Stoffes neutralisieren können. Darüber hinaus werden neue Substanzen produziert, die der Körper bereithält, um zukünftig in der Lage zu sein, auf einen ähnlichen Angriff durch fremde Stoffe schneller zu reagieren.

Andere, aber ähnliche Vorgänge finden an den Nervenenden statt. Sobald eine bestimmte Art von Reizen die Nervenenden beeinflusst, setzen diese chemische Substanzen frei, die den Nerven bei ähnlichen Situationen in der Zukunft eine raschere Reaktion ermöglichen.

Diese Beispiele erklären zwar nicht abschließend das Gedächtnis des Gewebes, wie wir es beschrieben haben. Aber sie weisen doch auf die Fähigkeit des Körpers hin, aus Erfahrungen zu lernen und komplexe Informationen auf der Zell- und Gewebeebene zu speichern.

Anzeichen einer therapeutischen Freisetzung

Die therapeutische Freisetzung ist ein Vorgang, bei dem der Körper eine Schutzhaltung loslässt, die als Spannung, Beengung und Stagnation erlebt wurde. Dieses Festhalten umfasst gewöhnlich Muskeln, Bänder, Faszien und alle Formen von Bindegewebe. Es mag als Schmerz, Bewegungseinschränkung oder eine Beeinträchtigung von Organfunktionen erfahren worden sein. Festhalten und Loslassen vollziehen sich auf vielen Ebenen. Sinneseindrücke, Bilder, Gefühle sind oft mit physiologischem Festhalten verbunden. Die in einem bestimmten Bereich erkennbare Konstriktion oder Beengung ist oft nur ein Teil eines umfassenderen Anpassungsprozesses, den der Körper zum Schutz vor Verletzung oder Belastung durchlaufen hat.

Bei unserer Arbeit mit dem Klienten entwickeln wir eine Sensitivität für die Anzeichen von Veränderungen im Gewebe und im Gesamtmuster des Fließens oder der Stauung, das sich im

Körper manifestiert. Muskeln und Bindegewebe lassen kleine Portionen angestauter Energie frei. Die Anzeichen eines Freisetzungsprozesses sind Geräusche, Bewegungen, Erinnerungen und Gefühle, darunter:

- ein Weicherwerden von Muskeln oder Bändern;
- eine Mikrobewegung von weichem Gewebe oder Knochen;
- ein Freiwerden von Wärme;
- unangenehme Empfindungen in der Hand des Therapeuten wie Brennen, Kribbeln, Taubwerden, Elektrizität;
- Veränderungen der Atmung, von einer kleinen Verlangsamung/Beschleunigung bis hin zu einem tiefen Gähnen, Luftholen oder Seufzen;
- Geräusche aus dem Bauch aufgrund einer Erhöhung von Darmtonus und -bewegung;
- Augenbewegungen hinter geschlossenen Lidern;
- rasches Zittern der geschlossenen Lider;
- ein Pulsieren unter der Hand oder den Fingerspitzen des Therapeuten, das dieser anfangs für den Herzschlag halten mag, das jedoch – anders als der Herzschlag – ansteigt, einen Höhepunkt erreicht und sich dann verliert: der therapeutische Puls;
- ein Gefühlsausbruch;
- eine Welle körperlichen Schmerzes;
- eine Sinneswahrnehmung, die einer anderen Zeit, einem anderen Ort zuzugehören scheint;
- unwillkürliches Zucken oder Verziehen des Körpers;
- eine tiefe Stille in jeder Dimension der Sinneswahrnehmung;
- Veränderungen im Cranio-Sacral-Rhythmus.

Alle diese Erscheinungen sind Anzeichen dafür, dass im Inneren etwas geschieht oder geschehen ist. Muskeln und Bindegewebe scheinen mit dem Loslassen oder Entspannen des Tonus zu spielen und die gewöhnliche Aktivitätsstufe zu modifizieren und auszugleichen, die sie miteinander teilen. Im Körper geschieht nichts isoliert. Jede Veränderung hat irgendeine weitreichende, wenn auch nur geringfügige Auswirkung auf andere Teile des Organismus. Deshalb betrifft der Freisetzungsvorgang nicht nur einen Muskel oder ein Band, sondern zusammenhängende Netze von Gewebe, Erinnerungen und Gefühlen.

Therapeut und Klient mögen unterschiedliche Aspekte des Freisetzungsvorgangs erleben. So mag der Klient beispielsweise eine Lockerung und ein Weicherwerden erleben, während der Therapeut einen kurzen Schmerz in der eigenen Hand oder einen tiefen Seufzer des Patienten bemerkt. Nach einer Freisetzung fühlt sich das Gewebe entspannter und lebendiger an.

Die Reaktion auf die therapeutische Freisetzung

Wie sollte der Therapeut mit dem Klienten umgehen, der eine Freisetzung erlebt? Das ist eine wichtige Frage. Doch es gibt keine spezifischen Anweisungen für den Augenblick der therapeutischen Freisetzung. Am hilfreichsten für den Klienten ist es jedoch, wenn der Therapeut, wie bereits im vorangegangenen Kapitel erwähnt, *Respekt* und *Achtsamkeit* aufrechterhält.

Mit Achtsamkeit ist hier jene gemeint, die sowohl den Therapeuten als auch den Klienten einschließt und von Moment zu Moment erneuert wird. Lauschen Sie, beobachten Sie, achten Sie auf alles, was der Klient in diesem Augenblick äußern mag. Und hören Sie auf alles, beobachten und achten Sie auf alles, was zur gleichen Zeit in Ihnen selbst passiert. Machen Sie sich insbesondere körperliches oder emotionelles Unbehagen bewusst, aber auch Erinnerungen und Ängste, die auf Ihren eigenen Erfahrungen beruhen. Hüten Sie sich vor dem Drang einzugreifen, um die Situation für Ihren Klienten angenehmer zu gestalten. Geben Sie Ihrem möglicherweise aufkommenden Bedürfnis nicht nach, die Sitzung so schnell wie möglich zu beenden.

Dies ist der richtige Moment für Sie, innere Klarheit zu suchen und sich zu zentrieren. Halten Sie Ihre persönlichen Einschätzungen und Erfahrungen zurück. Verbleiben Sie in ruhiger Aufmerksamkeit, gehen Sie mit dem Klienten mit, jedoch ohne die Richtung oder Stärke seiner Freisetzung beeinflussen zu wollen. Einfache Fragen wie »Wie geht es Ihnen jetzt?« oder Aufforderungen wie »Beschreiben Sie, was mit Ihnen geschieht?« werden den Klienten darin unterstützen, das, was er erlebt, anzuerkennen und sprachlich auszudrücken. Die ruhige Ausgeglichenheit des Therapeuten kann für den Klienten genauso wichtig und hilfreich sein, wie es verständnisvolle Worte vermögen.

Manchmal verlangen Therapeuten von ihren Klienten verbale Enthüllungen oder stellen Suggestivfragen, die auf ihren eigenen Erfahrungen basieren. Ein Gefühlsausbruch kann sehr beeindruckend und für den Therapeuten insgeheim eine befriedigende Erfahrung sein. Es gibt jedoch keinen Hinweis darauf, dass ein solcher Ausbruch wirkungsvoller oder nützlicher ist als eines der oben aufgeführten Anzeichen.

Viel mehr muss es das vorrangige Ziel des Therapeuten sein, eine Atmosphäre von Sicherheit, Schutz und Respekt zu schaffen, in welcher der Klient ohne Ängste nach den Ursachen seiner Schmerzen oder Bewegungseinschränkungen forschen und zu einem ihm genehmen Zeitpunkt sowie an einem ihm gemäßen Ort freisetzen kann.

Die Auswirkungen der therapeutischen Freisetzung halten noch für Stunden, manchmal auch für Tage nach der Sitzung an. Die positiven Folgen sind dann dauerhaft, wenn die Behandlung in einem organischen Prozess erfolgt und nicht ein Abbild unserer gegenwärtigen Gesellschaft ist, in der der Wunsch nach schnellen Resultaten an erster Stelle steht.

Wird der Klient möglicherweise Dinge aufdecken, die ihn oder den Therapeuten überwältigen könnten? Die Erfahrung hat gezeigt, dass ein Therapeut, der sich selbst und dem Klienten gegenüber eine respektvolle und aufmerksame Haltung bewahrt, in dem Klienten nur eine solche Freisetzung auslöst, wie dieser sie auch verkraften kann. Vertrauen Sie dieser Erfahrung, ohne sie beeinflussen zu wollen.

Warum wir mit dem Rumpf beginnen

In der Einleitung haben wir das Körpersystem der Faszien beschrieben, jener aus Fasern und Netzen strukturierten Hüllen, die Organe, Muskeln und Muskelgruppen umschließen. Da die Faszien auf so komplizierte Weise miteinander verbunden sind, kann die Verkrampfung eines einzelnen Muskels den ganzen Komplex in Mitleidenschaft ziehen. Die Ausrichtung des gesamten Systems auf einen geschwächten Bereich lässt sich namentlich bei Knie- oder Hüftverletzungen wahrnehmen. Da der Körper sich auf die Beeinträchtigung einstellt, wirkt sich diese nach und nach auf die Körperhaltung aus.

In der cranio-sacralen Praxis erfährt der Klient häufig eine Erleichterung oder Entspannung im Gesichts- beziehungsweise im Kieferbereich, obwohl die Freisetzung im Becken erfolgte. Manchmal lockert sich die Verkrampfung in der Lendengegend, wenn die Schädelknochen und -faszien freigesetzt werden.

Weil sich die Ausrichtungsschwächen in der Regel von unten nach oben fortsetzen – also von den unteren Extremitäten über das Gesäß, die untere Rückenpartie bis in den Nacken und in den Kopf –, ist es vernünftig, den Rumpf vor dem Kopf zu behandeln. Wenn wir zu Beginn den Rumpf ausgleichen, bauen wir damit eine stabilere und besser funktionierende Grundlage, die die Freisetzungen von Nacken und Kopf unterstützen und tragen wird.

Die Diaphragmen

Im Rumpf werden wir uns vor allem auf die Bereiche konzentrieren, in denen Bindegewebe und Muskeln vorherrschen, welche die vertikale Körperachse kreuzen. Weil dort den Vorgängen im Inneren des Körpers eine flexible Beschränkung auferlegt wird, bezeichnet man diese Gewebe zusammenfassend als Diaphragmen oder Scheidewände.

Für uns entscheidend sind der Beckenboden, das Zwerchfell, die muskulöse Scheidewand zwischen Brust- und Bauchhöhle, die Öffnung des Brustkorbes, wo der Rumpf auf den Hals trifft, und die Schädelbasis, wo der Hals in den Kopf übergeht. Neben den genannten Scheidewänden beschäftigen wir uns in diesem Kapitel auch mit dem Zungenbein, einem kleinen, hufeisenförmigen Knochen zwischen Unterkiefer und Kehlkopf, an dem Muskeln des Mundbodens, einige Zungenmuskeln sowie Muskeln, die Luft- und Speiseröhre und die großen Schlagadern schützend umhüllen, befestigt sind.

Alle vier Scheidewände sind Bereiche wesentlicher Struktur- und Funktionsänderungen im Skelett. An beiden Enden des

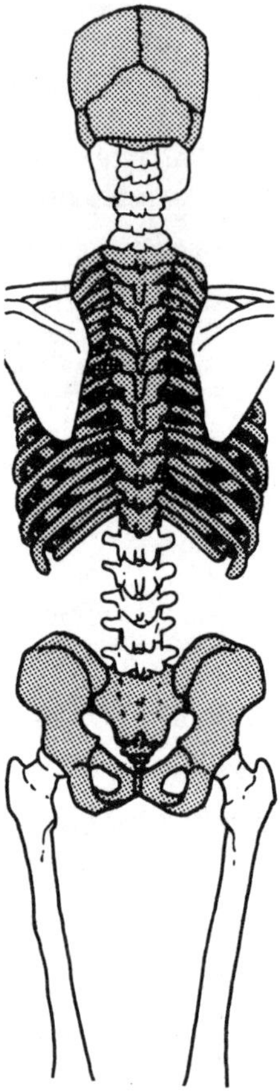

Abb. 16: Das Skelett vom Schädel bis zum Becken. Die Übergangspunkte zwischen singulärer Säulen- und komplexer Knochenstruktur sind durch Rasterung hervorgehoben. An allen Übergangspunkten finden therapeutische Freisetzungen statt.

Halses sind große, komplexe Knochenstrukturen an einer schlanken Säule befestigt. Auch an beiden Enden der Lendenwirbelsäule sind an einem starken, aber doch einfachen Knochenpfeiler zwei komplizierte Knochengebilde angebracht. Es ist nahe liegend, dass diese Übergangspunkte einzigartigen Kräften ausgesetzt sind.

Wenn wir die Details der Vorgehensweisen in diesem Kapitel

beschreiben, werden wir häufig auf die Beschaffenheit der Wirbelsäule zurückkommen. Diese setzt sich aus drei, in ihrer Funktion und in ihrem Bau voneinander unterschiedlichen Bereichen zusammen: der schlanken Halswirbelsäule, der festeren Brustwirbelsäule und der massiveren Lendenwirbelsäule.

Der Hals, der den Kopf stützt, besteht von oben nach unten aus den Halswirbeln C-1 bis C-7. Der Brustkorb, von dessen Rippen die inneren Organe umspannt werden, ist an den Brustwirbeln Th-1 bis Th-12 befestigt. Und die Lendenwirbelsäule schließlich ist ein Gebilde aus den Lendenwirbeln L-1 bis L-5. Der unterste Lendenwirbel (L-5) findet seine Fortsetzung und den Abschluss der Wirbelsäule im Kreuzbein.

Die Wirbel aller drei Bereiche sind ähnlich gebaut. Nach oben und unten abgeflachte ovale Wirbelkörper, die eine tragfähige Auflagefläche bilden, werden voneinander durch Knorpelscheiben (Zwischenwirbel-/Bandscheiben) getrennt, die einen elastischen Puffer zwischen ihnen bilden. Hinter jedem Wirbelkörper liegt ein ringförmiges Knochengebilde mit dem Wirbelloch, das gemeinsam mit den Wirbellöchern aller anderen Wirbel einen schützenden Kanal für das Rückenmark bildet. Die Dura mater – jene zähe Membran, die die Schädelhöhle auskleidet – bildet einen Schlauch, nachdem sie durch die große Öffnung (Foramen magnum) im Hinterhauptsbein tritt. Die so genannte Duralröhre streckt sich durch den Wirbelkanal, der von den ringförmigen Teilen der Wirbelknochen gebildet wird und bis zum Kreuzbein reicht.

Das Knochengebilde am hinteren Teil eines jeden Wirbels setzt sich aus einem Dornfortsatz und immer zwei Querfortsätzen zusammen. Diese Gelenk- und Muskelfortsätze bieten, wie es ihr Name bereits andeutet, Gelenkflächen für die Verbindung

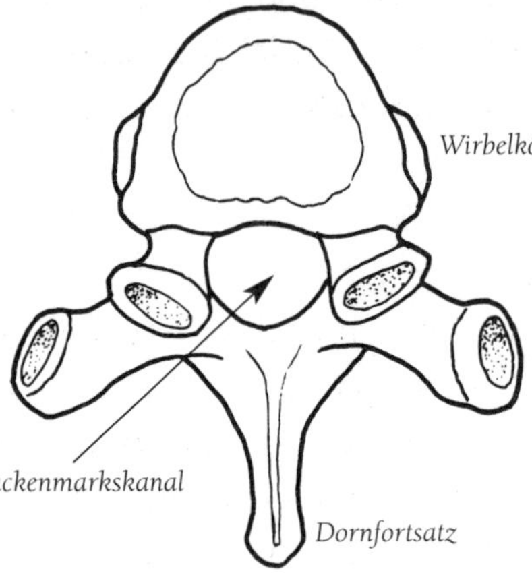

Abb. 17: Wirbel, von oben gesehen. Der Wirbelkörper trägt das Gewicht der ganzen Säule und ist von dem darüber und dem darunter liegenden Wirbelkörper durch Zwischenwirbelscheiben getrennt. Die beiden Querfortsätze und der eine Dornfortsatz sorgen für Bewegungsfreiheit und Stabilität, indem sie Muskeln und Bändern Angriffspunkte bieten. Im Zentrum des Knochengebildes, und von diesem geschützt, liegt das Wirbelloch für den Rückenmarkskanal.

mit Rippen, Bändern und Muskeln und ermöglichen eine kontrollierte Beweglichkeit der Wirbel.

Während der Sitzungen wird Ihr Klient mit dem Gesicht nach oben auf einem Massage- oder in ähnlicher Weise gepolsterten Tisch liegen, wie wir es bereits im ersten Kapitel im Zusammenhang mit den »Lauschstationen« beschrieben haben. Als Therapeut sollte Ihnen ein leicht beweglicher Stuhl oder Hocker zur Verfügung stehen, der es Ihnen erlaubt, bequem zu sitzen und Ihre Beine unter dem Tisch auszustrecken.

Halten Sie ein Kissen oder eine andere weiche Unterstützung bereit, um diese, falls notwendig, unter die Knie Ihres Klienten schieben zu können. Auch eine leichte Decke wird von Nutzen sein, da viele Klienten im Verlauf der Behandlung leicht zu frieren beginnen.

1. Der Beckengürtel

Das Becken gleicht einer Schüssel, in der die Verdauungs-, Ausscheidungs- und Sexualorgane des Unterbauchs schützend umfangen werden. Diese »Schüssel« wird aus dem Kreuzbein samt Steißbein am Ende der Wirbelsäule und den großen, unregelmäßig geformten Hüftknochen auf beiden Seiten gebildet.

Das Becken wird vom Kreuzbein und den beiden Beckenschaufeln gebildet. Jedes Hüftbein setzt sich wiederum aus Darmbein, Sitzbein und Schambein zusammen, die in der Hüftgelenkspfanne zusammentreffen. Auf der vertikalen Körperachse sind die beiden Schambeine in der Schambein- oder Schoßfuge (Symphyse) durch eine stoßabfedernde Knorpelscheibe miteinander verbunden.

An den seitlichen Begrenzungen des Kreuzbeins befindet sich jeweils eine größere, ohrmuschelförmige, plane Gelenkfläche zur Verbindung mit den Darmbeinen im Kreuzbein-Darmbein-Gelenk. Das gesamte Gewicht der Wirbelsäule und der mit ihr verbundenen Körperpartien wird durch dieses Gelenk auf Hüften und untere Gliedmaßen übertragen. Ein dichtes Geflecht von Bändern verbindet Kreuzbein und Darmbeine fest miteinander.

Es wird Ihnen nicht schwer fallen, diese Merkmale an Ihrem eigenen Körper zu ertasten. Legen Sie Ihre Hände über die geschwungenen Knochen Ihrer Hüften. Sie fühlen dort den linken und rechten Darmbeinkamm. Führen Sie Ihre Hände nach vor-

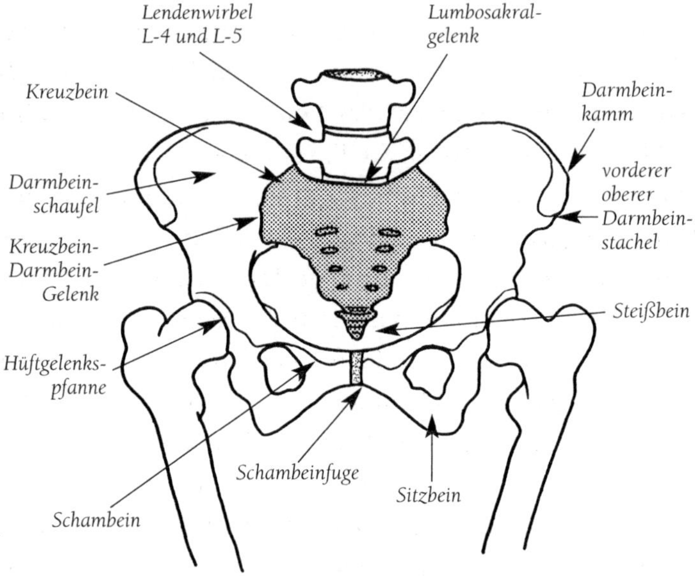

Abb. 18: Die Knochen des Beckenraums. An dem durch Rasterung hervorgehobenen Kreuzbein sind die beiden Darmbeine mit Darmbeinschaufeln, Darmbeinkämmen und vorderen oberen Darmbeinstacheln durch das Kreuzbein-Darmbein-Gelenk befestigt. Auf der Höhe der Hüftgelenkspfannen gehen die Darmbeine in die Schambeine über, die in der Schambeinfuge wieder aufeinander treffen.

ne, bis Sie an den am weitesten vorstehenden Punkt gelangen, den vorderen oberen Darmbeinstachel. Fahren Sie mit den Händen nun in Richtung Ihrer vertikalen Körperachse und dann weiter nach unten, bis Sie die oberen Kanten der Schambeine fühlen. Ertasten Sie vorsichtig die Schoßfuge und die dahinter, im Genitalbereich befindliche Knochenöffnung. Kehren Sie zu den Darmbeinkämmen zurück, führen Sie die Finger zur Wirbelsäule, wo das Darmbein auf die Knochen und Muskeln der

Lendenwirbelsäule trifft. Folgen Sie der Wirbelsäule nach unten, und erspüren Sie die unregelmäßige Linie der Kreuzbein-Darmbein-Gelenke. Befühlen Sie das Kreuzbein, um sich eine Vorstellung von diesem mit der Spitze nach unten gekehrten Dreieck zu machen, das im Steißbein endet.

Oberhalb des Kreuzbeins befindet sich der fünfte Lendenwirbel. Legen Sie sich auf die Seite, damit sich die Muskulatur entspannt; ertasten Sie von neuem den Darmbeinkamm, und folgen Sie ihm in Richtung Wirbelsäule. Beachten Sie, dass sich zwischen dem Darmbein und den Querfortsätzen des untersten Lendenwirbels ein Zwischenraum befindet. Der höchste Punkt des Darmbeinkammes liegt oberhalb des Lumbosakralgelenks. Folgen Sie mit den Fingern noch einmal der unregelmäßigen Linie dieses Gelenks, um den Punkt zu finden, an dem das Kreuzbein auf den fünften Lendenwirbel stößt.

Das Spinalnervenbündel durchzieht vom Kopf her kommend die Wirbellöcher aller Wirbel, wobei einzelne Nervenfasern an den Öffnungen der Wirbel zum Körperinneren austreten, um dort die Organe zu versorgen. Die letzten Fasern verlaufen durch den Wirbelkanal des fünften Lendenwirbels und verzweigen sich dann durch die Kreuzbeinlöcher in den Körper.

Am Lebensanfang eines jeden Menschen besteht das Kreuzbein noch aus einem Gefüge von fünf einzelnen, durch Knorpelscheiben getrennten Kreuzwirbeln, die einen Kanal für die Nervenfasern des Rückenmarks bilden und an denen die Hüftknochen befestigt sind. Im Laufe des dritten Lebensjahrzehnts verschmelzen die fünf Kreuzwirbel mit den entsprechenden Bandscheiben zum Kreuzbein.

Die Gelenke des Kreuzbeins sind kompliziert und ungewöhnlich. Auf dem Lumbosakralgelenk ruht das Gewicht der

Wirbelsäule, des Rumpfes, Kopfes und der oberen Gliedmaßen. Um dieser Belastung standhalten zu können, ist es in der Wirbelsäule das Gelenk mit der größten Auflagefläche, reagiert aber dennoch entsprechend empfindlich auf zu großen Druck von oben oder von der Seite.

Das Ende des Kreuzbeins bildet das Steißbein, eine Art Miniaturkreuzbein, das sich aus drei weiteren miteinander verschmolzenen kleinen Wirbeln zusammensetzt. Es fungiert als wichtiger Befestigungspunkt für Muskeln und Bänder des Beckenbodens.

An allen Rändern und Vorsprüngen der genannten Knochen sind Muskeln und Bänder befestigt, die gemeinsam als Beckenboden ein Diaphragma bilden. Auf diesem Gewebenetz ruht der gesamte Torso. Der Beckenboden ist mit Öffnungen für die Ausscheidung und die Fortpflanzung versehen.

A. Der Beckenboden. Wäre der Rumpf an seinem unteren Ende einfach verschlossen wie ein Luftballon, dann hätten viele Stressursachen gar nicht erst die Möglichkeit, sich zu entwickeln. Der Beckenboden ist jedoch mit Öffnungen für die Ausscheidung, für Geschlechtsverkehr und Geburt ausgestattet. Im Rahmen unseres sozialen Gefüges sind die Strukturen und Funktionen dieser Öffnungen mit Hoffnung und Angst, mit Lust, Schmerz und Scham verbunden. Wegen der außergewöhnlichen Stärke der emotionalen Erfahrungen, die sich auf diesen Bereich konzentrieren, sind die Faszien hier mit einer Energie angereichert, die Funktion, Ausrichtung und Energiefluss im gesamten Beckenraum beeinflussen.

Unser Ziel ist es, hier Spannungen aufzulösen, die in den weichen Geweben gespeichert sind, die Strukturen und Organe

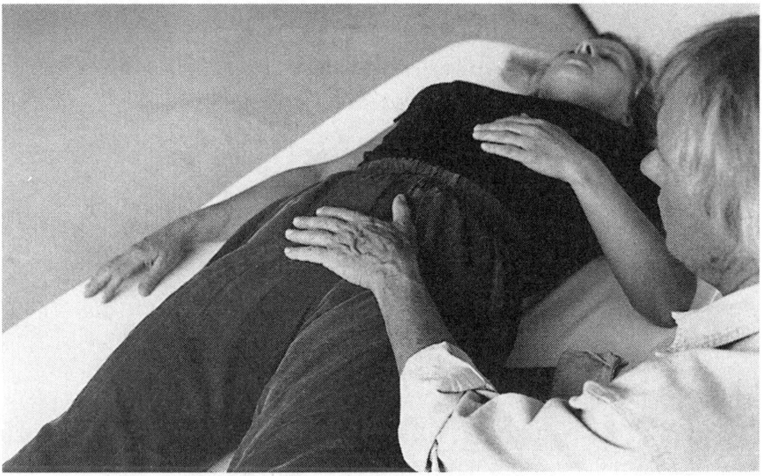

Abb. 19: Die Freisetzung des Beckenbodens. Während der Therapeut neben dem Klienten sitzt, legt er die eine Hand unter das Kreuzbein, die andere auf den Unterbauch, sodass der äußere Rand des kleinen Fingers das Schambein berührt.

umgeben und verbinden. Dies wird die Knochen von unnötigem Druck befreien, größere Beweglichkeit und Neuausrichtung ermöglichen. Damit werden auch Verkrampfungsmuster in der Muskulatur und im Bänderapparat des Beckenbodens aufgelöst, die in anderen Körperbereichen energetische und funktionale Einschränkungen bewirken. Der Beckengürtel, in dem sich durch Beine und Rumpf mechanischer Druck konzentriert und auf dem im besonderen Maße soziale und emotionale Erwartungen lasten, ist komplizierten Mustern des Festhaltens und Schmerzes ausgesetzt. Dennoch ist Ihre Aufgabe verhältnismäßig einfach: Sorgen Sie für unzudringliche, unterstützende Energie, die jede dem Augenblick angemessene Erleichterung fördert.

Setzen Sie sich auf Hüfthöhe neben Ihren Klienten. Legen Sie

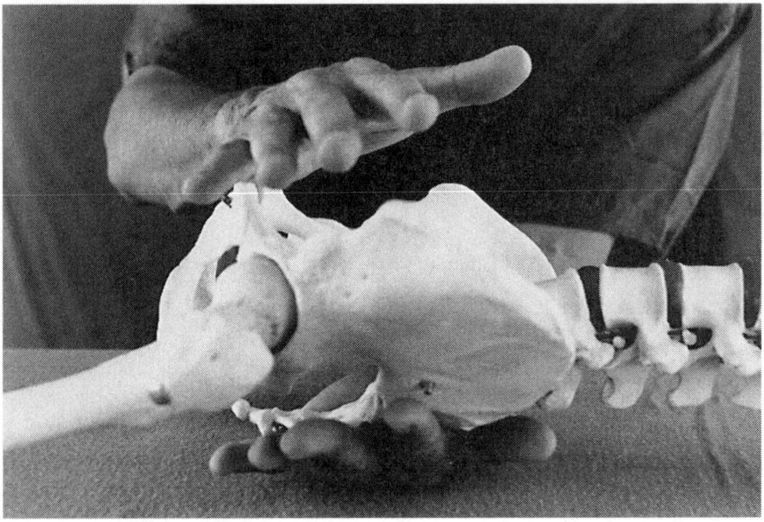

Abb. 20: Die Freisetzung des Beckenbodens wie in Abb. 19, nur diesmal anhand einer Skelettnachbildung, die den Blick auf die linke Hüfte zeigt. In der einen Hand liegt das Kreuzbein, das von den übrigen Hüftknochen nahezu verdeckt wird. Die zweite Hand liegt zwischen den beiden Darmbeinschaufeln am Rande des Schambeins über dem Unterbauch.

die Hand, die dem Kopf des Klienten am nächsten ist, mit dessen Unterstützung unter sein Kreuzbein. Vielleicht fällt es Ihnen leichter, Ihr eigenes Kreuzbein und das Ihres Klienten zunächst im Stehen zu ertasten. Finden Sie schon in dieser Position heraus, wie sich Ihre Hand am dichtesten an den Knochen anschmiegen kann, sodass es sowohl für Sie als auch für Ihren Klienten angenehm ist.

Legen Sie Ihre andere Hand, die den Füßen des Klienten näher ist, auf seinen Unterleib. Schieben Sie sie vorsichtig nach kaudal, bis Ihre Handkante das Schambein berührt. Berühren sie den Körper leicht und gleichmäßig – ähnlich, wie Sie es bereits bei den »Lauschstationen« getan haben.

Machen Sie sich bewusst, was Sie zwischen Ihren Händen fühlen; in Ihrem eigenen Körper, in Ihren Armen. Entspannen Sie Ihre Arme und Schultern. Atmen Sie mit Leichtigkeit. Erhalten Sie sich Ihre innere Achtsamkeit aufrecht, richten Sie sich auf Ihren Klienten aus und auf das, was Sie durch Ihre Hände fühlen.

Vielleicht spüren Sie Verkrampfung, Entspanntheit, Wärme, Energiefluss oder Härte. Mit einer Ihrer Hände könnten Sie die Anzeichen einer therapeutischen Freisetzung ertasten.

Im Laufe der ersten Erfahrungen mit dieser Arbeit sollten Sie nicht versuchen, irgendetwas zu erzwingen. Bleiben Sie offen und wach; bewahren Sie sich eine Einstellung, die Entdeckungen fördert. Verharren Sie in dieser Position für einige Zeit, bis Sie den Eindruck haben, dass sich eine Verbindung hergestellt, eine Bewegung oder eine therapeutische Freisetzung ereignet hat. Dann lösen Sie sanft die Verbindung Ihrer Hände mit dem Körper Ihres Klienten auf.

B. Das Lumbosakralgelenk. Zielsetzung ist die Auflösung einer eventuellen Quetschung oder Stauchung zwischen dem Kreuzbein und dem fünften Lendenwirbel. Hier liegt die Ursache einer verbreiteten Quelle von Unbehagen und einer Bewegungseinschränkung der unteren Rückenpartien, und obwohl nur leichter Druck ausgeübt wird, vermag die Arbeit in diesem Körperbereich dem Klienten erstaunliche Erleichterung und den Eindruck von Streckung zu verschaffen.

Sie sitzen mit Blick auf den Beckengürtel Ihres Klienten und stützen den einen Ihrer Unterarme, der den Füßen Ihres Klienten näher ist, auf der Tischplatte ab, sodass Sie mit der Handfläche nach oben bequem dessen Kreuzbein umfassen können.

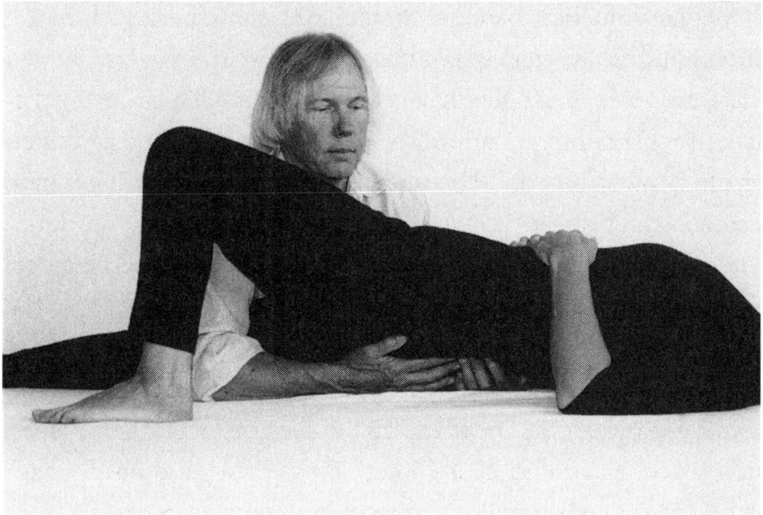

Abb. 21: Die Freisetzung des Lumbosakralgelenks. Die eine Hand des Therapeuten, der an der Seite des Klienten sitzt, befindet sich – zwischen den Beinen hindurchgeschoben – hinter dem Kreuzbein. Die Finger der anderen Hand stabilisieren die letzten drei Lendenwirbel. Um die Platzierung der Hände zu erleichtern, stellt der Klient vorübergehend das eine freie Bein auf.

Es gibt zwei Möglichkeiten, diesen Griff auszuführen. Die erste, zwischen den Beinen, verlangt einen relativ langen Arm und könnte sich auf den Klienten beunruhigend auswirken, ermöglicht jedoch die direkteste Übertragung der Energie des Therapeuten auf das Kreuzbein. Die zweite Möglichkeit – auf einer Diagonalen von der Seite – ist für einen kleineren Therapeuten einfacher auszuführen und mag vielen Klienten weniger zudringlich erscheinen.

Bei der ersten Möglichkeit bitten Sie den Klienten, das von Ihnen abgewandt liegende Bein anzuziehen, einzustemmen und so das Gesäß leicht anzuheben, damit Sie mit Ihrem Arm zwischen die Beine des Klienten fahren und Ihre Hand unter das

Kreuzbein schieben können. Richten Sie sich beide auf die Position ein, bis Sie sie bequem halten können.

Bei der zweiten Möglichkeit schieben Sie ein Kissen unter die Knie Ihres Klienten. Dadurch werden auch die Oberschenkel angehoben, sodass der Therapeut seinen Arm unter dem ihm am nächsten gelegenen Bein hindurchschieben und seine Hand unter dem Kreuzbein platzieren kann. Die Positionierung der Hand ist fast die gleiche, wie zuvor bei der ersten Möglichkeit beschrieben. Der Klient unterstützt Sie, indem er im entscheidenden Moment seine Hüfte leicht von Ihnen fortrollt. Jetzt gilt es für Sie beide, eine bequeme Haltung einzunehmen, um sich der gegenseitigen Berührung intensiv widmen zu können.

Achten Sie in beiden Positionen darauf, dass Ihre Haltung von Arm und Hand angenehm ist. Zuweilen lastet das Gewicht oder drückt die knöcherne Struktur des Kreuzbeins recht schwer auf der Hand. Schieben Sie dann Ihre Hand nach unten oder spreizen Sie die Finger, um eine leichtere Position zu finden. Sie sind jetzt in der Lage, die Bewegung des Kreuzbeins zu erfühlen, das dem cranio-sacralen Rhythmus folgt.

Probieren Sie beide Möglichkeiten aus, um herauszufinden, wie sich jede von ihnen anfühlt und auf welche Weise sie Ihre Arbeit unterstützt. Wenn Ihnen eine von beiden mehr behagt, dann wird es Zeit, dass Sie Ihre zweite Hand richtig einsetzen.

Sie möchten mit der dem Kopf des Klienten näheren Hand die letzten Lendenwirbel, vor allem den fünften und vierten, berühren. Machen Sie sich mit Ihrer nun freien anderen Hand ein Bild davon, wie weit nach oben der vordere obere Darmbeinstachel hervortritt. Der obere Rand des Kreuzbeins befindet sich ein wenig unterhalb der durch den vorderen oberen Darmbeinstachel markierten Horizontalebene in der Mitte des Rückens.

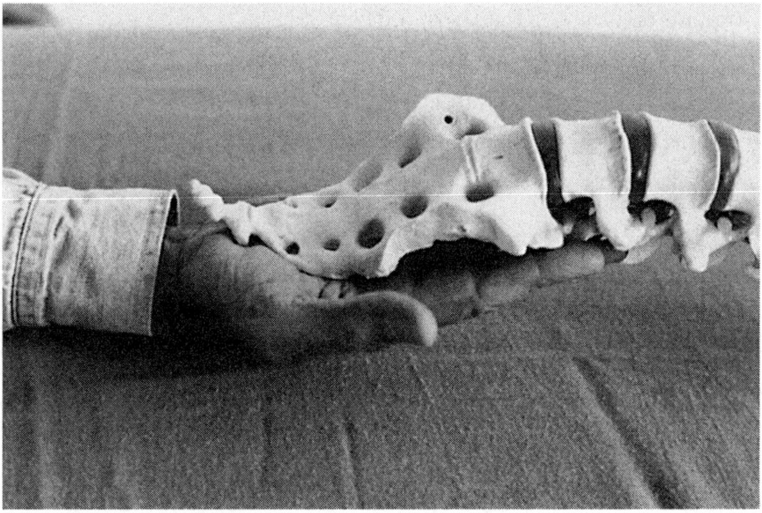

Abb. 22: Die Freisetzung des Lumbosakralgelenks wie Abb. 21, nur diesmal mittels einer Skelettnachbildung, an der die Hüftknochen entfernt wurden. Die Hand fasst von kaudal unter das Kreuzbein; so lässt sich der cranio-sacrale Rhythmus deutlicher spüren und unterstützen.

Indem Sie die Darmbeinstachel als Orientierungspunkt benutzen, fahren Sie mit Ihrer freien Hand unter den Klienten und ertasten dort die Dornfortsätze der Lendenwirbelsäule. Das Kreuzbein besitzt keine Dornfortsätze.

Erinnern Sie sich daran, wie Sie diesen Bereich zuvor an sich selbst erspürt haben. Tasten Sie mit Ihren Fingern die Fläche des Kreuzbeins, auf dessen linker und rechter Seite Sie auf die ungleichmäßigen Linien der Kreuzbein-Darmbein-Gelenke und auf flache Muskulatur stoßen würden, nach oben entlang, bis Sie an den Übergang zum fünften Lendenwirbel gelangen.

Wenn Sie ein Gefühl für den Ort entwickelt haben, an dem der Lendenwirbel L-5 auf das oberste Segment des Kreuzbeins S-1 trifft, dann stabilisieren Sie den unteren Bereich der Len-

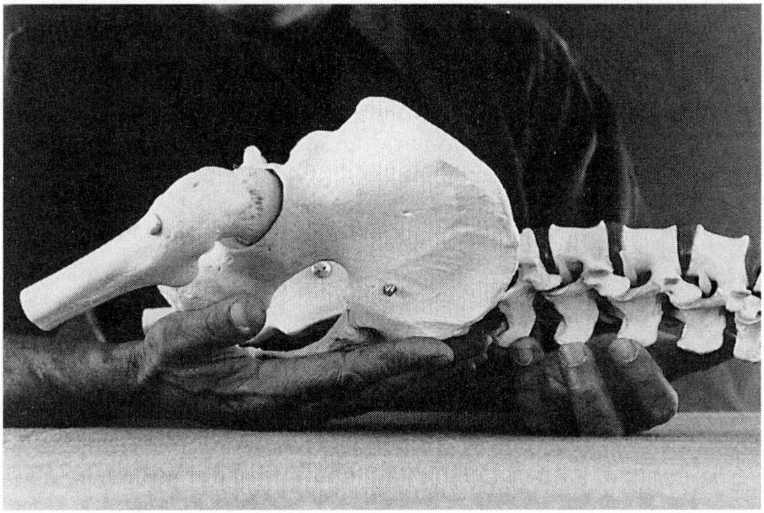

Abb. 23: Die Freisetzung des Lumbosakralgelenks, wiederum demonstriert mittels einer Skelettnachbildung. Die eine Hand birgt hier das Kreuzbein, während die Finger der anderen den dritten, vierten und fünften Lendenwirbel abstützen.

denwirbelsäule mit den Fingern der anderen Hand. Dies geschieht, indem Sie eine klare, bewusste Verbindung mit den Dornfortsätzen durch das Haut- und Muskelgewebe hindurch eingehen. Normalerweise ist eine solche Verbindung für die im Folgenden beschriebene Prozedur ausreichend.

Beobachten Sie den Cranio-Sacral-Rhythmus am Kreuzbein, wie er in einer Welle nach unten fließt, das Steißbein leicht ins Innere des Körpers drückt, loslässt und wieder nach oben strömt. Beschleunigen Sie diesen Puls bewusst, vor allem seinen Fluss nach unten in den Beckengürtel. Während sich Ihre Hand auf den Rhythmus einstellt, sorgen Sie bewusst für seine Beschleunigung nach unten und registrieren aufmerksam, was zwischen Ihrer Hand und dem Kreuzbein geschieht.

Sollte sich das Gefühl einstellen, dass Sie das zuvor Beschriebene beherrschen, so richten Sie nun Ihre Aufmerksamkeit auf das Kreuzbein-Darmbein-Gelenk. Bewegt sich der fünfte Lendenwirbel in vollkommener Übereinstimmung mit dem Kreuzbein, oder spüren Sie eine gewisse Flexibilität zwischen beiden? Diese Flexibilität streben wir an.

Während Sie sich weiter auf den Rhythmus konzentrieren, bedeuten Sie Ihrer Hand, die Lendenwirbelsäule zu stabilisieren. Das kann eine leichte Vergrößerung des Drucks, eine Intensivierung der Berührung erforderlich machen. Verharren Sie für einige Zyklen des Cranio-Sacral-Rhythmus, den Sie auf seinem Weg nach unten beschleunigen, in dieser Haltung.

Möglicherweise werden Ihnen die weiter vorne geschilderten Anzeichen einer therapeutischen Freisetzung auffallen. Vielleicht wird dadurch der cranio-sacrale Rhythmus kurz unterbrochen. Bleiben Sie einfach in Ihrer Position, bis er zurückkehrt.

Mitunter beobachten Sie eine Freisetzung oder einen Energiepuls, jedoch scheint Ihnen das Kreuzbein-Darmbein-Gelenk danach genauso unflexibel wie zuvor zu sein. Belassen Sie es zunächst dabei. Einen Anfang haben Sie schon gemacht. Bereits die nächste Behandlung vermag vielleicht diesen übermäßig bewegungseingeschränkten Bereich zu lockern.

C. Das Kreuzbein-Darmbein-Gelenk. Ein Geflecht von dichten, fibrösen Bindegeweben verbindet das Kreuzbein mit dem Darmbein. Zudem sind die Hüftknochen durch starke Muskeln mit den unteren Wirbeln verbunden. Herrscht im unteren Rückenbereich nun eine spürbare Versteifung vor, so kann dieser Muskel- und Bänderkomplex das Kreuzbein-Darmbein-Gelenk fest zusammenhalten.

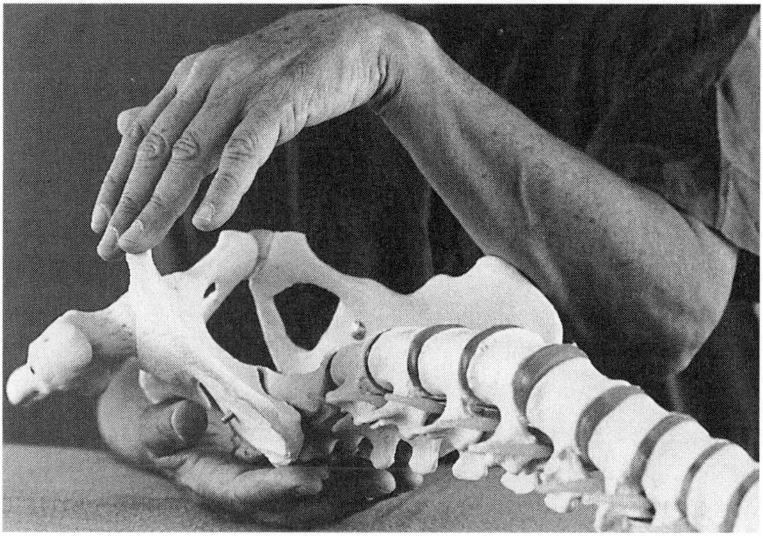

Abb. 24: Die Freisetzung des Kreuzbein-Darmbein-Gelenks anhand einer Skelettnachbildung mit Blickrichtung von kranial auf den Beckengürtel. Die eine Hand umfasst das Kreuzbein, wie schon bei der Freisetzung des Lumbosakralgelenks geschehen. Der zweite Arm berührt beide vorderen oberen Darmbeinstacheln. Fingerspitzen und Ellbogen können in dieser Haltung einen leichten Druck ausüben, der die beiden Darmbeinschaufeln nach medial verschiebt und so das Kreuzbein-Darmbein-Gelenk entspannt.

Folglich sollte man bestrebt sein, die Flexibilität und die Beweglichkeit innerhalb dieser Befestigungs- und Gelenkgruppe wiederherzustellen.

Während Sie wie zuvor neben dem Klienten sitzen, liegt Ihre eine Hand unter seinem Kreuzbein. Legen Sie Ihren anderen Arm über sein Becken, auf den Bereich zwischen Schambein und Nabel. Nehmen Sie die leicht hervorstehenden vorderen oberen Darmbeinstacheln wahr, die Sie auf der Ihnen näheren Seite mit dem Ellbogen und auf der entfernten mit den Fingern ertasten können. Stellen Sie genau dort auf beiden Seiten eine

Verbindung her, indem Sie Ihren Unterarm über den Bauch Ihres Klienten ausstrecken. Ist Ihnen die Haltung so angenehm? Sollte das nicht der Fall sein, dann verändern Sie Ihre Position.

Richten Sie Ihre Aufmerksamkeit auf den Cranio-Sacral-Rhythmus, während sich die vorderen oberen Darmbeinstacheln leicht nach oben und zur Seite hin ausdehnen und dann wieder zurückfallen. Die traditionelle Freisetzung erfolgt so: Ziehen Sie in Harmonie mit dem cranio-sacralen Rhythmus oder einer anderen von Ihnen wahrgenommenen Energie vorsichtig die beiden vorderen oberen Darmbeinstacheln mittels Fingerspitzen und Ellbogen zueinander. Sie nutzen sie damit als Hebel, welche die Kreuzbein-Darmbein-Gelenke am Rücken Ihres Klienten dehnen und wieder entspannen.

Gehen Sie, Ihre Aufmerksamkeit und Energie einbringend, mit der Bewegung, die Sie wahrnehmen, mit, auch wenn sie zunächst in die falsche Richtung zu fließen scheint. Achten Sie auf eine sich eventuell ergebende therapeutische Freisetzung im Bereich des Kreuzbeins. Das Resultat Ihrer Bemühungen kann eine Lockerung des Kreuzbeinumfelds sein, das die Kreuzbein-Darmbein-Gelenke mit einschließt.

Ich finde es oft einfacher, die Freisetzung jeder Seite separat herbeizuführen. Während ich eine Hand hinter dem Kreuzbein halte, lege ich die andere auf die eine Hüfte, den Konturen des Körpers folgend. Dann beobachte ich die Anzeichen eines Freisetzungsvorgangs und folge ihnen. Wenn diese Seite ruhig, aber freier wird, gehe ich mit der Hand zur anderen Hüfte und wiederhole den Vorgang.

Sobald Sie der Meinung sind, eine freiere und leichtere Bewegung in den vorderen oberen Darmbeinstacheln festzustellen, haben Sie Ihre Aufgabe erfüllt. Lösen Sie sich behutsam von Ihrem Klienten, und bereiten sich darauf vor, weiter oben an seinem Rumpf fortzufahren.

2. Der Solarplexus

Oberhalb des Beckengürtels gilt nun die Aufmerksamkeit der Verbindung zwischen dem ersten Lendenwirbel (L-1) und dem letzten Brustwirbel (Th-12). Jedes der zwölf Rippenpaare ist an einem der zwölf Brustwirbel befestigt. Von dort ausgehend treffen sie in der Mitte der Brust wieder aufeinander und bilden als Brustkorb eine stabile und Schutz bietende Struktur, die aufgrund ihrer Flexibilität zugleich aber auch die Bewegungen der Organe in ihrem Inneren zulässt.

Der Brustraum wird nach unten, zum Magen hin, durch das zähe, elastische Muskelgewebe des Zwerchfells abgeschlossen. Direkt über ihm befinden sich die Lungenflügel. Darunter liegen der Magen, die Leber, der Dick- und der Dünndarm sowie das Sonnengeflecht beziehungsweise der Solarplexus: ein großes Netzwerk aus Nerven, welche die Organe im Bauchraum versorgen. Das Zwerchfell ist mit besonderen Öffnungen versehen: dem Speiseröhrenschlitz für die Nahrungszufuhr in den Magen und dem Aortenschlitz, durch den hindurch die vom Herzen ausgehende große Körperschlagader, die Aorta, zum unteren Körper verläuft.

Das Zwerchfell ist am untersten Rippenpaar befestigt und wölbt sich im entspannten Zustand in einer steilen Glockenform nach kranial. Beim Einatmen ziehen sich seine Muskeln nach kaudal, auf die Bauchhöhle hin, zusammen und flachen die Kuppelgestalt ab. Die Brusthöhle erfährt damit eine Erweiterung, der die Lungen Folge leisten, indem sie sich mit Luft füllen. Zugleich erfolgt eine Komprimierung der Eingeweide. Der Bauch wölbt sich, diesem Druck ausweichend, nach außen. Der bei jedem Atemzyklus entstehende innere Druck sorgt dafür, dass venöses Blut und Lymphflüssigkeit in den oberen Körperbereich zurückgesogen werden.

Neben den bereits erwähnten Organen finden sich in der Bauchhöhle auch die Milz und die Nieren. Der gesamte Bereich oberhalb und unterhalb des Zwerchfells beherbergt also eine Vielzahl wichtiger Organe und ist darüber hinaus ein Knotenpunkt für Körperenergien.

Mit dem Zwerchfell hat der Mensch im Laufe der Zeit sowohl Stärke als auch Verletzlichkeit, Mut und Feigheit in Verbindung gebracht: Entweder man kann einen Schlag in den Magen wegstecken, oder der Magen krampft sich vor Furcht zusammen.

Angst und Beklemmung werden oft in diesem Körperbereich als ein Zusammenziehen des Magens oder als Atemlosigkeit lokalisiert. Das Gesellschaftsideal verlangt von uns, dass wir den Bauch einziehen und die Brust vorwölben, auch wenn wir dann nicht entspannt atmen können. Das Erleben von Angst und Beklemmung, insbesondere in einem gesellschaftlichen Umfeld, kann zu einem Festhalten auf Bauchorgan-Ebene beitragen. Dieses äußert sich oft in wiederkehrenden Magenschmerzen, Atemnot und einer Tendenz, unter Anspannung oder Belastung den Atem anzuhalten.

Beeinträchtigungen der Muskulatur und der Organe im Bereich des Zwerchfells wirken sich auch negativ auf das Gelenk zwischen dem letzten Brust- und dem ersten Lendenwirbel aus, wo die ausgedehnte Knochenstruktur der Brust auf den ungeschützten und nur von der Wirbelsäule gestützten Bauchraum trifft.

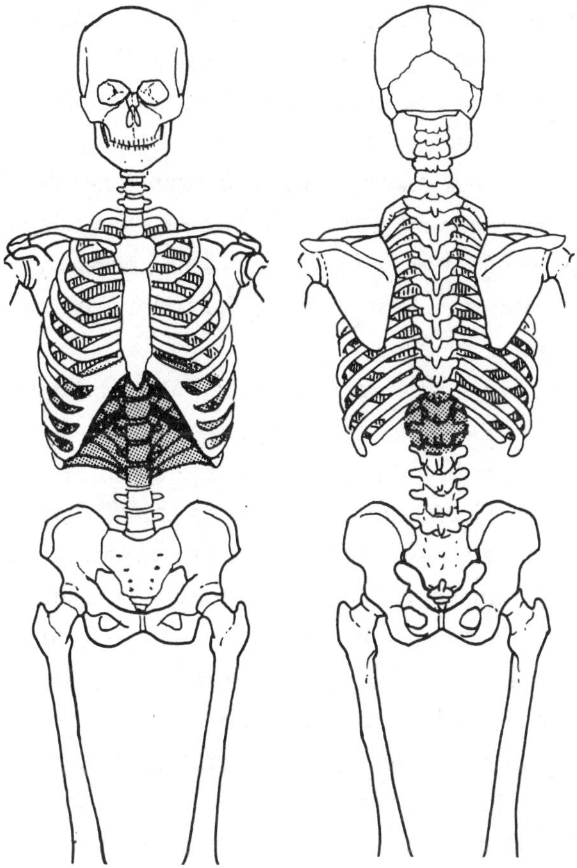

Abb. 25: Die Freisetzung des Zwerchfells. Links ist das Zwerchfell in seiner Befestigung an das unterste Rippenpaar und die oberen Lendenwirbel durch Rasterung hervorgehoben. Die Hand, deren Fingerspitzen auf dem untersten Rippenpaar liegen, befindet sich über der gerasterten Fläche. Die rechte Abbildung zeigt in Rückenansicht das Skelett, in dem durch Rasterung das Th-12-/L-1-Gelenk hervorgehoben ist.

Um diese Körperzone an sich selbst zu ertasten, legen Sie Ihre Hände auf Ihr unterstes Rippenpaar, sodass sich Ihre Fingerspitzen in der Mitte der Brust treffen. Folgen Sie mit Ihren Fingern den Rippen, und drücken Sie dabei vorsichtig in den weichen Bauch darunter. Erfassen Sie so die Grenze zwischen Brust und Bauch. Wie tief können Sie, ohne dass es Ihnen wehtut, mit den Fingern in den Magen drücken? Versuchen Sie sanft unter dem letzten Rippenbogen hindurch in den Brustraum zu pressen. Auf der rechten Seite spüren Sie dort mit den Fingerspitzen vielleicht Ihre Leber.

Untersuchen Sie, wie unterschiedlich sich die Rippen und der Bauchraum anfühlen. Was spüren Sie, wenn Sie genau in der Mitte unter den Rippen auf das Sonnengeflecht drücken? Nun führen Sie Ihre Hände an die Seiten und zum Rücken, dem Rippenbogen bis zur Wirbelsäule folgend. Tasten Sie Ihr Rückgrat und die vorstehenden Dorn- und Querfortsätze ab. Achten Sie auf die Ausrichtung vom letzten Brust- und ersten Lendenwirbel sowie auf das dort möglicherweise auftretende Gefühl von Spannung. Dies ist der Bereich, den Sie in der folgenden Anwendung mit einer Hand unterstützen werden.

Hier sollen eventuell vorhandene Blockaden aufgelöst werden, die Fluss und Funktionalität dieser Region beeinträchtigen. Insbesondere das Th-12-/L-1-Gelenk bedarf im Allgemeinen der Druckverminderung und der neuen und besseren Ausrichtung.

Setzen Sie sich vor Ihren Klienten auf die Höhe seines Zwerchfells. Ihre Beine strecken Sie unter den Tisch aus. Legen Sie jene Hand, die sich näher am Kopf des Klienten befindet, unter seinen Rücken, sodass sie das Th-12-/L-1-Gelenk umfasst. Verändern Sie Ihre Position so lange, bis sie für Sie beide angenehm ist.

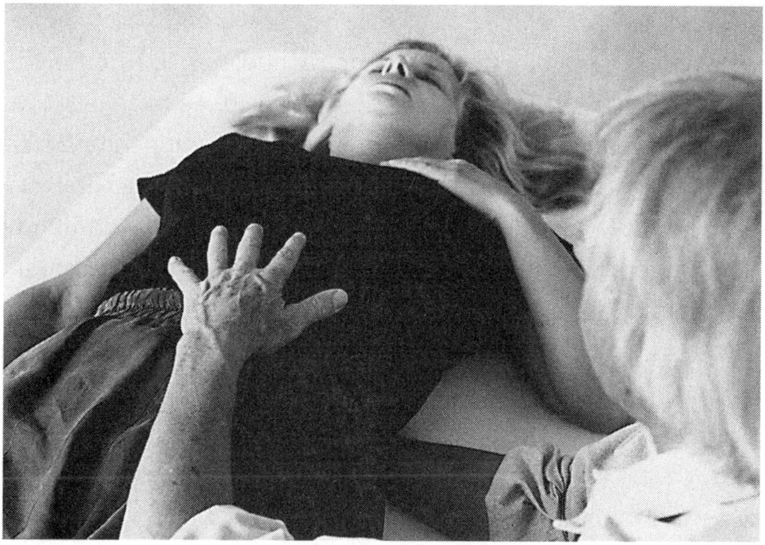

Abb. 26: Die Freisetzung des Zwerchfells. Eine Hand befindet sich unter dem Körper des Klienten auf dem Th-12-/L-1-Gelenk. Die andere liegt auf dem Oberbauch; ihre Fingerspitzen sind auf dem untersten Rippenbogen platziert.

Ihre andere Hand legen Sie mit ausgebreiteten Fingern auf den Oberbauch Ihres Klienten. Die Fingerspitzen berühren dabei den untersten Rippenbogen, während der größte Teil Ihrer Handfläche unter den Rippen auf dem Magen ruht. Ihren Unterarm dürfen Sie dabei leicht auf dem Unterleib Ihres Klienten abstützen. Dann ziehen Sie Ihre Energie in Ihre Mitte zurück.

Achten Sie auf jede noch so subtile Bewegung und Wahrnehmung, die Sie in Ihren Händen erleben. Vielleicht bemerken Sie, dass Ihre Hände zur Seite, jedoch in entgegengesetzter Richtung, streben oder aber leicht kreisende Bewegungen machen. Dies ist ein Bestandteil des Entspannungsprozesses, der zur Auflösung der Blockaden innerhalb des Gewebes führen soll. Bleiben Sie mit Ihrer ganzen Energie und Aufmerksamkeit in der

Bewegung. Es ist nicht nötig, sich besonders zu konzentrieren oder der Bewegung eine bestimmte Richtung oder Reihenfolge aufzuzwingen. Am meisten werden Sie durch Bewusstheit und Achtsamkeit erreichen, während der Körper unter Ihren Händen damit experimentiert, die eingeprägten Beschränkungen der Vergangenheit aufzulösen. Nach und nach werden Sie feststellen, dass die Rückenmuskulatur sich entspannt, oder Sie spüren eine therapeutische Freisetzung. Vielleicht möchten Sie nun noch einen Moment länger in dieser Haltung verweilen, um das neue Gefühl von Offenheit und Ausgeglichenheit auszukosten, das sich zwischen Ihren Händen im Körper Ihres Klienten ausgebreitet hat. Dann lösen Sie vorsichtig die Berührung und stellen Ihren Stuhl ans obere Ende des Tisches.

3. Die obere Thoraxapertur

Am oberen Ende des Rumpfes zieht der Schultergürtel unsere Aufmerksamkeit auf sich. Zwei schlanke Knochen, das linke und das rechte Schlüsselbein, markieren an beiden Seiten die Stelle, wo die Brust in die Schultern übergeht. Die Schlüsselbeine sind in der Mitte, unterhalb des Halses befestigt und verlaufen lateral zu den Schultern hin. Gemeinsam mit den Schulterblättern bilden sie einen Ring, der vorne vom Brustbein und hinten durch Muskeln geschlossen wird. An diesem so genannten Schultergürtel sind die oberen Extremitäten befestigt. Um ihr Funktionieren zu gewährleisten, ist der gesamte Bereich mit einer Vielzahl von Gelenken, Muskeln, Bändern, Nerven und Blutgefäßen ausgestattet, die es den Armen ermöglicht, in Harmonie mit dem übrigen Körper zu arbeiten.

Aufs Engste verbunden mit diesem faszinierenden Komplex sind die sieben Wirbel (C-1 bis C-7), die kranial des ersten

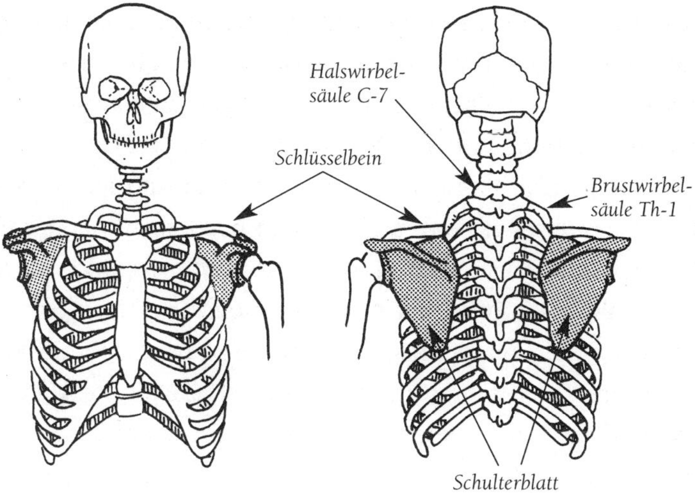

Abb. 27: Die obere Thoraxapertur. Die schlanke Säule aus sieben Halswirbeln trifft auf die solidere Struktur der Brustwirbelsäule. Die Schulterblätter, an denen sich die Gelenkpfannen für die Arme befinden, sind durch die Schlüsselbeine an den Brustkorb befestigt.

Brustwirbels Th-1 die Halswirbelsäule formen. Muskeln, die für die Beweglichkeit und Stabilität des Halses und Kopfes zuständig sind, gehen in solche über, die das Gleiche an Schultern und Oberarmen ermöglichen. Diese Muskeln spannen sich von den Halswirbeln zu den Schulterblättern und zu den dorsal-kranialen Rippen, von den Schlüsselbeinen zum Nacken und zur Schädelbasis, von der Wirbelsäule und den Rippen zu den Schulterblättern und Oberarmen.

In der Körperstruktur des Menschen sorgt die große Zahl von Muskeln, die an Nacken, Kopf, Schultern und Rippen befestigt sind, für Stabilität, Beweglichkeit und Schutz. Dennoch ist der

Schultergürtel aufgrund der Größe und des Gewichtes des Kopfes, der aus übereinander aufgetürmten Wirbeln bestehenden, kompliziert gebauten Säule, auf welcher der Kopf gelagert ist, und der unterschiedlichen Formen kinetischer Einwirkungen, denen ein aktiver Mensch ausgesetzt ist, ein verletzlicher Körperabschnitt. Die große Menge von Muskeln und Bändern, die eine solche Vielzahl von Aufgaben zu bewältigen haben, lässt nahezu unbegrenzt viele Möglichkeiten zu, wie und wo sich Traumata im Gewebe festsetzen können. Dies ist besonders deutlich in der therapeutischen Praxis wahrzunehmen, wo sich die Auswirkungen von Beweglichkeitseinschränkungen der Schultern oder des oberen Brustkorbs auf Nacken, Kiefer und Gesicht zeigen.

Sie arbeiten mit dem oberen Abschluss des Rumpfes – um genauer zu sein: mit dem vom obersten Rippenpaar umschlossenen Halsansatz und seiner Öffnung durch den Hals zum Kopf. Diese Körperregion könnte man mit der Hauptleitung eines Kommunikationssystems vergleichen, welche direkt zum Kommunikationszentrum hin- oder von ihm fortführt. Damit das System ordnungsgemäß funktionieren kann, müssen die Leitungen für Kommunikation und Energiefluss, für Nahrung und Reparatur nach beiden Richtungen hin offen sein.

Für das Individuum ist dies ein entscheidender Weg des persönlichen Ausdrucks. Die Stimme erhebt sich aus dem Brustkorb und durch die Kehle. Was wir zum Ausdruck bringen, sind Facetten unserer Identität, Persönlichkeit, Liebe und Arbeit durch die Mimik unseres Antlitzes und den Einsatz unserer Schultern, Arme und Hände.

Die Erfahrungen zahlreicher Therapeuten erlauben den Schluss, dass die entscheidenden Bestandteile unseres individuellen Ausdrucks nicht etwa aus dem rationellen Verstand, sondern aus dem gesamten Körper und dem Herzen im Besonderen fließen. Daher verlangt die Reinigung dieses »Ausdruckskanals« oftmals die besondere Aufmerksamkeit des Therapeuten für das Herz und die Schultern genauso wie auch für den Hals und die Schädelbasis.

Die Anstauung von traumatischen emotionalen Erfahrungen im oberen Brustkorb und in den Schultern kann nicht nur die körperliche Beweglichkeit in Schultern, Hals, Gesicht und Stimme, sondern auch die sprachliche Flexibilität und Ausdrucksfähigkeit beeinträchtigen.

Damit Sie ein Gefühl für diese Körperregion erhalten, sollten Sie zunächst mit einer Hand die Konturen Ihres oberen Brustkorbs palpieren. Achten Sie darauf, auf welche Weise die nach oben gewölbten Rippen in das Brustbein übergehen und wie sich der Rippenzwischenraum anfühlt. Folgen Sie mit Ihrer Hand der Krümmung des Schlüsselbeins, bis Sie auf die Schulter treffen. Versuchen Sie die Schulter mit dem Schlüsselbein nach oben und unten, vor und zurück zu bewegen. Achten Sie darauf, wie weit sich Schlüsselbein und Schulter von dem durch die Rippen definierten Rumpf fortbewegen können.

Fahren Sie mit den Fingerspitzen dem inneren Rand des Schulterblatts nach. Beobachten Sie, wie sich dieses über die dorsalen Rippen hinweg verschiebt, wenn Sie die Schulter kreisen oder nach ventral fallen lassen.

Schließlich legen Sie die Hand so auf Ihren oberen Brustkorb, dass der Daumen auf dem einen und der Zeigefinger auf dem anderen Schlüsselbein ruht. Machen Sie sich die Konturen unter Ihrer Hand bewusst. Spüren Sie den Energiefluss, der zwischen Ihrer Hand und Ihrem Oberkörper einsetzt. Dieser Handposition werden Sie sich auch bei der folgenden Anwendung bedienen.

Setzen Sie sich, noch an der Längsseite des Tisches, auf die Höhe des Halses Ihres Klienten. Schieben Sie diejenige Hand, die dem Kopf des Klienten näher ist, so unter seinen Nacken, dass die Handfläche unter dem Th-1-/C-7-Gelenk zu liegen kommt. Möglicherweise spüren Sie jetzt die Bewegungen in der Wirbelsäule, wie auch jene der den Bereich umgebenden Muskulatur und die inneren Ränder der Schulterblätter. Platzieren Sie Ihre Finger so, wie es für Sie am bequemsten ist.

Legen Sie Ihre andere Hand so auf den Oberkörper Ihres Klienten, wie wir es zuvor schon für die Selbstpalpation beschrieben haben: mit dem Daumen über dem einen und dem Zeigefinger über dem anderen Schlüsselbein.

Konzentrieren Sie sich ganz auf die Fingerspitzen und Handflächen beider Hände. Sie werden feststellen, dass Sie mit weniger Anspannung arbeiten können, wenn Sie den oberen Unterarm auf dem Oberkörper Ihres Klienten ruhen lassen. Sprechen Sie sich mit Ihrem Klienten ab, und experimentieren Sie so lange, bis Ihre Haltung für Sie beide wirklich angenehm ist.

Folgen Sie den in diesem Kapitel bereits ausführlich gegebenen Anweisungen zur Herbeiführung einer therapeutischen Freisetzung. Harmonisieren Sie Ihre Bewegungen mit denen des Gewebes Ihres Klienten; variieren Sie Druck und Positionierung Ihrer Hände, wenn Sie merken, dass dies erforderlich ist.

Wenn Sie dazu ausreichend Zeit haben und ein entsprechendes Bedürfnis verspüren, dann verschieben Sie Ihre Hände zu einer oder auch nacheinander zu beiden Schultern, wo Sie vielleicht ebenfalls eine Entspannung oder eine therapeutische Freisetzung wahrnehmen werden. Am oberen Brustkorb gibt es

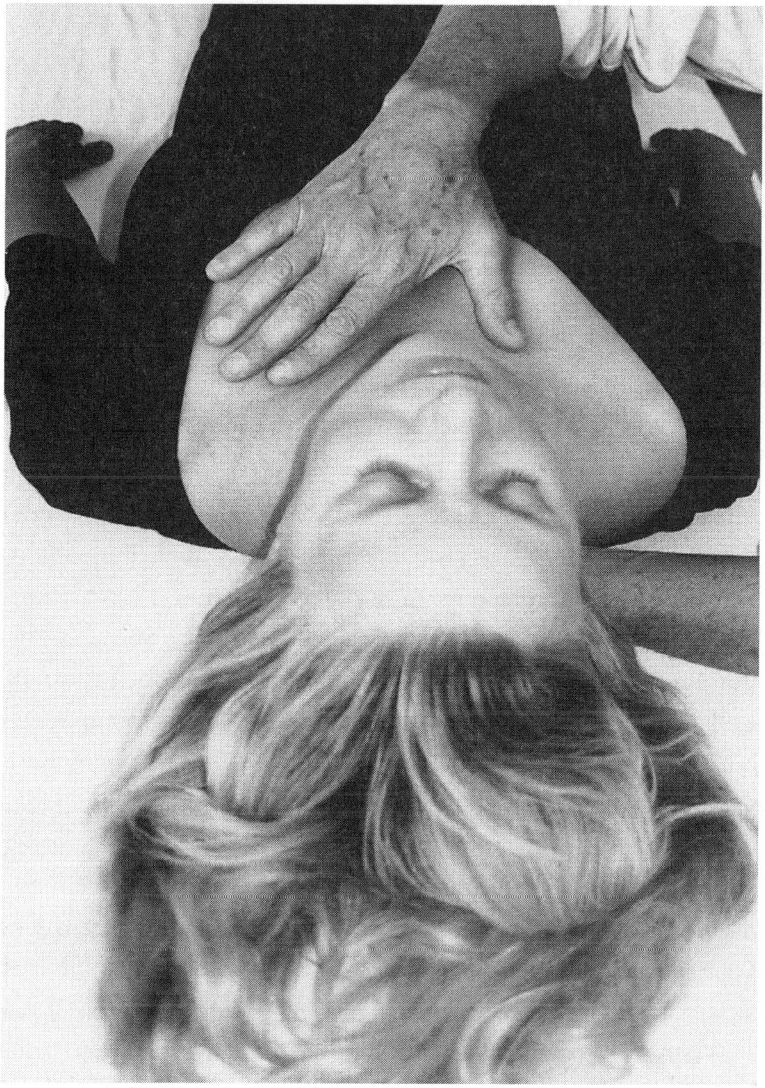

Abb. 28: Die Freisetzung der oberen Thoraxapertur. Eine Hand befindet sich unter dem Nackenbereich auf dem Th-1-/C-7-Gelenk und unterstützt dort die Wirbelsäule. Die andere Hand liegt auf der Brust, wobei Daumen und Zeigefinger die Verbindung mit je einem Schlüsselbein herstellen.

viele Bereiche, die für Verkrampfungen und Beeinträchtigungen durch Energieblockaden anfällig sind und damit die Bewegungsfreiheit und den Fluss durch die obere Thoraxapertur verhindern.

4. Das Zungenbein

Es gibt einen einzigen Knochen im Skelett des Menschen, der nicht direkt mit anderen Knochen in Verbindung steht: das hufeisenförmige Zungenbein. Es liegt im Bereich der Zungenbasis zwischen Kinn und Kehlkopf. Das Zungenbein ist unten durch Muskeln an den Knorpeln der Luftröhre oder Trachea und am Brustbein befestigt. Oben und seitlich entspringen an ihm die Muskeln des Mundbodens. Damit wirkt das Zungenbein entscheidend mit beim Kauen, Schlucken und Sprechen.

Um das Zungenbein an sich selbst zu palpieren, führen Sie eine Hand an den Hals: mit dem Daumen auf der einen und den übrigen Fingern auf der anderen Seite der Luftröhre. Tasten Sie sich über die Knorpelringe der Trachea nach oben bis zum Kehlkopf beziehungsweise Schildknorpel oder Adamsapfel. Erspüren Sie den oberen Rand dieses Knorpels, und folgen Sie ihm, bis Sie in der Tiefe das Zungenbein ertasten können. Beim Schlucken gleitet sowohl der Schildknorpel als auch das Zungenbein zunächst nach kranial und fällt dann wieder nach kaudal zurück. Beim Sprechen vibrieren beide, aber nur das Zungenbein bewegt sich.

Wenn Sie unterhalb des Kiefers die Finger ein wenig tiefer links und rechts neben der Luftröhre in den Hals drücken, dann können Sie dort den Puls der Halsschlagadern und der Drosselvenen spüren. Es ist wichtig, sich von ihnen fern zu halten, um die normale Blutzufuhr in das Gehirn nicht zu beeinträchtigen.

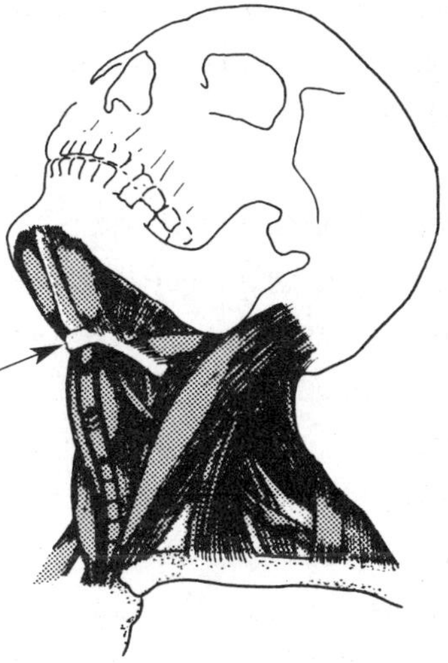

Abb. 29: Die Freisetzung des Zungenbeins. Das Zungenbein ist ein hufeisenförmiger Knochen unter dem Kinn und oberhalb des Kehlkopfes. An ihm sind die entscheidenden Muskeln zum Kauen, Schlucken und Sprechen befestigt.

Die Bedeutung des Gesichts und insbesondere des Mundes im Zusammenhang mit Ausdruck, Kommunikation und Nahrungsaufnahme erklärt, warum der Mund und die ihn umgebenden Gesichts- und Halspartien so leicht Traumata und Schmerz, aber auch Liebe und Fürsorge speichern und widerspiegeln.

Es gilt nun, diese Einprogrammierungen von Traumata und Blockierungen in den Muskeln und Muskelhäuten beziehungsweise Faszien, die am Zungenbein innerhalb des Halses ansetzen, aufzulösen. Zu Beginn soll einer jener Kanäle geöffnet werden, durch die wir uns mitteilen und Fürsorge geben wie empfangen. Physiologisch betrachtet, unterstützen Sie somit die Freisetzung der Halsgewebe. Als Erstes werden Sie sich mit den Muskeln und Faszien des Nackens beschäftigen.

Wie zuvor am oberen Ende der Längsseite des Behandlungstisches sitzend, schieben Sie jene Hand, die sich näher am Kopf des Klienten befindet, unter seinen Nacken. Dann legen Sie die Kante Ihrer anderen Hand leicht auf das Brustbein, in die Nähe der Schlüsselbeine. Dies bietet eine stabile Grundlage für die Berührung der Kehle.

Mit Daumen und Zeigefinger berühren Sie leicht die Seiten der Luftröhre Ihres Klienten. Gleiten Sie nach oben, etwas oberhalb des am weitesten herausragenden Kehlkopfknorpels, des so genannten Adamsapfels, von wo aus der Hals sich nach vorn zu Kinn und Unterkiefer verbreitert. Ihre Finger liegen leicht oberhalb des Schildknorpels, aber noch unterhalb des Kiefers. Lassen Sie Ihre Finger in das Gewebe einsinken. Gemeint ist ein mehr *passives Zulassen* als eine *aktive Druckausübung,* da Ersteres mehr Erfolg verspricht. Wenn Sie einen Augenblick Geduld haben, dann wird das Gewebe Ihres Klienten Ihre Finger einlassen.

Sollten Sie den Puls der Halsschlagader spüren, so verschieben Sie Ihre Finger leicht bis an den oberen Rand des Kehlkopfes. Sobald Ihr Klient spricht oder schluckt, werden Sie die Bewegung beziehungsweise Vibration des Zungenbeins und der an ihm befestigten Muskeln unter Ihren Fingerspitzen fühlen.

Sobald Sie das Gefühl haben, eine brauchbare und für Sie wie auch für Ihren Klienten angenehme Verbindung zu seinem Zungenbein geschaffen zu haben, zentrieren Sie sich und richten Ihre Aufmerksamkeit auf die Bewegung und Energie, die Sie zwischen Ihren Fingern und Händen wahrnehmen. Folgen Sie dem Rhythmus, und unterstützen Sie ihn mit sanftem Druck.

Achten Sie auf Ihre eigenen Empfindungen. Wie würden Sie sich fühlen, wenn jemand Ihren Hals derart im Griff hätte? Und was empfinden Sie dabei, den Hals Ihres Klienten auf diese Weise zu umfassen? Ist Ihre Atmung entspannt? Sind Ihre

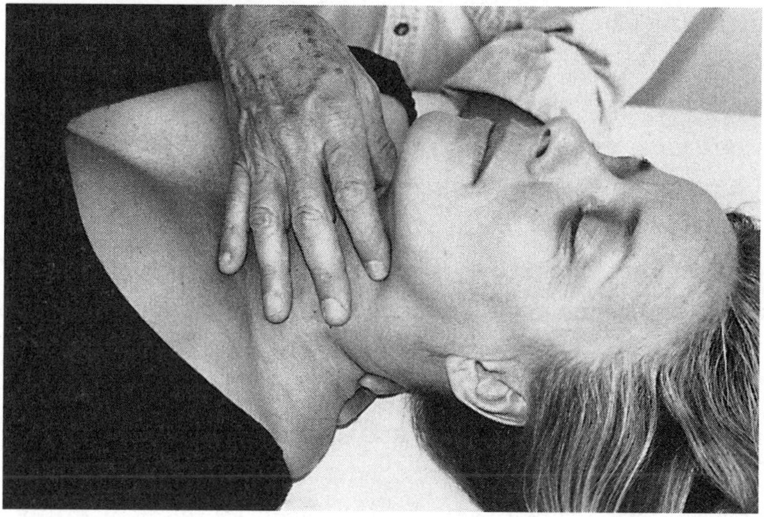

Abb. 30: Die Freisetzung des Zungenbeins. Eine Hand unterstützt den Nacken, indem sie unter allen sieben Halswirbeln liegt. Daumen und Zeigefinger der anderen umschließen in einem lockeren Griff das Zungenbein, kranial vom hervorstehenden Knorpelgewebe des Adamsapfels.

Schultern locker? Was ist Ihnen im Zusammenhang mit der Atmung und Muskelanspannung Ihres Klienten aufgefallen?

Stellen Sie sich auf die Anzeichen der therapeutischen Freisetzung ein, die wir zu Anfang des Kapitels beschrieben haben, vor allem auf eine mögliche Hitzefreisetzung im Nackenbereich. Sie kann als hilfreiche Vorbereitung auf die Spannungsfreisetzung des Nackenbereichs und für die spätere Arbeit am Kopf des Klienten dienen.

5. Die Schädelbasis

Alle aufeinander folgenden, aber auch weiter voneinander entfernt liegenden Wirbel der Wirbelsäule sind über Muskeln verbunden. Andere Muskeln kreuzen von den medialen Dornfortsätzen zu den lateralen Querfortsätzen der über oder unter ihnen befindlichen Wirbel. Diese Anordnung der Muskulatur sorgt für Stabilität und gestattet drehende und beugende Bewegungen über die ganze Länge der Wirbelsäule. Noch massivere Muskelgruppen verlaufen auf beiden Seiten entlang der Wirbelsäule. Sie ermöglichen Bewegung, geben Stärke und Stütze. Alle diese Muskelgruppen erstrecken sich über den Rücken bis hin zum Nacken und sind auf die eine oder andere Art an der Schädelbasis befestigt. Zusätzlich existieren Muskelverbindungen, die sich, von den Halswirbeln und der Schädelbasis ausgehend, bis zu den dorsal gelegenen Rippen und den Schultern erstrecken.

Das Hinterhaupt, also die Schädel- oder Hirnbasis, wird über der Halswirbelsäule mit Hilfe von Gelenkfacetten, zwei aufeinander liegenden flachen Knochenoberflächen, in Position gehalten. Diese Gelenke sind so ausgerichtet, dass das große Hinterhauptsloch direkt oberhalb des Rückenmarkskanals liegt, den die Wirbel gemeinsam bilden. Die zuvor beschriebene Muskulatur sorgt dafür, dass der Schädel sicher am Ende der Wirbelsäule befestigt ist und dennoch die Möglichkeit für eine Reihe komplexer Bewegungsabläufe hat.

Wenn auch nur einer der Muskeln oder Faszien im Kopf- und Nackenbereich chronisch angespannt ist, so kann dadurch die Ausrichtung der Wirbel gestört werden – eine Ursache sowohl von Schmerzen als auch eingeschränkter Bewegungsfreiheit. Besonders gravierend macht sich dies bemerkbar, wenn die Ausrichtung zwischen Schädel und erstem Halswirbel, dem Atlas, nicht im Gleichgewicht ist. Das Hinterhauptsloch liegt dann nicht mehr exakt über dem Wirbelloch, beide Öffnungen sind also gegeneinander verschoben und zwängen oder klemmen den Duralsack ein.

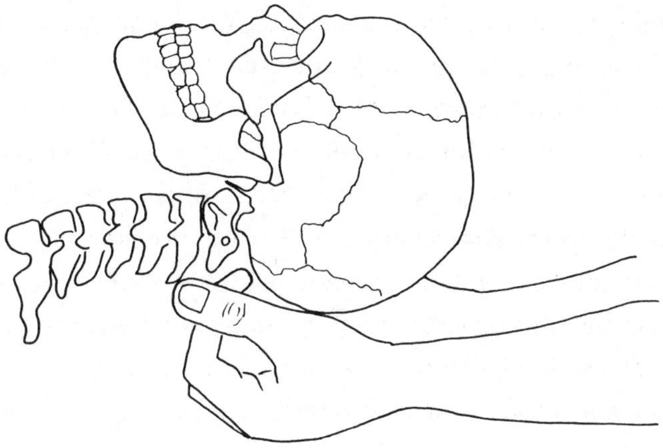

Abb 31: Die Freisetzung der Gelenke zwischen Atlas und Hinterhauptsbein. Das Hinterhauptsbein ruht auf den Ballen beider Hände. So bleibt Raum für die Finger, die den Übergang zwischen Hals und Hinterhauptsbein palpieren können. Die Fingerspitzen gleiten am Hinterhauptsbein entlang, während die Nackenmuskeln und Faszien weicher werden.

Um diesen Bereich an sich selbst abzutasten, legen Sie die Finger Ihrer einen Hand auf die Dornfortsätze der Halswirbelsäule. Machen Sie sich die Funktion der Wirbel bewusst, indem Sie den Kopf nach links und rechts, nach oben und unten bewegen.

Dann umschließen Sie Ihren Hals mit einer oder mit beiden Händen und »erfassen« so, wenn Sie den Kopf bewegen, die Arbeit der Muskulatur.

Schließlich legen Sie die Finger beider Hände auf die Erhöhungen an Ihrem Hinterkopf. Tasten Sie ihn, mit den Zeigefingern voran, ab, bis Sie an der Schädelbasis auf die Stelle stoßen, an der die Nackenmuskulatur am Schädel befestigt ist. Machen

Sie sich ein Bild davon, wie es sich anfühlt, wenn diese Muskelstränge angespannt oder entspannt sind. Versuchen Sie durch die Muskeln hindurch den Punkt zu ertasten, wo der Schädelknochen auf den Atlas stößt. Was Sie als Höcker direkt hinter den Ohren wahrnehmen, sind die Warzenfortsätze der Schläfenbeine. Nicht weit von dieser Stelle sind die Schläfenbeine durch Suturae, Schädelnähte, mit dem Hinterhauptsbein verbunden. Bei der therapeutischen Freisetzung der Hirnbasis werden sich Ihre Finger am unteren Rand des Schädels entlangtasten, bis sie zur Nackenmuskulatur gelangen.

Mittels Freisetzung der Muskeln und Faszien dieses Bereichs soll nun erreicht werden, dass der Schädel freier und lockerer auf dem ersten Halswirbel liegt. Im Verlauf der Freisetzung werden häufig bedeutende Blockaden und Bewegungseinschränkungen in den Geweben des oberen Rückens und des Nackens aufgelöst, die der Therapeut als entweichende Hitze oder als Puls wahrnimmt. Dem Klienten verschafft diese Arbeit eine tiefe Entspannung des Nackens.

Stellen Sie Ihren Stuhl an die Stirnseite des Behandlungstisches, sodass der Klient mit dem Kopf voran in seiner ganzen Länge vor Ihnen liegt. Achten Sie darauf, dass sich Ihre Knie und Füße entspannt unter dem Tisch strecken; Ihre Unterarme können Sie auf der Tischkante abstützen. Vielleicht müssen Sie dazu Ihren Klienten bitten, auf dem Tisch ein wenig nach unten zu rücken, damit Sie in dieser Position Ihre Hände unter seinen Kopf schieben und dennoch Ihre Unterarme aufstützen können. Wahrscheinlich werden Sie bequemer sitzen, wenn Ihr Stuhl etwas niedriger gestellt ist als bei der vorangegangenen Anwendung.

Legen Sie Ihre Hände mit den Handflächen nach oben neben

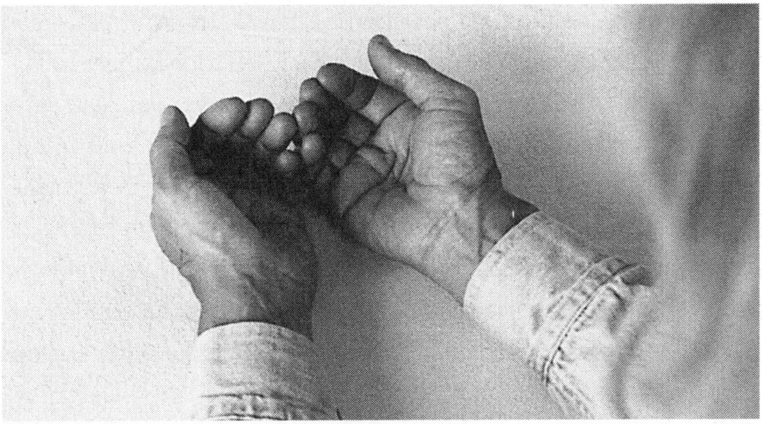

Abb. 32 und 33: Die Freisetzung der atlanto-okzipitalen Gelenke. Die mittleren zwei oder drei Fingerspitzen jeder Hand liegen an der Schädelbasis an und drücken dabei in die Nackenmuskulatur. Werden nun Muskulatur und Faszien weicher, so passen sich die Finger in einem neuen Druckwinkel an, und so gleiten die Finger am Hinterhauptsbein entlang, wobei sie tief in das weiche Nackengewebe eindringen. Das Gewicht des Kopfes wird von den Handballen und -gelenken des Therapeuten getragen, der so den Druck auf die Fingerspitzen regulieren kann.

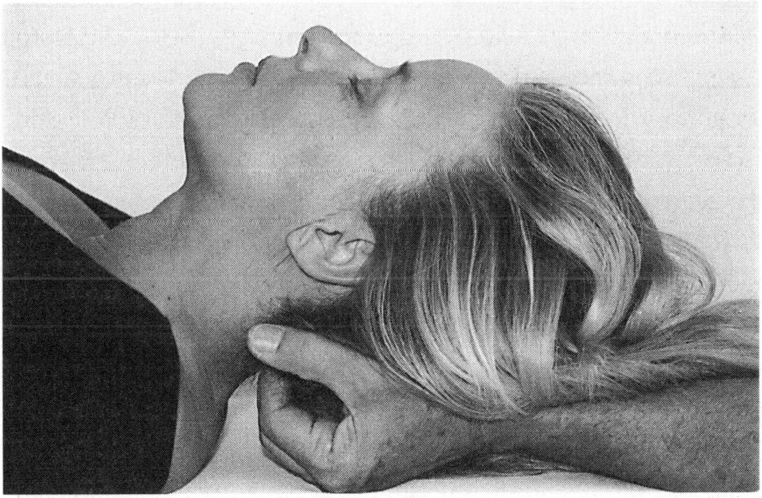

den Kopf Ihres Klienten. Schieben Sie beide langsam unter sein Hinterhaupt, bis Sie dieses ganz und bequem umschließen. Heben Sie den Kopf des Klienten mit den Handballen. Dies gibt Ihnen Raum hinter dessen Nacken. Nun fangen Sie an, mit den Fingern zu palpieren, und stellen Sie fest, wie die Nackenmuskeln an der Unterseite des Hinterkopfes befestigt sind.

Finden Sie mit den drei mittleren Fingern jeder Hand die empfindliche Linie, wo die Nackenmuskeln vom Schädel aus nach unten gehen. Senken Sie behutsam Ihre Handballen mit dem Kopf des Klienten ab, bis Ihre Finger gegen das weiche Gewebe an der Unterseite des Hinterkopfes drücken.

Legen Sie Hand und Finger wieder so auf, dass die Fingerspitzen den Kontakt mit dem Hinterhauptsbein aufrechterhalten. Lassen Sie die Fingerspitzen an der Schädelbasis entlanggleiten, wo Muskeln und Bindegewebe weicher werden.

Möglicherweise stellen Sie einen deutlichen Unterschied in der Angespanntheit zwischen der linken und der rechten Seite fest. Es kann auch Zyklen von zu- und abnehmender Muskelspannung geben. Es könnte von Nutzen sein, dies und das Ziel Ihrer Arbeit – die Lockerung der Muskulatur und damit gleichfalls der Wirbelgelenke – Ihrem Klienten zu beschreiben.

Oft werden Sie bei dieser Anwendung eine bemerkenswerte Hitze und ein Gefühl von Intensität an Ihren Fingerspitzen spüren. Sie können Ihre Position leicht verlagern, um bequem zu sitzen und um die Effektivität der Berührung Ihrer Fingerspitzen zu steigern.

Achten Sie darauf, dass Ihre Fingerspitzen auch weiterhin leicht in Richtung Kopfmitte abgewinkelt bleiben, damit sie tatsächlich am Hinterhauptansatz Ihres Klienten anliegen, während seine Nackenmuskulatur sich entspannt. Während diese

Entspannung eintritt, lassen Sie weiterhin den größten Teil des Gewichts des Kopfes auf Ihren Handballen ruhen. Der notwendige Druck auf den Hinterhauptansatz entsteht mehr durch das Gewicht des Kopfes Ihres Klienten als durch Ihre Finger; Sie üben sich in Geduld, beobachten, sind eins mit dem Prozess, sodass Sie ihn eher unterstützen als herbeiführen.

Wenn Sie spüren, dass die Muskulatur weicher wird und Ihre Finger tiefer sinken, dann visualisieren Sie Ihre Hände in einer nach außen kreisenden Bewegung, in der die Betonung auf dem Abstreichen zur Seite hin liegt. Die Nackenmuskulatur wird so von der Wirbelsäule fort zu den Seiten hin verteilt. Auch wenn er hier nicht ganz passend erscheint, benutze ich deshalb den Begriff »visualisieren«, um zu unterstreichen, wie entscheidend es ist, dass Sie den beschriebenen Vorgang eher geschehen lassen und begleiten, der Bewegung des Gewebes mehr folgen als es schieben.

Sobald Sie den Eindruck haben, dass diese Freisetzung abgeschlossen ist, entspannen Sie Ihre Finger und ziehen Ihre Hände zu sich heran, sodass Sie jetzt den Hinterkopf Ihres Klienten umfassen.

Der Duralsack

Stellen Sie sich den Duralsack vor, wie er das Hinterhauptsloch passiert und dann den gesamten Rückenmarkskanal von der Halswirbelsäule über die Brust- bis in die Lendenwirbelsäule und das Kreuzbein hinein auskleidet.

Machen Sie sich den Cranio-Sacral-Rhythmus bewusst, der den Hinterkopf erst nach kaudal, also von Ihnen fortzuziehen scheint und dann wieder loslässt. Verstärken Sie diesen Rhythmus durch Ihre eigene Energie und eine leichte Berührung. Was nehmen Sie in dem Duralsack wahr? Im Bereich der ersten Halswirbel? Weiter unten an der Wirbelsäule? Haben Sie oder hat Ihr Klient den Eindruck, dass sich seine Wirbelsäule streckt? Warten Sie, bis Sie meinen, der Prozess sei abgeschlossen, oder bis Sie dem Drang, sich zu bewegen, nachgeben müssen. Dann lösen Sie sich vorsichtig und lassen den Kopf Ihres Klienten los.

Sie sind jetzt bereit, sich an die – im folgenden Kapitel beschriebene – Freisetzung der Schädelpartie Ihres Klienten zu wagen und damit eine vollständige cranio-sacrale Sitzung zum Abschluss zu bringen. Bevor Sie weitergehen, registrieren Sie, wie Sie sich in Schultern und Armen fühlen. Strecken und bewegen Sie sich ein wenig, wenn Ihnen dies hilft, die Muskeln zu entspannen.

3 Die Freisetzung des Schädels

Dieses Kapitel befasst sich mit dem zweiten und abschließenden Teil einer cranio-sacral-therapeutischen Sitzung. Die therapeutischen Freisetzungen im Schädelbereich werden speziell abgehandelt, um auf ihre besonderen Eigenschaften hinzuweisen. Bewusstheit und Respekt, deren Bedeutung bereits im vorangegangenen Kapitel betont wurde, sind hier von noch größerer Wichtigkeit. Bis hierher standen bei jeder Freisetzung recht große Regionen von Körpergewebe und -strukturen im Mittelpunkt. Der Kopf aber ist deshalb einzigartig, weil er eine Menge sehr viel kleinerer, der Freisetzung bedürftiger Bereiche aufweist.

Bei der Arbeit am Kopf verdienen ganz bestimmte Stellen und Verbindungen Beachtung. Nacheinander werden wir zur Freisetzung einer Reihe von nebeneinander liegenden Knochen und Bindegeweben beitragen. Dabei gilt die Aufmerksamkeit insbesondere den Faszien und vor allem der harten Hirnhaut, der Dura mater, die aus unterschiedlichen Richtungen angesprochen werden.

Obwohl sich das Interesse in diesem Kapitel auf einen so genau begrenzten Abschnitt – eben den Kopf – richtet, ist sein Einfluss auf den übrigen Körper dennoch enorm. Während der therapeutischen Freisetzung des Rumpfes bemerken Klienten oft Veränderungen und die Auflösung von Spannungen im Kieferbereich, aber auch im übrigen Gesicht. Selbst wenn das Zentrum der Schwierigkeiten oder Beschwerden im Beckengürtel liegt, werden Verbindungen zum Oberkörper und zum Kopf deutlich.

Bei den hochspezialisierten Freisetzungen im Umfeld der Schädelhöhle berichten Klienten oft von freigesetzter oder gewandelter Energie in den Schultern, in der Brust, im Magen und im Becken.

Die Freisetzung des Schädels vervollständigt und integriert die Arbeit, die mit den »Lauschstationen« und den Diaphragmen begonnen hatte. Die Beschäftigung mit dem Körper kann nicht abgeschlossen werden, bevor nicht auch der Kopf behandelt wurde. Andererseits wäre aber die Neuausrichtung der Schädelknochen ohne die Beachtung der wichtigen Aussagen über den Zustand der Dura mater im übrigen Körper ebenfalls nicht komplett.

Indem Sie und Ihr Klient den Anweisungen dieses und des vorangegangenen Kapitels folgen, erleben Sie beide die Wirklichkeit des Körpers als einheitliches, physisch vernetztes Wesen. Und Sie beide werden, jeder aus seiner Perspektive, die Effektivität der cranio-sacralen Praxis als einer vervollständigenden Therapie erfahren.

Im folgenden Abschnitt betrachten wir die Anatomie des Kopfes, bevor wir die Freisetzungen im Schädelbereich beschreiben. Eine weiterreichende Darstellung der Schädel-Anatomie ist im dritten Kapitel von Teil II zu finden.

Ein anatomischer Überblick

Das Knochengerüst des Kopfes ist ein wahres Meisterwerk an Integration und Funktionalität. Mehr als 20 verschiedene Knochen werden durch spezialisierte Gelenke, die Suturae oder Schädelnähte, zusammengehalten. Die Suturae verbinden, in-

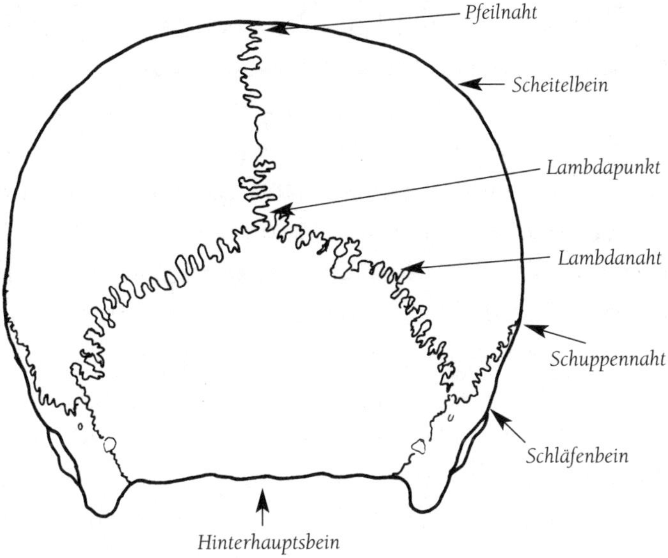

Abb. 34: Die von dorsal gesehenen Suturae des Schädels. Die sich unregelmäßig schlängelnden Schädelnähte sorgen für eine sichere und doch lebendige Verbindung zwischen den Schädelknochen. Hier trifft die Pfeilnaht am Lambdapunkt auf die Lambdanaht. Am linken und rechten Rand ist noch jeweils ein Stück der Schuppennaht sichtbar.

dem sie wie Finger in sie hineingreifen, zwei benachbarte Knochenränder miteinander. Schmale Bindegewebsplatten, durchzogen mit Blutgefäßen und Nervenenden, füttern die Suturae und sorgen für Flexibilität und ein gewisses Maß an Spiel zwischen den Schädelknochen. Die Suturaestruktur ist ein biegsamer, reaktionsfähiger und interaktiver Komplex von Unterstrukturen. Sie hat die Fähigkeit, auf ein Druckungleichgewicht zwischen Innen und Außen zu reagieren und sich Stresseinwirkungen anzupassen.

Die großen gewölbten Knochen des Schädels, ausgeschlagen mit der Dura mater, zwischen deren Schichten sich die abfedernd wirkende zerebrospinale Flüssigkeit befindet, bieten eine schützende und nährende Umgebung für die empfindliche Masse von Nervengeweben, die das Gehirn bilden. Dabei verbindet die Dura mater die einzelnen Schädelknochen miteinander durch eine zähe, aber elastische Membran.

Tatsächlich scheint es eher so, als sei zunächst eine elastische Kapsel geformt worden, auf deren klebriger Oberfläche dann die Schädelknochen befestigt wurden. Die Schädelknochen stehen also nicht nur untereinander in Verbindung, sondern auch mit der Dura mater, in die eingebettet sie lagern. Die Elastizität des Bindegewebes erlaubt ein Ansprechen auf die Umgebung.

Andererseits vermag die Dura mater jedoch auch die Reaktionsfähigkeit herabzusetzen. Da sie ein Bindegewebe beziehungsweise eine Faszie ist, können in ihr erlebte Traumata und Stress eingelagert sein und somit ihren Reaktionsspielraum einschränken, um in ähnlichen Situationen eine schnellere und damit vor weiterer Verletzung schützende Reaktionszeit zu ermöglichen.

Rufen Sie sich noch einmal das Bild ins Gedächtnis zurück, demzufolge die Schädelknochen auf der Oberfläche der Dura mater eingebettet sind wie auf einem Ballon. Stellen Sie sich nun vor, dass kalte Luft den Ballon zum Schrumpfen bringt. Indem er sein Volumen reduziert, zwingt er auch die Schädelknochen, an ihren Nähten näher zusammenzurücken.

Das ist eine der Möglichkeiten, wie man das Aufeinandereinwirken von Schädelknochen, Suturae und Dura mater begreifen kann. Eine Einschränkung an einer Stelle im Inneren der Schädelhöhle wird oft zu asymmetrischen Bewegungen von eng miteinander verbundenen Strukturen führen. Andere Knochen werden sich dieser veränderten Bewegung und Energie anpassen. Auf diese Weise kann sich eine Einschränkung an einer Stelle der Dura mater im ganzen Schädelraum bis in die Wirbelsäule hinein bemerkbar machen.

Daher gilt im Rahmen der Arbeit an den Schädelknochen vor allem der Dura mater volles Interesse. Achtsamkeit und Aktivität unterstützen die Wiederbelebung und Flexibilität der Knochenplattenränder und lösen die Blockaden in der Dura mater auf, welche die Knochen so starr aneinander geheftet haben. Die einzelnen Schädel- und Gesichtsknochen werden zu Hebeln und Griffen, mit deren Vermittlung wir die Dura mater berühren, um therapeutische Freisetzungen auszulösen.

Zielsetzung ist also die Auflösung von Bewegungseinschränkungen der Knochen und Faszien im Schädelbereich. Darüber hinaus verdient auch der Unterkiefer Aufmerksamkeit. Er wirkt wie ein langer Hebel, der an den Seiten des Kopfes in den Schläfenbeinen verankert ist und von sehr starken Muskeln bewegt wird. Auf diesem Weg übt der Unterkiefer eine erstaunliche Hebelwirkung auf die Knochen des Kopfes und der Schädelkapsel aus.

Das Muster der Freisetzung

In den verschiedenen Bereichen des Schädelinneren ähneln sich die Muster der Freisetzung oft. Die erste Wahrnehmung ist zuweilen weniger eine Bewegung als vielmehr ein Energiepuls oder ein energetischer Wandel im Kopf. Zuweilen fühlt sich der Knochen unter der Haut hart an. Dies lässt auf Konstriktion in der Dura mater und im Bindegewebe schließen, das den Knochen bedeckt und die Suturae auskleidet. Oft erscheint die Be-

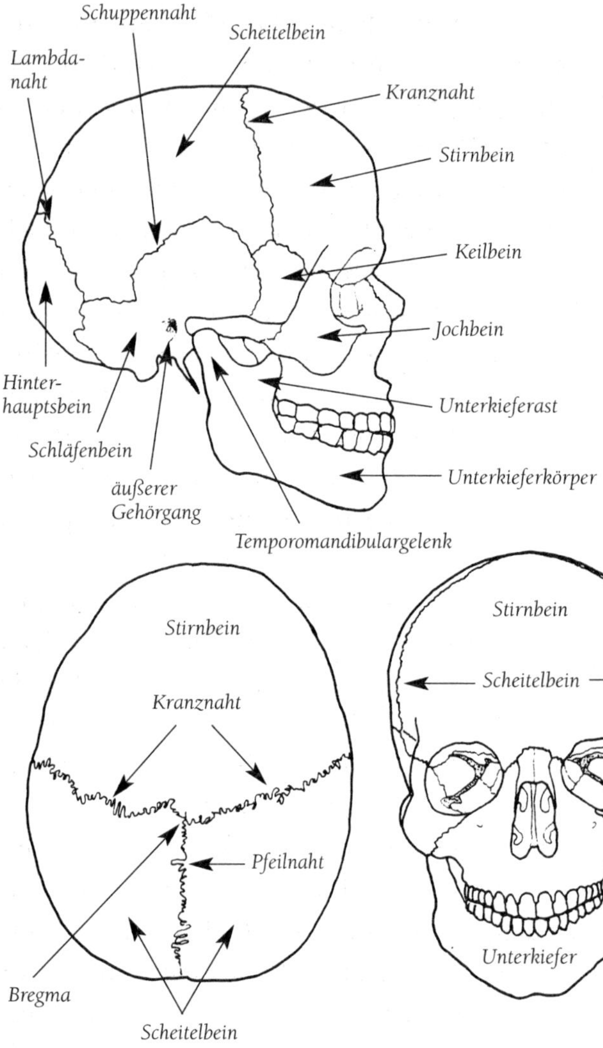

Abb. 35: Der menschliche Schädel mit den relevanten Schädelknochen und Suturae, von drei Seiten aus gesehen.

wegung wie ein Kippen oder Verdrehen, anstatt wie ein ausgeglichener, vollständiger Rhythmus. Diese Bewegung ist in der Regel die Folge örtlicher Konstriktion im Bereich der Suturae, die die freie Bewegung der benachbarten Knochen behindert.

Unsere Berührung löst eine Reaktion in dem Bindegewebe und der Dura mater aus. Wir können mit Bewegungseinschränkung und Freisetzung in der unmittelbaren Umgebung, aber auch in der gesamten elastischen Schädelkapsel die Verbindung aufnehmen. Konstriktion geht zurück, wenn das Gewebe ein Halte- und Lösungsmuster erkundet, um eine freiere und harmonischere Art des Haltes zu finden. Aus diesem Grunde spüren wir erst eine Bewegung, dann ein Zögern, dann wieder Bewegung und erneut ein Verhalten. Lokale Restriktionen und solche, die etwas ferner liegen, passen sich einer neuen Konfiguration von Spannung und Flexibilität in der ganzen Schädelkapsel an.

Die Entscheidung, ob die therapeutische Freisetzung eines bestimmten Knochens abgeschlossen ist oder nicht, erfolgt aufgrund von Intuition, tatsächlicher Wahrnehmung und Willkür. Der Knochen scheint sich auf einmal leichter, gleichmäßiger und sogar weiter zu bewegen. Er ist weiter mit den ihn umgebenden Strukturen verbunden, dabei aber frei.

Selbst dann, wenn etwas Konstriktion zurückbleibt, ist die erreichte Freisetzung ausreichend. Es spricht einiges dafür, einen Knochen nach dem anderen nur teilweise freizusetzen und damit die Schädelkapsel zunächst als Einheit einer größeren Flexibilität und Reaktionsfähigkeit zu öffnen, statt die größtmögliche Freisetzung an einer bestimmten Stelle erreichen zu wollen.

Wir werden uns den Schädelknochen in einer Reihenfolge zuwenden, die sich aus ihrer natürlichen Verknüpfung miteinander ergibt. Es handelt sich um die folgenden Knochen:

1. das Stirnbein,
2. die beiden Scheitelbeine,
3. das Keilbein,
4. das linke und das rechte Schläfenbein,
5. den Unterkiefer.

Die Qualität der Berührung: eine Frage des Druckes

Bisher haben wir versucht, das Maß des Druckes zu benennen, den wir bei der Arbeit an den Knochen des Schädels anwandten. Oft sagten wir, dass wir einen Druck ausübten, der fünf Gramm oder das Gewicht eines mittelgroßen Geldstücks nicht überschritt. In jüngeren Jahren jedoch habe ich unser Tun als Berührung bezeichnet und bin davon abgekommen, das Wort Druck weiter zu gebrauchen. Behandler, die mit einer Vorstellung davon arbeiten, wie der Körper idealerweise ausgerichtet werden sollte, wenden oft einen kräftigen oder plötzlichen Druck an, um einen Widerstand zu überwinden und die Ausrichtung am jeweiligen Ort wiederherzustellen. Einige Elemente dieser Vorgehensweise sind auch in die Technik der Freisetzung im Rahmen der Cranio-Sacral-Therapie eingeflossen.

Doch mit der Entwicklung der cranio-sacralen Praxis hat sich auch die Behandlungsweise gewandelt. Wir haben gelernt, uns auf kleine Bewegungen körperlicher Strukturen einzustellen und so den Prozess der Freisetzung zu unterstützen. Mit zunehmender Praxis und Erfahrung stellen wir zumeist fest, dass es der Körper des Klienten ist, der uns durch die Behandlung führt. Der Schlüssel heißt: mit Sensitivität und einer weit offenen Wahrnehmung zu berühren, statt mit Druck zu arbeiten.

Die Selbstpalpation

Bevor Sie an Ihrem Klienten zu arbeiten beginnen, ist es sinnvoll, die betreffenden Knochen an sich selbst zu palpieren.

Das Stirnbein

Sie führen diese wie die folgende Selbstpalpation im Allgemeinen mit beiden Händen aus. Um die Erläuterungen verständlicher zu machen und die vielen Pluralbildungen zu vermeiden, wird mitunter nur das Vorgehen einer Hand beschrieben.

Nehmen Sie also Ihre Hände nach oben, als ob Sie damit Ihr Gesicht bedecken wollten. Die Finger breiten Sie über Ihrer Stirn aus, sie sind in leichtem Kontakt mit dem Stirnbein. Machen Sie sich bewusst, wie stark sich dieser Knochen am Haaransatz und an den Schläfen wölbt. Unter den Ansätzen Ihrer Finger können Sie die Augenhöhlenwülste, die zugleich das untere Ende des Stirnbeins bilden, deutlich spüren.

Nun führen Sie Ihre Fingerspitzen zur Nasenwurzel und verfolgen entlang dem Augenhöhlenwulst oberhalb Ihres Auges den unteren Rand des Stirnbeins. Sie gelangen an den weicheren Schläfenbereich, gleich neben der Augenbraue. Das Jochbein trifft dort auf das Stirnbein und ist mit ihm durch eine Sutura verbunden.

Sie kehren mit Ihren Händen zur vorderen Fläche des Stirnbeins zurück. Schieben Sie Ihre Finger nach oben über den Haaransatz hinaus und tasten Sie nach der Kranznaht. Die Entfernung zwischen Kranznaht und Haaransatz ist etwa ebenso groß wie jene zwischen Haaransatz und Augenbraue. Entlang dieser Sutura stößt das Stirnbein auf die beiden Scheitelbeine, die ihrerseits durch die Pfeilnaht getrennt sind. Im Bereich der Schläfen verbindet eine Sutura zunächst, wie erwähnt, das Stirnbein mit dem Jochbein und dann mit dem hinter dem Jochbein gelegenen Keilbein. Wenn Sie der Kranznaht vom oberen Teil des Kopfes zu den Schläfen hin folgen, dann stoßen Sie etwa auf Höhe der Augenbrauen auf die genannte Naht zum Keilbein hin. Verfolgen Sie die Umrisse des Scheitelbeins in beide Richtungen immer entlang der Suturae. Machen Sie sich ein Bild von seiner Größe.

Nun legen Sie Ihre Hände wieder so über das Gesicht, wie anfangs geschildert. Bedecken, *erfassen* und greifen Sie das Stirnbein, indem Sie Ihre Finger darüber ausbreiten. Spreizen Sie die Finger, sodass die Zeigefinger jeweils an der Knochenleiste unmittelbar seitlich oberhalb der Augenhöhle liegen. Spüren Sie dem Gefühl nach, das Stirnbein mit den Innenseiten der Zeigefinger nach vorne zu schieben, während die anderen Finger mit diesem in Kontakt bleiben.

Atmen Sie gleichmäßig und ruhig. Bleiben Sie in dieser Übung, bis Sie spüren, dass so wenig Berührung tatsächlich Wirkung zeigt. Dann lassen Sie langsam los.

Die Scheitelbeine

Legen Sie Ihre Hände so auf Ihre Schläfen, dass sie mit zwei oder drei Fingern das Keilbein berühren. Gleich hinter dem Keilbein liegt das Schläfenbein. Nun beschreiben Sie mit den Fingern beider Hände einen Halbkreis, der direkt über den Ohren beginnt und sich am Hinterkopf schließt. Versuchen Sie entlang dieser Linie die Schuppennaht zu ertasten, die oberes Jochbein, Keilbein und Schläfenbein mit Stirnbein und Scheitelbein verbindet. Die Schuppennaht fühlt sich meist weich an und reagiert empfindlich auf Berührung.

Nachdem Sie die Schuppennaht zwischen Schläfen- und

Scheitelbein erforscht haben, kehren Sie zur Kranznaht zwischen Scheitel- und Stirnbein zurück. Auf dem Mittelpunkt dieser Naht, am Bregma – wo sich bei Säuglingen die Stirnfontanelle befindet –, beginnen die beiden durch die Pfeilnaht getrennten Scheitelbeine. Lassen Sie Ihre Hände leicht auf Ihrem Kopf jenseits der Kranznaht ruhen, und bedecken Sie so die beiden Scheitelbeine. Ertasten Sie die Pfeilnaht mit den Fingerspitzen. Folgen Sie ihr vom Beginn der Kranznaht an, bis nach hinten zum Endpunkt Lambda, an dem sie auf die Lambdanaht trifft.

Lambda ist jener Punkt am Hinterkopf, an dem die beiden Scheitelbeine und das Hinterhauptsbein zusammentreffen. Die Naht zwischen den Scheitelbeinen und dem Hinterhauptsbein verläuft zu beiden Seiten in Form des griechischen Buchstabens Lambda (Λ).

Folgen Sie der Lambdanaht vom Punkt Lambda aus, vorbei an den Ansätzen der Nackenmuskulatur, bis zur Schuppennaht, die Scheitelbein und Schläfenbein miteinander verbindet. Das Scheitelbein bildet an dieser Stelle eine zungenartige Verlängerung zwischen Hinterhauptsbein und Schläfenbein.

Sie haben nun die wichtigsten Suturae entlang der Scheitelbeine ertastet und somit ihre Fläche erkundet. Erfühlen Sie die Nähte noch einmal in der umgekehrten Reihenfolge, um Sicherheit über ihren Verlauf und über die Ausdehnung der Scheitelbeine zu gewinnen.

Als Nächstes legen Sie Ihre Hände an die Seiten Ihres Kopfes mit den Fingerspitzen auf der Pfeilnaht und den Handflächen über den Scheitelbeinen. Folgen Sie mit den Fingerspitzen der Wölbung der beiden Knochen nach unten, bis Sie oberhalb der Ohren auf die Schuppennaht und die an sie angrenzenden Schläfenbeine treffen.

Bei der Arbeit mit den Scheitelbeinen werden Ihre Fingerspitzen auf dieser empfindlichen Naht liegen, auf diesem Grat an den Seiten, an dem die Scheitelbeine sich wölben, um das Schädeldach zu bilden. Erforschen Sie diesen Bereich oberhalb der Ohren, der Schuppennaht, hinter dem Stirnbein und der Kranznaht. Können Sie eine Bewegung, den cranio-sacralen Rhythmus spüren?

Berühren Sie die beiden Scheitelbeine nur sehr leicht. Achten Sie darauf, was dadurch in Ihrem Kopf ausgelöst wird. Dann stellen Sie sich vor, dass die Knochen sich nach oben bewegen, in den Raum oberhalb Ihres Kopfes. Machen Sie sich diese Empfindung bewusst. Diese beiden Bewegungen werden traditionell bei der Freisetzung der Scheitelbeine angewandt.

Das Keilbein

Kehren Sie nun mit Ihren Handflächen an die Seiten Ihres Kopfes zurück, und legen Sie die Finger zwischen Augen und Ohren auf die weichen Schläfenflächen. Unter dem Gewebe über den Schläfen werden Sie den tiefer liegenden Knochen, das Keilbein, nicht direkt spüren können, da der Schädel hier Platz macht für den Kau- und den Schläfenmuskel, die den Unterkiefer bewegen. Wenn Sie nun Kaubewegungen machen, können Sie das An- und Entspannen dieser Muskeln fühlen.

Dennoch werden Sie durch das weiche Gewebe an den Schläfen hindurch Verbindung zum Keilbein aufnehmen, einem Bestandteil der inneren Oberfläche der Schädelbasis. Das Keilbein ist so geschwungen, dass es sowohl einen Teil der Außenwand als auch einen Teil des Bodens jenes knöchernen Gefäßes bildet, das unsere Gehirnmasse enthält.

Mit den Händen neben dem Gesicht und den Fingern über

den Schläfen stimmen Sie sich auf das unter den Muskelgruppen des Kauapparats verborgene Keilbein ein. Der Knochen bewegt sich mit jedem Puls des Cranio-Sacral-Rhythmus nach unten und dann wieder zurück. Folgen Sie diesem Rhythmus einige Zyklen lang und nehmen dann Ihre Hände wieder fort.

Die Jochbeine

Unter und neben dem Auge sowie unterhalb der weichen Schläfe befindet sich das Jochbein. Es bildet einen Bogen bis zum Ohr, unter dem der Muskelfortsatz des Unterkieferastes untergebracht ist. Auch der Schläfenmuskel verläuft unter dem Jochbein hindurch und verbindet sich im Bereich der Wange mit dem Kaumuskel.

Die Schläfenbeine

Zum Schläfenbein zurückkehrend, suchen Sie mit Ihren Fingerspitzen die Schuppennaht knapp über dem Ohr. Folgen Sie ihr um das Ohr herum bis zu jenem Höcker, den Sie hinter dem Ohrläppchen ertasten können: Am Warzenfortsatz des Schläfenbeins trifft das Schläfenbein auf das Hinterhauptsbein. Hier sind Muskeln und Bänder befestigt. Der Warzenfortsatz dient Ihnen in Ihrer Arbeit als Anhaltspunkt.

Legen Sie Ihren Zeigefinger auf den Warzenfortsatz des Schläfenbeins, stabilisieren Sie Ihren Mittelfinger, indem Sie ihn in den äußeren Gehörgang schieben, und legen Sie den Ringfinger auf das Jochbein. In dieser Position ist eine Rotation des Schläfenbeins in Einklang mit dem cranio-sacralen Rhythmus wahrnehmbar. Von dessen genauer Zusammensetzung an dieser Stelle wird noch die Rede sein, wenn auch die Behandlung der Freisetzung erfolgt.

Der Unterkiefer

Zusammen mit den Zähnen macht der Unterkiefer einen wichtigen Teil der Physiognomie aus. Er trifft in einem recht ungewöhnlichen Gelenk auf das Schläfenbein: Das Unterkieferbein hängt nach unten, und sein Gelenkfortsatz gleitet beim Öffnen des Mundes nach vorne. Lassen Sie Ihre Fingerspitzen leicht unterhalb des Jochbeinbogens aufliegen, wobei sich Ihr Zeigefinger auf dem Gelenkfortsatz des Unterkieferastes vor dem äußeren Gehörgang befindet. Vollführen Sie nun mit Ihrem Unterkiefer Kaubewegungen in unterschiedliche Richtungen, um herauszufinden, wie er sich in seiner Verankerung, im Temporomandibulargelenk, bewegt.

Dann legen Sie die Fingerspitzen beider Hände seitlich so an den Unterkiefer, dass die kleinen Finger am Kinn liegen. Erforschen Sie den Knochen, den Unterkiefer, mit Fingern und Daumen, bis Sie fast an seinen Enden, an denen er einen Winkel bildet und in Richtung Ohren verläuft, auf je eine Kerbe treffen, an denen die Kieferwinkel ansetzen. Der nach oben gerichtete Teil des Unterkiefers heißt Unterkieferast. Fühlen Sie, wie breit er unter dem Muskelgewebe, das ihn umhüllt, angelegt ist.

Der Unterkieferast gabelt sich unterhalb des Jochbeinbogens in zwei kurze Abschnitte. Ventral finden Sie den Muskelfortsatz des Unterkieferastes und dorsal den Gelenkfortsatz, der direkt vor dem Ohr in das Schläfenbein eingehängt ist.

Der Muskelfortsatz schiebt sich unter das Jochbein – was sich leicht erfühlen lässt, wenn Sie die Finger unter das Jochbein legen und dann den Mund mehrere Male öffnen und schließen.

Als Nächstes legen Sie Ihre Fingerspitzen so auf den Unterkiefer, dass Ihre Zeigefinger auf den stark ausgeprägten Kaumuskeln und Ihre Daumen in der Kerbe unterhalb der Kiefer-

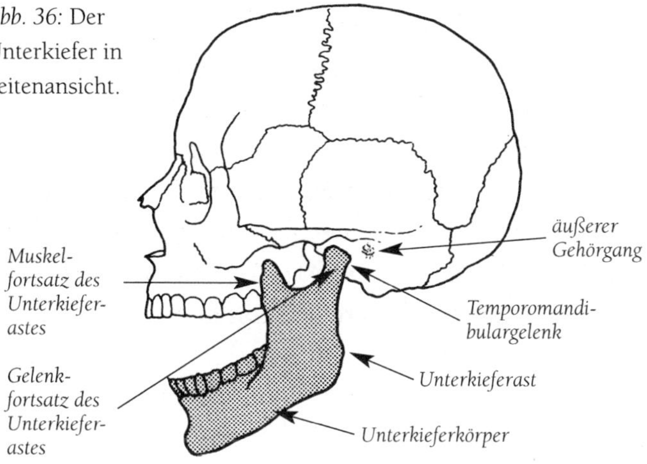

Abb. 36: Der Unterkiefer in Seitenansicht.

winkel ruhen. Atmen Sie ruhig, und achten Sie auf Wahrnehmungen und Eindrücke von Energie und Bewegung im Unterkiefer und seinen Gelenken.

Damit ist die einführende Erforschung der Knochen und Gelenke des Gesichts- und des Hirnschädels abgeschlossen, und Sie können sich nun der kranialen Freisetzung zuwenden.

Die Schädelknochen

Das Stirnbein

Als ein Teil des Hirnschädels ist das Stirnbein mit der zähen Membran Dura mater ausgekleidet. Gemeinsam mit dem Siebbein dient es als vordere Befestigungsfläche für die Hirnsichel, eine Membran, die das Gehirn in zwei Hemisphären trennt und die Aufgabe hat, diese zu stabilisieren. Die Hirnsichel ist praktisch eine mediale Ausstülpung der Dura mater und erstreckt sich flächig auf der Medianebene von der Mitte des Stirnbeins und dann entlang der Pfeilnaht bis zum Hinterhauptsbein durch den ganzen Hirnschädel.

Der traditionell erste Schritt bei der Freisetzung von Bewegungseinschränkungen in den Schädelknochen wird darin bestehen, das Stirnbein nach ventro-kranial von Scheitelbeinen und Keilbein, mit denen es verbunden ist, fortzuziehen. Über das Stirnbein werden Einschränkungen in der Dura mater und in der Hirnsichel angesprochen.

Ihr Klient liegt mit dem Gesicht nach oben auf dem Behandlungstisch. Ab jetzt ist ein Kissen oder eine Rolle unter den Knien des Klienten zu empfehlen – zum einen, um seine Position zu verändern, und zum anderen, um die Lendenwirbelsäule zu entlasten. Hände und Arme des Klienten liegen bequem neben ihm oder so auf seinem Bauch, dass die Atmung nicht behindert wird.

Sie, der Therapeut, sitzen am oberen Ende des Tisches, mit den Beinen und Knien darunter ausgestreckt, und haben ausreichend Auflagefläche für Ihre Unterarme und Ellbogen.

Legen Sie vier Finger jeder Hand auf die Stirn Ihres Klienten. Erforschen Sie, zu den Seiten gleitend, dort die Wölbungen des Stirnbeins. Die Wölbungen werden von einer kleinen, sichelförmigen Erhebung abgeschlossen. Platzieren Sie Ihre Ringfinger auf beiden Seiten auf diese Erhebung. Die übrigen Finger ruhen leicht auf der Stirn.

Bei manchen Menschen ist das Stirnbein so gleichmäßig gerundet, dass die eben beschriebenen sichelförmigen Erhebungen an den Seiten fehlen. Ist dies der Fall, so drehen Sie Ihre Handgelenke nach außen und die Finger nach innen, damit

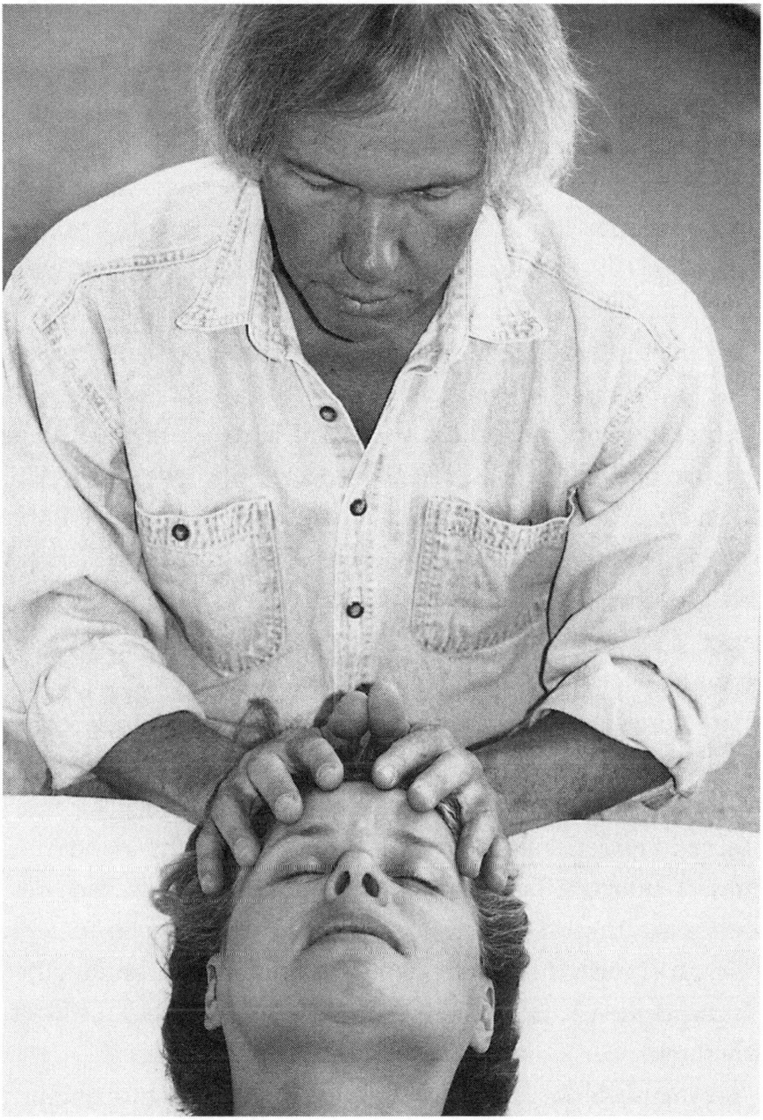

Abb. 37: Die Freisetzung des Stirnbeins. Die Arme des Therapeuten ruhen auf dem Tisch. Die Finger sind gespreizt, während sie leicht die Stirn berühren. Die Daumen berühren den Kopf des Klienten nicht.

nicht nur der Ringfinger, sondern auch die übrigen Fingerspitzen das Stirnbein von oben, vor der Kranznaht, berühren. Nutzen Sie diese vergrößerte Fingerfläche, um das Stirnbein leichter von beiden Seiten zu berühren.

Ihre Daumen werden einander berühren oder kreuzen, jedoch nicht den Kopf berühren. Die übrigen Finger auf der Stirn vermitteln Ihre Präsenz und haben eine stabilisierende Wirkung, die für diese Freisetzung vorteilhaft ist.

Nachdem Sie Ihre Hände, wie beschrieben, behutsam platziert haben, könnten Sie feststellen, dass Ihre Energie und Aufmerksamkeit hier konzentriert sind. Dies bewirkt jedoch ein Verspannen der Muskeln und eine energetische Überlastung des Klienten. Also entspannen Sie sich. Lassen Sie Ihre Schultern fallen. Spüren Sie Ihre Füße auf dem Boden und Ihren Kontakt mit dem Stuhl, auf dem Sie sitzen. Dies bewirkt eine Reduzierung der Intensität Ihrer Konzentration. Die hilfreichste und nützlichste Haltung ist die eines Beobachters: Seien Sie interessiert, aber nicht persönlich engagiert. Dies lässt dem Klienten Freiraum. Das Gewebe hat die Freiheit, sich in jeglicher vorteilhafter Weise zu bewegen.

Ihre Intention sollte hilfreich sein: Seien Sie aufmerksam und präsent bei jeder Veränderung, die eintritt. Die theoretisch ideale Freisetzung ist vom Gesicht aus nach vorn. Folgende Anzeichen sprechen für eine gute Freisetzung: das Gefühl einer Weitung des Raumes im Innern, ein vollerer und breiterer Rhythmus, ein Gefühl von Entspannung und Leichtigkeit.

Gewöhnlich werden Sie eine Vielfalt von Sinneswahrnehmungen und Bewegungen feststellen. Sie mögen ein Pulsieren von Energie oder eine Vorwärtsbewegung spüren, die an einem Punkt behindert wird. Sie werden möglicherweise eines Anzeichens für eine therapeutische Freisetzung gewahr. Die Vollendung wird durch eine Rückkehr zur leichten Bewegung signalisiert, durch ein Empfinden weiten Raumes und größerer Freiheit. Lösen Sie allmählich Ihre Finger von der Seite der Stirn, und nehmen Sie Ihre Hände vom Kopf des Klienten nach oben fort.

Die Oberseiten des Schädels: die Scheitelbeine

Die Schuppennaht zwischen Schläfen- und Scheitelbeinen, die, oberhalb der Ohren beginnend, ein Kreissegment bildet, ist einzigartig. Die Knochenränder treffen in einer Diagonalen aufeinander, sodass das Schläfenbein das Scheitelbein ein wenig überragt. Bei der traditionellen Freisetzung halten wir zuerst die Scheitelbeine nach innen, während der Cranio-Sacral-Rhythmus die Schläfenbeine nach außen drückt. Aus etwa der gleichen Fingerposition heben wir sie dann nach oben, das heißt zum Therapeuten hin.

Am Stirnbein unterstützten wir die Wiederherstellung der Flexibilität in allen Suturae – einschließlich der Kranznaht zwischen dem Stirnbein und den Scheitelbeinen. Jetzt wollen wir den Körper darin unterstützen, Flexibilität entlang der Schuppennaht – zu den Schläfenbeinen – und der Lambdanaht – zum Hinterhauptsbein – zuzulassen. Indem sich die Dura mater entlang dieser Nähte entspannt, kann sie auch die Falx cerebri beeinflussen. Damit kann sich auch die innere Membranfalte unterhalb der Sagittalnaht von Konstriktion befreien.

Indem Sie sich mit den Unterarmen auf dem Behandlungstisch abstützen, legen Sie Ihre Hände mit den Handflächen nach innen an den Kopf Ihres Klienten. Platzieren Sie Ihre Finger kranial und leicht dorsal zu den Ohren; tasten Sie die Oberfläche ab, indem Sie Ihre Hände nach kranial ziehen. Suchen Sie di-

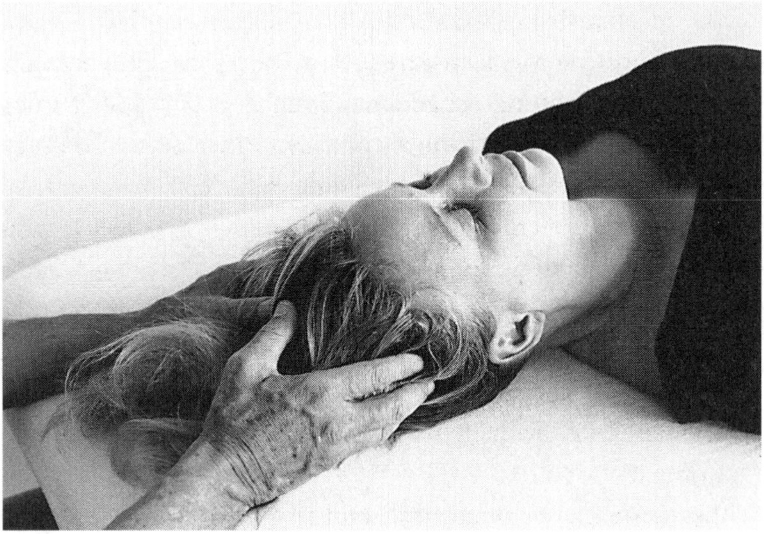

Abb. 38: Die Freisetzung der Scheitelbeine. Die Finger beider Hände berühren die Scheitelbeine an beiden Seiten des Kopfes. Die Berührung ist oben, in der Nähe der Rundung auf der Oberfläche des Schädels. Hier mag der Therapeut kleine, längliche Erhebungen oder Grate auf der Knochenfläche finden, die von Muskelansätzen herrühren. Es ist entscheidend, die Finger auf den Scheitelbeinen hinter der Kranznaht zum Stirnbein und oberhalb der Schuppennähte zu den Schläfenbeinen zu platzieren.

rekt über den Ohren die Schuppennaht. Forschen Sie weiter, palpieren Sie die leichte Rauheit oder kleinen Grate an den Seiten des Kopfes oberhalb der Sutura und bevor sich die Scheitelbeine zum Schädeldach wölben.

Dies ist die Berührungsfläche für diese Freisetzung: genau kranial von den Ohren und der Schuppennaht auf der leicht rauen Region, bevor sich die beiden Scheitelbeine aufeinander zu wölben. Überzeugen Sie sich noch einmal davon, dass sich Ihre Finger nicht doch jenseits der Kranznaht auf dem Stirnbein und auch nicht auf den Schläfenbeinen befinden.

Mit den Fingerkuppen auf den Scheitelbeinen folgen Sie zunächst dem Cranio-Sacral-Rhythmus: Die Finger begleiten die Knochen in Richtung Schädelmittelpunkt und wieder zurück nach außen. Wenn Sie meinen, mit dem Rhythmus vertraut zu sein, dann halten Sie die Scheitelbeine innen fest, während der Puls sie nach außen schieben möchte. Dieses Halten ist mehr eine Frage der Intention als eine feste Berührung unter Einsatz von Muskelkraft. Stabilisieren Sie die Scheitelbeine, indem Sie sie mit den Fingerbeeren nach innen halten, für die Dauer von zwei Zyklen des Rhythmus – also eine halbe Minute lang oder kürzer. Lockern Sie die Berührung, aber bleiben Sie ganz leicht in Kontakt.

Ertasten Sie erneut nun während zweier oder dreier Zyklen den cranio-sacralen Rhythmus. Die Scheitelbeine sind gewöhnlich bereit, sich einem Freisetzungsprozess zu unterziehen, was in ähnlicher Weise für viele Knochen des Schädels gilt. Berühren Sie sie weiterhin leicht, aber ziehen Sie Ihre Energien aus Ihren Händen in den Körper zurück. Öffnen Sie Ihre Aufmerksamkeit, anstatt sie auf die Scheitelbeine zu konzentrieren.

Die wirklich wichtigen Faktoren sind Ihre Präsenz und der Respekt für den erstaunlichen Prozess, von dem Sie ein Teil sind. Achten Sie auf die Anzeichen einer Freisetzung, und ar beiten Sie damit.

Möglicherweise werden Sie ein Zögern zur einen oder anderen Seite verspüren. Wenn sich Blockaden allmählich auflösen, dann wird den Knochen entlang der Schuppen- und Lambdanaht größere Bewegungsfreiheit zurückgegeben. Wenn sich die Scheitelbeine freisetzen, wirkt sich dies positiv auf die Dura mater aus, welche die Schädelhöhle auskleidet und sich nach kaudal als Duralsack innerhalb der Wirbelsäule fortsetzt.

Wenn Sie die Verbindung zum Klienten noch eine Weile in Harmonie mit seinem Körper aufrechterhalten, gelingt manchmal die Wahrnehmung von Bewegungseinschränkungen und ihrer Freisetzung innerhalb der membranösen Auskleidung des Rückenmarkskanals der Halswirbelsäule. Es ist jedoch wahrscheinlicher, dass Ihnen solch komplexe Zusammenhänge erst nach mehreren weiteren Sitzungen mit Ihrem Klienten auffallen werden.

Egal ob eine vollständige Freisetzung entlang aller Suturae der Scheitelbeine stattgefunden hat oder ob Sie nur einige Anzeichen für kleinere therapeutische Freisetzungen wahrgenommen haben – lösen Sie in jedem Fall nach einigen Minuten den Kontakt. Nehmen Sie die Hände vom Kopf Ihres Klienten.

Der Boden der Schädelhöhle: das Keilbein

Dieser Knochen ist vor allem im Inneren des Schädels von Bedeutung. Dort bildet er einen Teil der Schädelbasis und der Abgrenzung hin zum Gesichtsschädel. Auf beiden Seiten schwingen sich die größeren Flügel des Keilbeins nach oben und bilden nur an den Schläfen eine Außenfläche. Wir nehmen mit den größeren Keilbeinflügeln unter der Schläfenmuskulatur Kontakt auf.

In der Struktur des menschlichen Schädels nimmt das Keilbein eine zentrale Rolle ein. Es steht in Verbindung mit allen anderen Knochen des Hirnschädels und beeinflusst die Bewegung der Knochen des Gesichtsschädels. Wichtige Nerven zu den Augen, Wangen, zu Zahnfleisch und Gaumen werden durch entsprechende Löcher im Keilbein geführt. Bewegungseinschränkungen des Keilbeins und der Dura mater können diese Nerven beeinträchtigen und sie in ihrer Funktion stören.

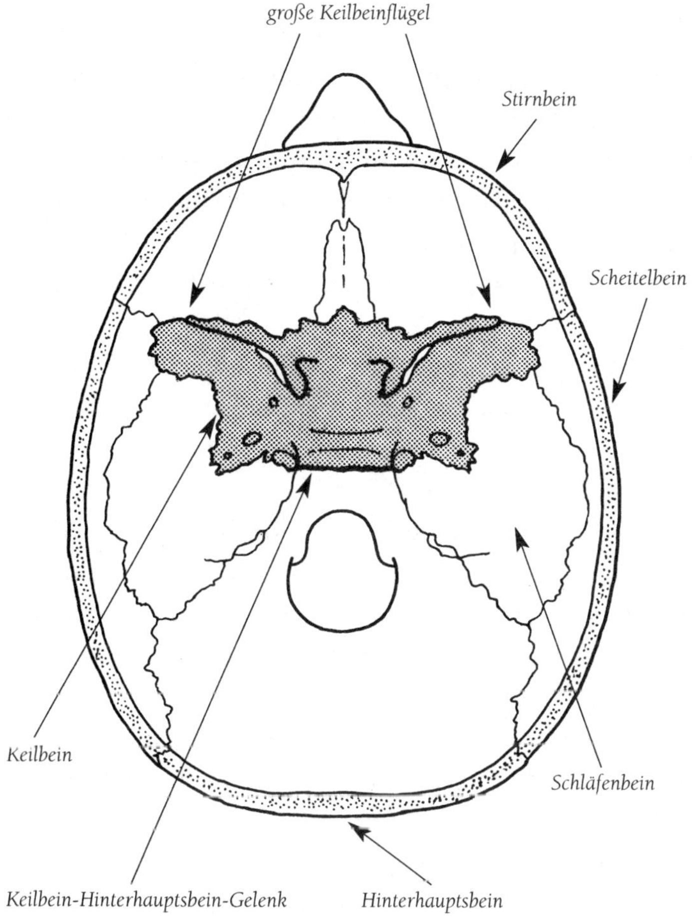

Abb. 39: Der Blick auf die Schädelbasis von kranial nach kaudal. Das Keilbein wird durch ein einzigartiges Gelenk mit dem Hinterhauptsbein verbunden. Zwischen beiden sorgt ein Knorpelpolster für die gegenseitige Flexibilität dieser beiden Knochen in der Schädelbasis.

Das Keilbein ist durch ein besonderes Gelenk, die sphenobasiläre Synchondrose, mit dem Hinterhauptsbein verbunden. Ein Knorpelpolster trennt den hinteren Teil des Keilbeins von der Basis des Hinterhauptsbeins. Dieses Kissen aus absorbierendem und beweglichem Gewebe tief im Inneren des Schädels gestattet eine einzigartig schaukelnde Bewegung.

In der Frühzeit der Cranio-Sacral-Therapie dachte man, dass jegliche Bewegungseinschränkung des Keilbeins auf eine Unregelmäßigkeit in diesem Gelenk zurückzuführen sei. Diese Sicht lässt jedoch die spezielle Position des Keilbeins außer Acht. Dieser Knochen, der jeden anderen Knochen der Schädelkapsel berührt, ist wie ein Grundpfeiler innerhalb der Schädelstruktur. Jede Unregelmäßigkeit in der Bewegung eines anderen Schädelknochens teilt sich dem Keilbein mit. Darüber hinaus sprechen die Knochen der Schädelbasis auf Konstriktionen und Unausgeglichenheiten im Körper an. Diese werden über Muskel- und Bindegewebe vom Becken und Rumpf nach oben bis in den Kopf übertragen. Damit kann die Freisetzung einer Konstriktion oder Bewegungsunregelmäßigkeit des Keilbeins jede Naht, jeden Muskel oder jede Faszie beeinflussen, an die es grenzt.

Die traditionelle Freisetzung des Keilbeins wurde zwar für die sphenobasiläre Synchondrose ersonnen, funktioniert aber ebenso gut in dieser erweiterten Sicht. Das Verfahren besteht aus zwei Teilen, die man sich als Kompression und Dekompression vorstellt.

Erstere verlangt, dass sich das Keilbein nach dorsal auf das Hinterhauptsbein zu bewegt, dabei wird das Knorpelpolster zwischen Keil- und Hinterhauptsbein zusammengepresst. Dies hat den Zweck, Energieanstauungen oder Restriktionen entlang seiner Gelenke zu Schläfenbeinen und Hinterhauptsbein schon

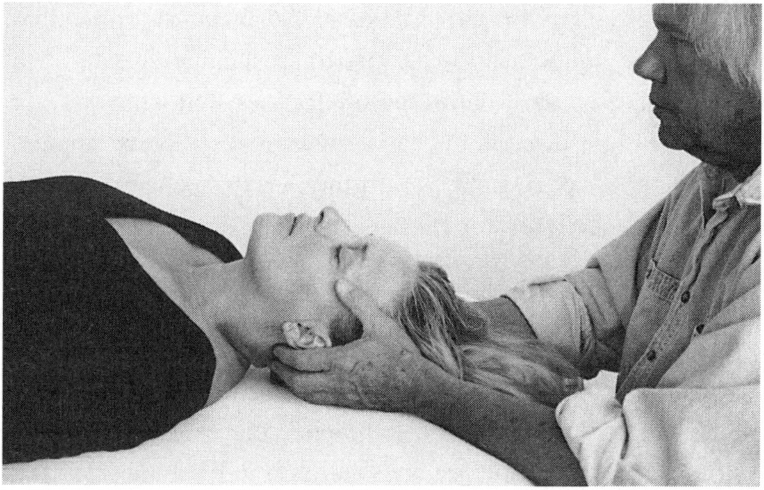

Abb. 40: Die Freisetzung des Keilbeins. Die Hände umspannen leicht den Kopf, wobei die Daumenseiten leicht die Schläfen berühren. Hier bedecken Muskelfasern die größeren Keilbeinflügel auf beiden Seiten des Kopfes. Die Finger berühren den Kopf, während die kleinen Finger unter das Hinterhauptsbein ragen. Die Richtung der Freisetzung ist zunächst posterior, zum Hinterhauptsbein und Hinterkopf. In der zweiten Phase bewegt sich das Keilbein nach vorn, auf das Stirnbein zu.

vorher aufzulösen. Paradoxerweise löst zusätzlicher Druck auf ein ohnehin schon komprimiertes Bindegewebe, das die benachbarten Knochen zusammengezogen hat, die Anspannung auf.

Im zweiten Teil der Behandlung bewegt sich das Keilbein nach vorn, entfernt sich also vom Schläfenbein und Hinterhauptsbein und nähert sich seiner Sutura mit dem Stirnbein. Die Wirkung dieser beiden Züge ist ein »Trainieren« des Bindegewebes in allen Suturae um das Keilbein. Diese Bewegung gestattet es dem Keilbein, den Zustand seiner Verbindung mit den anderen Knochen der Schädelkapsel zu fühlen und neu zu bewerten.

Lassen Sie Ihre Unterarme auf dem Behandlungstisch ruhen, Ihre Hände befinden sich zu beiden Seiten des Kopfes Ihres Klienten. Lassen Sie Ihre Daumen die Schläfen berühren und die übrigen Finger dort zu liegen kommen, wo es ohne Anspannung möglich ist. Die kleinen Finger können gewöhnlich das Hinterhauptsbein berühren.

Ist die Spannweite Ihrer Hände nicht groß genug, um Hinterhauptsbein und Schläfen zu berühren, dann lassen Sie die Finger liegen, wo es ohne Anspannung möglich ist, solange die Daumenbeeren die Verbindung mit den größeren Keilbeinflügeln an den Schläfen aufrechterhalten.

Ihre Daumen befinden sich also an den Schläfen, auf den großen Keilbeinflügeln. Während zerebrospinale Flüssigkeit produziert wird, dehnt sich der Hirnschädel aus und schiebt das Keilbein wie auch die Keilbeinflügel nach kaudal von Ihnen weg.

Während zerebrospinale Flüssigkeit absorbiert wird, zieht sich der Hirnschädel zusammen und holt das Keilbein nach kranial, also zu Ihnen, zurück. Die großen Keilbeinflügel bewegen sich nach oben, in Richtung auf den Bregmapunkt, an dem Kranz- und Pfeilnaht zusammentreffen.

Der Cranio-Sacral-Rhythmus verschiebt das Keilbein nach kaudal von Ihnen fort, nach kranial zu Ihnen hin und so fort – eine gleichmäßige, rhythmische Bewegung der großen Keilbeinflügel.

Sie folgen dem Puls, achten auf Regelmäßigkeit und Unstimmigkeiten.

Für den ersten Teil der Freisetzung gebrauchen Sie Ihre Vorstellungskraft und deuten eine Bewegung nach hinten an, in Richtung Hinterhauptsbein und Schläfenbeine. Die Bewegungsrichtung ist fast direkt nach unten zum Tisch hin.

Bringen Sie Ihre Anwesenheit und Bewusstheit an die beiden Punkte, wo Ihre Daumen Kontakt mit dem Keilbein haben, berühren Sie nur leicht, beobachten Sie jede Bewegung des Keilbeins, und folgen Sie ihr nach unten zur Basis des Hinterhauptsbeins. Mitunter wird es notwendig sein, die Daumen wieder neu an der richtigen Stelle zu platzieren!

Die Bewegung kann ungleichmäßig und stufenweise erfolgen. Während das Keilbein sich auf jenes Gelenk zubewegt, das es mit der Basis des Hinterhauptsbeins verbindet, erhalten die Membranen, die das Keilbein bisher zurückgehalten haben, die Gelegenheit, sich zu entspannen und loszulassen. Auf diese Weise werden Spannungen an den Übergängen zu anderen Schädelknochen schließlich aufgelöst.

Fahren Sie so lange fort, wie Sie meinen, dass noch Bewegungsfreisetzung erfolgt. Behalten Sie – außer der leichten Berührung – Bewusstsein, Zielgerichtetheit und Respekt für den Vorgang bei. Wenn Sie keine Bewegung mehr spüren, ist dieser Teil der Freisetzung abgeschlossen. Nun visualisieren Sie eine Bewegung des Keilbeins nach vorn, in Richtung Stirnbein, durch die an der Gelenkverbindung zum Hinterhauptsbein Raum geschaffen wird.

Auch diese Bewegung kann ungleichmäßig und stufenweise erfolgen. Die großen Keilbeinflügel scheinen sich mitunter nach der einen oder anderen Seite zu drehen. Halten Sie Ihre Konzentration und Ihren Respekt für die Vorgänge im Körper, während die Bewegungsfreisetzung abläuft, und die leichte Berührung aufrecht. Indem sich das Keilbein nach ventral verlagert, werden andere Bereiche von Bewegungseinschränkung in der Dura mater aktiviert und können nun ihre Aufgaben im Zusammenhang mit An- und Entspannung besser erfüllen.

Fahren Sie so lange fort, bis Sie ein Gefühl von Ruhe zwischen Ihren Daumen und dem Keilbein registrieren. Folgen Sie dem wiedergekehrten Rhythmus einige Zyklen lang. Oft wird er sich voller und leichter anfühlen. Dann lösen Sie vorsichtig zunächst die Daumen und schließlich den Rest der Hände vom Kopf Ihres Klienten.

Die Schläfenbeine

Die Schläfenbeine beherbergen die Schädelöffnungen für die äußeren Gehörgänge. Der Gleichgewichtssinn ist hinter den Schläfenbeinen im Innenohr untergebracht. Ein weiterer wichtiger Teil des Schläfenbeins ist die Mulde für das Temporomandibulargelenk des Unterkiefers, die ventral direkt vor dem äußeren Gehörgang liegt. Damit Gehör, Gleichgewichtssinn und Kauapparat optimal arbeiten können, muss die durch den Cranio-Sacral-Rhythmus hervorgerufene Bewegung der beiden Schläfenbeine synchron und vollkommen aufeinander abgestimmt sein.

Durch Muskelansätze und das Temporomandibulargelenk wirkt der Unterkiefer mit einer enormen Hebelkraft auf die Schläfenbeine ein. Gewohnheitsmäßiges Zähnezusammenbeißen sowie Zähneknirschen können die Bewegung und Ausrichtung der Schläfenbeine nachteilig beeinflussen. Das Zusammenbeißen der Zähne in Augenblicken überwältigend starker und unangenehmer Gefühle führt unter Umständen dazu, dass solche Gefühle und der damit verbundene Zustand der Angespanntheit im Bindegewebe abgelagert werden.

Ausrichtungsprobleme der unteren und oberen Zähne, Schmerz oder Einschränkungen im Kauapparat beziehen einen Komplex von Knochen, Bindegeweben und Gelenken ein, unter denen die Schläfenbeine, ihre Suturae mit benachbarten

Knochen und alle ihre Muskel- und Bänder-Verbindungen eine Schlüsselstellung innehaben.

Jedes der beiden Schläfenbeine ist mit Jochbein, Keilbein, Scheitelbein und Hinterhauptsbein verbunden. Bisher haben Sie sich mit der Unterstützung der Freisetzung entlang der Schuppennaht, die das Schläfenbein mit dem Scheitelbein verbindet, befasst und mit der Sutura zum Keilbein.

Ihr Ziel in der Arbeit an den Schläfenbeinen ist nun die Auflösung von Bewegungseinschränkungen und die Synchronisierung innerhalb des Knochenpaars.

Es gibt drei Arten der Freisetzung für das Schläfenbein. Die Drei-Finger-Technik und die Schläfenbein-Warzenfortsatz-Schiebetechnik wollen die Wiederherstellung der Synchronität der beiden Schläfenbeine erreichen. Beide Methoden eignen sich besser für die Feinabstimmung als für die Behebung bedeutender Bewegungsbeeinträchtigungen in den Suturae oder in den Bindegeweben. Die Ohr-Zieh-Technik hingegen erreicht vor allem die Freisetzung entlang der Suturae zu anderen Schädelknochen. Da sie jedoch die Bewegungsfreiheit auf allen Ebenen verbessert, trägt sie in der Regel auch dazu bei, die beiden Schläfenbeine aufeinander abzustimmen.

Sowohl die Drei-Finger-Technik als auch die Warzenfortsatz-Schiebetechnik sprechen die synchrone Bewegung an. Sie sind oft wirkungsvoller bei der Feinabstimmung als bei der Behandlung größerer Bewegungseinschränkungen in Suturae und Bindegewebe. Doch ein Finger des Schläfenbeins (die Pars petrosa) ragt zwischen Hinterhauptsbein und Keilbein in die Schädelbasis. Die Warzenfortsatz-Schiebetechnik kann sehr hilfreich sein bei der Herbeiführung einer Freisetzung dieses Teiles der Schädelbasis.

A. Die Ohr-Zieh-Technik. Der Knorpel der Ohrmuschel ist fest am Schläfenbein verankert. Damit wirkt er wie ein Griff, mit dessen Hilfe wir Bewegung palpieren und die laterale oder auswärts gerichtete Freisetzung unterstützen. Während Ihre Unterarme wieder auf dem Behandlungstisch ruhen, legen Sie Ihre Finger dorsal hinter die Ohrmuschel Ihres Klienten. Den Daumen setzen Sie so in das Ohr, dass er ein wenig in den Gehörgang hineinreicht. Sie stellen einen festen Kontakt mit jedem Ohr her, ohne aber an diesem zu ziehen oder Kraft aufzuwenden.

Vermutlich spüren Sie den Cranio-Sacral-Rhythmus. In seinem Puls werden Sie zwei Komponenten entdecken. Während der Produktion von zerebrospinaler Flüssigkeit dehnt sich der Hirnschädel aus und drückt die Schläfenbeine zur Seite, also nach lateral.

Da Sie den Schädel nicht direkt berühren, sondern lediglich das Ohr halten, werden Sie wohl eher die zweite Komponente, eine Rotation, wahrnehmen. In dem Moment, da sich der Hirnschädel ausdehnt, rotiert der kraniale Teil des Schläfenbeins nach ventral und kehrt nach jeder Kontraktion wieder nach dorsal zum Hinterhauptsbein zurück.

Verlagern Sie Aufmerksamkeit und Energie in Ihre Finger und Daumen, die den Ohrknorpel gefasst halten. Wenden Sie auf beide Ohren zugleich einen lateralen und leicht dorsalen Zug an. Beginnen Sie mit weniger als fünf Gramm. Verbinden Sie sich mit den äußeren Ohren Ihres Klienten, als seien sie eine Verlängerung Ihrer Anwesenheit; stimmen Sie sich auf die Schläfenbeine selbst ein, die sich Ihnen in ihrer Bewegung anpassen.

Zu Beginn stimmen Sie sich auf den Rhythmus oder andere

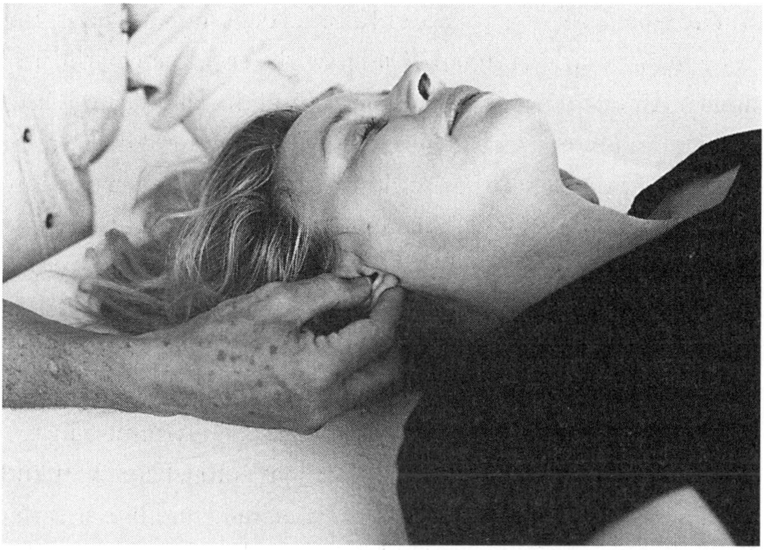

Abb. 41: Die Freisetzung des Schläfenbeins mittels der Ohr-Zieh-Technik. Die Finger jeder Hand ergreifen das Ohr, indem drei Finger unterhalb (also dorsal) und der Daumen innerhalb des Gehörganges liegen. Die Richtung der Freisetzung ist diagonal, nach der Seite und hinten.

Bewegungen ein, die Sie spüren. Stellen Sie sich eine diagonale Bewegung nach hinten und außen vor, während die Membranen im Schädelinneren sich entspannen und eine freiere Bewegung zulassen. Die Bewegung ist eine allmähliche. Sie können ihr folgen, mehr mit Ihrer Vorstellung und Intention als mit irgendeinem Kraftaufwand. Die seitliche Bewegung ermöglicht es den Schläfenbeinen an jenen Suturae, die sie mit dem Hinterhauptsbein und Scheitelbeinen gemeinsam haben, wieder Raum zu gewinnen. Die leicht dorsale Komponente Ihres Ziehens erleichtert die Dekompression an der Sutura zum Keilbein.

Zum Teil werden mit der Ohr-Zieh-Technik Suturae angesprochen, denen Sie sich bereits zuvor gewidmet haben – jedoch diesmal aus einer neuen Richtung. Bei dem Versuch, die Dura mater und die Schädelnähte von Energie- und Stressanstauungen zu befreien, setzen Sie Ihr Bewusstsein und Ihre Energie für ein und dieselbe Stelle erst aus einer und dann aus einer anderen Richtung ein.

Bei der Ohr-Zieh-Technik wird die Dura mater wie ein Betttuch behandelt, dessen Falten Sie glatt streichen. Sie gehen um das Bett herum, zupfen vorsichtig mal von dieser, mal von jener Seite. Manchmal hat das Ziehen nur auf den Bereich direkt vor Ihnen Einfluss, manchmal reicht seine Wirkung aber auch bis in eine entlegenere Stelle.

Mittels der Ohr-Zieh-Technik wird der äußere Gehörgang nicht belastet oder an ihm gezerrt. Mit der leichten Berührung, die Sie einsetzen, signalisieren Sie lediglich Ihre Absicht und wenden sich dann den Seiten und dem Rücken zu, während das Schläfenbein reagiert. Wie bei den anderen Schädelknochen auch, werden Sie Freisetzung und Zögern spüren. Halten Sie Ihre Zielgerichtetheit und Ihre Geduld aufrecht. Achten Sie auf die Anzeichen für eine therapeutische Freisetzung. Wenn Sie wirklich effektiv waren, dann werden Sie sowohl ein Gleichgewicht als auch die Gleichzeitigkeit in den Bewegungen beider Schläfenbeine erkennen.

Sobald Sie das Gefühl haben, dass die Freisetzung abgeschlossen ist, ziehen Sie sich langsam zurück. Sie können sich dann entweder den beiden anderen Techniken zur Freisetzung der Schläfenbeine oder aber dem Unterkiefer zuwenden.

B. Die Schläfenbein-Warzenfortsatz-Schiebetechnik. Sie finden den Warzenfortsatz des Schläfenbeins als Verlängerung hinter dem Ohr Ihres Klienten etwa auf der Höhe des Ohrläppchens.

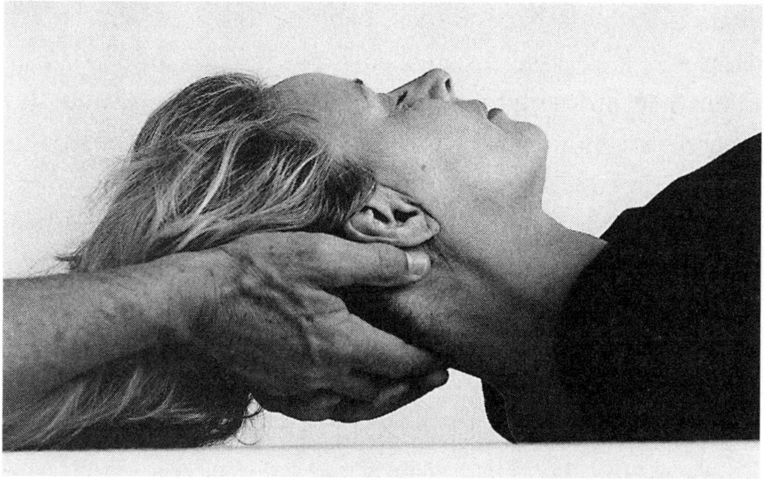

Abb. 42: Die Freisetzung des Schläfenbeins mit Hilfe der Schläfenbein-Warzenfortsatz-Schiebetechnik. Die Hände umfassen den Kopf von hinten, heben ihn aber nicht an. (Für diese Illustration wurde der Kopf angehoben.) Die Daumen beider Hände kontaktieren die Warzenfortsätze, einen abgerundete Erhebung hinter den Ohren. Der Cranio-Sacral-Rhythmus ist zu fühlen, wenn man die Daumen nach außen drückt und nach innen zurückführt.

Legen Sie Ihre Hände mit den Handflächen nach oben auf den Behandlungstisch rechts und links neben den Kopf Ihres Klienten. Schieben Sie Ihre Hände so unter seinen Kopf, dass Sie ihn wiegen können. Ihre Daumen platzieren Sie unter den Warzenfortsätzen, Ihre Finger im Nacken des Patienten können dabei übereinander liegen.

In der Produktionsphase der zerebrospinalen Flüssigkeit drängen die Schläfenbeine und natürlich auch ihre Warzenfortsätze nach außen. Während der Absorption des Liquors ziehen sich diese Schädelknochen wieder nach innen zurück. Ihre Daumenballen auf den Warzenfortsätzen spüren dieser Bewegung nach; der cranio-sacrale Rhythmus schiebt sie mit jedem Zyklus vom Kopfzentrum fort und zieht sie dann erneut heran.

Machen Sie sich ein Bild von der Qualität des Rhythmus. Bewegen sich beide Seiten synchron? Ist die Bewegung nach außen genauso stark wie nach innen?

Häufig werden Sie eine Abweichung des Rhythmus feststellen. Bei der Anwendung des traditionellen Freisetzungsverfahrens wählen Sie die Seite, die schwächer ist oder auf der die Rückkehr nach innen langsamer vonstatten geht. Mit einer leichten Berührung halten Sie die schwächere beziehungsweise langsamere Seite zwei Zyklen lang fest und beobachten den Rhythmus mit der anderen Hand.

Gestatten Sie dann dem cranio-sacralen Rhythmus eine Weile, beide Seiten wieder zu übernehmen, und wiederholen Sie darauf die beschriebene Technik auf der »gesunden« Seite.

Lassen Sie den Cranio-Sacral-Rhythmus abermals unbeeinflusst zurückkehren. Folgen Sie ihm, und beobachten Sie ihn. Ist er jetzt synchron und gleichmäßig?

Fahren Sie fort mit einer leichten Berührung beider Warzenfortsätze. Dieses traditionelle Verfahren vermittelt ein Gespür für die Bewegung der Schläfenbeine. Wenn Sie mehr Erfahrung und Sensitivität gewonnen haben, werden Sie feststellen, dass die Schläfenbeine in einen Freisetzungsprozess eintreten, ohne vom Therapeuten dazu veranlasst zu werden. Bleiben Sie lediglich präsent und aufmerksam, und verfolgen Sie mit Interesse die Veränderungen in Bewegung und Energie. Gegen Ende des Geschehens kommt es oft zu einer Phase der Stille. Auf diese folgt eine Rückkehr der Bewegung, einer Bewegung, die synchron, voller und leichter ist.

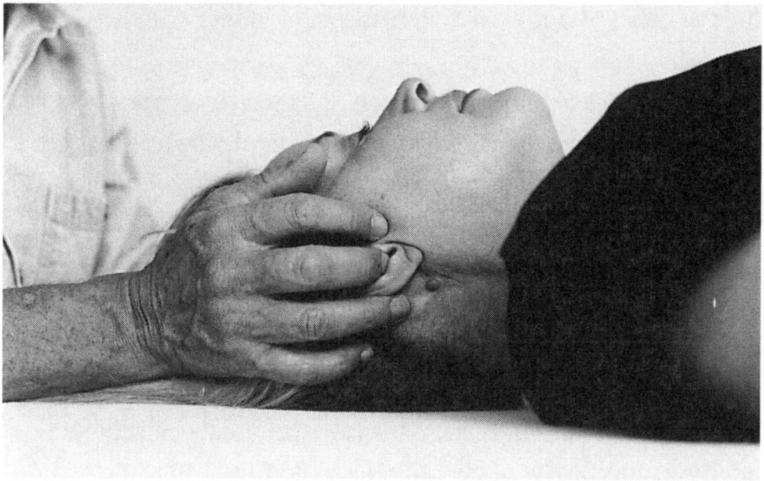

Abb 43: Die Freisetzung des Schläfenbeins durch die Drei-Finger-Technik. Auf beiden Seiten setzen Sie Ihren Zeigefinger auf das Jochbein, nur wenig vor dem Ohr, Ihren Mittelfinger zur Stabilisierung in den äußeren Gehörgang und Ihren Ringfinger auf den Warzenfortsatz des Schläfenbeins. Der Cranio-Sacral-Rhythmus ist am Zeige- und am Ringfinger zu spüren, da das Schläfenbein in einem kleinen Bogen um den Mittelfinger rotiert.

C. Die Drei-Finger-Technik. Suchen Sie, wie zuvor beschrieben, die Warzenfortsätze der Schläfenbeine, und setzen Sie Ihre Ringfinger darauf.

Tasten Sie nach dem Jochbogen, einer Erhöhung, die sich von den Ohren zu den Wangen erstreckt, und platzieren Sie Ihre Zeigefinger auf dessen Ansätze zwei Finger breit ventral vor den Ohren. Dann stabilisieren Sie den Griff, indem Sie Ihre Mittelfinger in den äußeren Gehörgang stecken.

Wahrscheinlich werden Sie mehr als nur eine Komponente des cranio-sacralen Rhythmus spüren. Finden Sie jene, in der das Schläfenbein um Ihren Mittelfinger rotiert und dabei Ihren Zeigefinger auf das Kinn und Ihren Ringfinger auf Sie zu bewegt.

Im zweiten Teil des Zyklus kehren beide Finger vom Rhythmus getragen an ihren ursprünglichen Platz zurück.

Während der Produktion von zerebrospinaler Flüssigkeit werden die Schläfenbeine nach außen, vom Kopfzentrum fort, gedrückt. Bei der Absorption des Liquor verläuft dieser Vorgang umgekehrt.

Stellen Sie fest, ob die Bewegung links und rechts synchron vonstatten geht. Beobachten Sie ferner, ob der Rhythmus auch in beiden Phasen der Rotation gleichmäßig stark ausgeprägt ist.

Wählen Sie eine Seite, und stabilisieren Sie sie. Mit leichter Berührung halten Sie den Rhythmus während zweier Zyklen auf der gewählten Seite fest und beobachten ihn auf der anderen. Dann lassen Sie los und konzentrieren sich auf die Auswirkung auf beide Seiten.

Wiederholen Sie den Vorgang mit vertauschten Seiten. Nach zwei Zyklen lassen Sie wieder los.

Bleiben Sie in Kontakt, und beobachten Sie beide Seiten, bis diese sich auf einen gleichmäßigeren und synchroner verlaufenden Rhythmus eingependelt haben.

Der Unterkiefer

Durch die Benutzung des Mundes und das Funktionieren des Unterkiefers ist es uns möglich, Nahrung aufzunehmen und uns selbst verbal und körperlich Ausdruck zu verleihen. Wenn das Temporomandibulargelenk in seiner Beweglichkeit eingeschränkt ist oder schmerzt, dann sind wir in der Ausübung aller drei natürlichen Funktionen beeinträchtigt. Eine Bewegungseinschränkung des Temporomandibulargelenks steht gewöhnlich in Zusammenhang mit einer Konstriktion der weichen Gewebe von Schultern und Hals. Deshalb ist es von Vorteil,

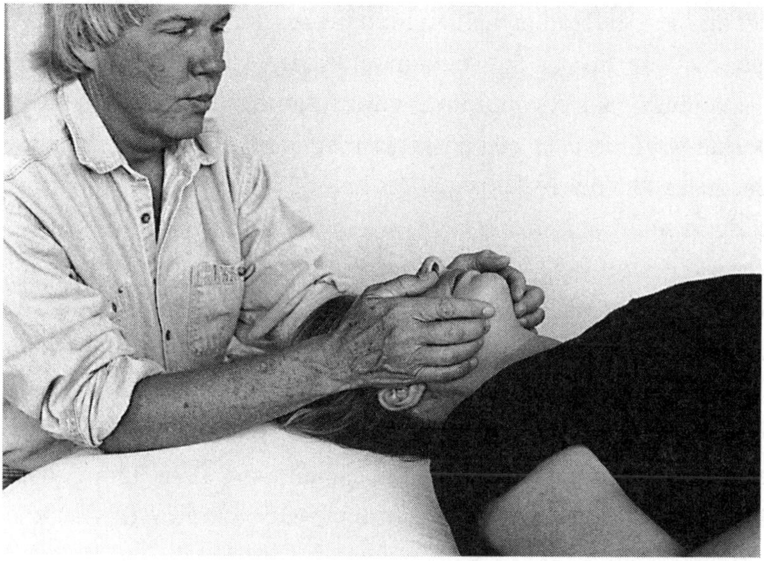

Abb. 44: Die Freisetzung des Unterkiefers durch Kompression. Die Finger beider Hände liegen unter dem Unterkiefer und umfassen seinen unteren Rand, wobei die Ringfinger in der Vertiefung vor den Kieferwinkeln ruhen. Die Richtung der Bewegung verläuft nach kranial, da sich der Kiefer auf beiden Seiten nach oben bewegt, in seine Gelenke mit den Schläfenbeinen hinein.

wenn diese Bereiche – wie im vorausgegangenen Kapitel besprochen – bereits behandelt sind.

Diese letzte cranio-sacrale Freisetzung erinnert wegen der Vielzahl betroffener Funktionen und der emotionalen Komponente stark an die erste am Beckenboden.

Der Unterkiefer übt enormen Druck auf die seitlichen Schädelknochen des Kopfes aus. Ist dieser Druck nun ungleichmäßig verteilt, so werden das Stirnbein, die Scheitel- und Schläfenbeine immer wieder asymmetrisch beansprucht. Bis jetzt haben wir jeden dieser Schädelknochen einzeln angesprochen.

Stützen Sie Ihre Unterarme oder Ellbogen auf den Tisch, und

legen Sie Ihre Hände seitlich an das Gesicht Ihres Klienten. Legen Sie die Finger beider Hände an den Unterkiefer, den Sie ganz leicht halten. Die Fingerspitzen können um die Unterkieferkante greifen. Es gilt, Kontakt aufzunehmen, dabei aber nur leicht zu berühren.

Nun sammeln Sie ihr Gewahrsein im Innern. Fühlen Sie den Druck des Stuhles, der Sie trägt; fühlen Sie, wie Ihre Füße auf dem Boden stehen. Wenn Sie präsent bleiben, dabei jedoch Ihrem Klienten Raum geben, beginnt sein Körpergewebe oft von selbst, sich neu auszurichten. Beobachten Sie und folgen Sie der Bewegung. Möglicherweise registrieren Sie Bewegungen in fast alle Richtungen und dazu Anzeichen von Freisetzung. Der Klient mag eine Entspannung im Kiefer bemerken, im Nacken oder sogar im Becken. Beobachten Sie während dieses Vorgangs Ihren Körper, kehren Sie in Ihre Mitte und Erdung zurück, und nehmen Sie, wenn nötig, wieder eine angenehmere Haltung ein. Setzen Sie die Berührung einige Minuten lang fort, bis ein Gefühl der Stille andeutet, dass der Vorgang abgeschlossen ist. Dann nehmen Sie Ihre Hände vom Körper des Klienten fort.

Dies können Sie nun als das Ende der Sitzung betrachten. Doch viele Therapeuten schätzen es, am Ende jeder Sitzung die folgende Ruhe-Punkt-Prozedur anzuwenden. Sie wird im nächsten Abschnitt beschrieben; darauf folgen einige Anmerkungen zum Ende einer Behandlungssitzung.

Das traditionelle Verfahren ist, Kompression oder Ungleichgewicht an den Temporomandibulargelenken in zwei Phasen aufzulösen. Bei der ersten werden Sie Druck in derselben Richtung wie die Kompression ausüben, indem Sie unter den Unterkiefer fassen und ihm nach oben, zum Gelenk hin, folgen. Bei der zweiten Phase legen Sie Ihre Finger seitlich auf den Unter-

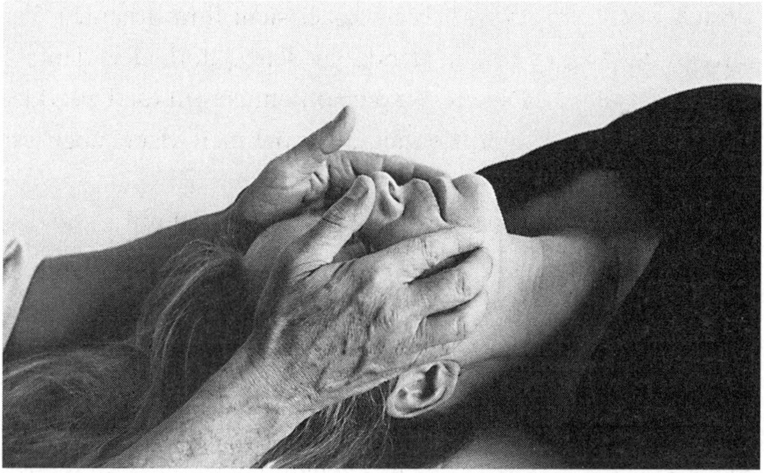

Abb. 45: Die Freisetzung des Unterkiefers durch Dekompression. Die Finger jeder Hand liegen auf den Seiten des Unterkiefers oberhalb des unteren Randes. Die Richtung der Bewegung verläuft nach kaudal und folgt dem Kiefer weg von seinen Gelenken mit den Schläfenbeinen, den Temporomandibulargelenken.

kiefer und folgen ihm nach unten, um das Gelenk zu dekomprimieren.

Ihre Ellbogen ruhen auf dem Behandlungstisch und Ihre Hände an den Wangen Ihres Klienten. Legen Sie nun Ihre Finger an den Unterkiefer, oberhalb seines unteren Randes. Lassen Sie Ihre Ringfinger die kleinen Vertiefungen vor den Kieferwinkeln finden.

Stellen Sie sich vor, wie sich der Unterkiefer nach oben bewegt, in sein Gelenk hinein, das er vor dem Ohr mit dem Schläfenbein teilt. Dies ist die Richtung der Kompression, in der die Muskeln kontrahieren. Das Ziel ist, die Belastung des überarbeiteten Muskel- und Bindegewebes zu lindern. Folgen Sie mit Ihrer Aufmerksamkeit jedem Teil der Bewegung in diese Richtung.

Nach wechselnden Wahrnehmungen von Bewegung, Zögern und Bewegungsfreisetzung werden Sie eine Art Ruhe im Unterkiefer verspüren. Lösen Sie Ihren Kontakt, und lassen Sie Ihre Finger an die Seiten des Unterkiefers gleiten – gerade so weit, bis sie sich oberhalb seines Randes befinden. Suchen Sie vor allem über der Vertiefung vor dem Kieferwinkel eine Verbindung mit den großen Kaumuskeln.

Sie drücken Ihre Finger sanft in die Haut ein, um den Knochen fest zu berühren, und stellen sich eine Bewegung nach unten vor, von sich weg.

Erhalten Sie Ihre Berührung und Ihr Bewusstsein aufrecht, und nehmen Sie Zögern, Bewegung, wechselndes Energieniveau auf beiden Seiten und die Freisetzung aufmerksam wahr. Ihr Ziel besteht darin, einen Freisetzungsvorgang zu unterstützen, der beiden Seiten gleichermaßen ein Weicherwerden des Gewebes und größere Bewegungsfreiheit verschafft.

Sobald der Prozess zum Stillstand gekommen ist und Sie eine gewisse Ruhe unter Ihren Händen spüren, haben Sie die Bewegungsfreisetzungen des Schädels beendet. Sie können jetzt mit dem Ruhe-Punkt fortfahren oder zum folgenden Abschnitt, dem Abschluss, weitergehen.

Der »Ruhe-Punkt« – die CV4-Technik

Manchmal, wenn der Körper sehr mit dem Vorgang einer therapeutischen Freisetzung beschäftigt ist, scheint der Cranio-Sacral-Rhythmus auszusetzen. Es handelt sich dabei um einen vollkommen natürlichen Vorgang, den als »Ruhe-Punkt« zu bezeichnen wir übereingekommen sind. Wenn der Rhythmus dann zurückkehrt, ist er oft stärker und gleichmäßiger als vorher.

Wegen der offensichtlich vorteilhaften und heilsamen Auswirkungen dieser Ruhephase haben Sutherland und seine Nachfolger Methoden entwickelt, einen »Ruhe-Punkt« herbeizuführen. Dies wird erreicht, indem man einen Teil des Körpers »festhält« – wie es beispielsweise bei den Freisetzungen im Unterkieferbereich der Fall war – und dadurch den Zyklus des cranio-sacralen Rhythmus dämpft. Die günstigsten Angriffspunkte für ein solches »Festhalten« sind die Fußknöchel und der Hinterkopf. Wird der »Ruhe-Punkt« am Anfang einer Sitzung herbeigeführt, so können kleinere Unregelmäßigkeiten bereits behoben sein, wenn der cranio-sacrale Rhythmus wiederkehrt. Setzt man ihn am Ende einer Sitzung ein, so fühlt sich der Klient danach oft sehr entspannt und erfrischt.

Wir beschreiben nun die CV4-Technik, die Kompression des Hinterhauptsbeins hinter den IV. Ventrikel. Über die oben erwähnten Qualitäten hinaus dürfte dieses Verfahren dazu beitragen, die Kompression in den Suturae rund um das Hinterhauptsbein aufzulösen. Diese Vorgehensweise sollte ein noch unerfahrener Cranio-Sacral-Therapeut erst gegen Ende einer Sitzung anwenden, wenn er bereits entsprechende Erfahrungen gesammelt hat, an einem bestimmten Klienten den Cranio-Sacral-Rhythmus zu ertasten.

Die Haltung verlangt ein Zusammenlegen der Hände mit den Handflächen nach oben und mit aufeinander liegenden Fingern. Legen Sie die Daumenspitzen aneinander. Damit ist das weiche Polster der Daumenballen nach oben gerichtet. Probieren Sie diese Haltung zunächst »mit leeren Händen«.

Bei dieser Haltung stützt der Tisch die Hände. Die fleischige,

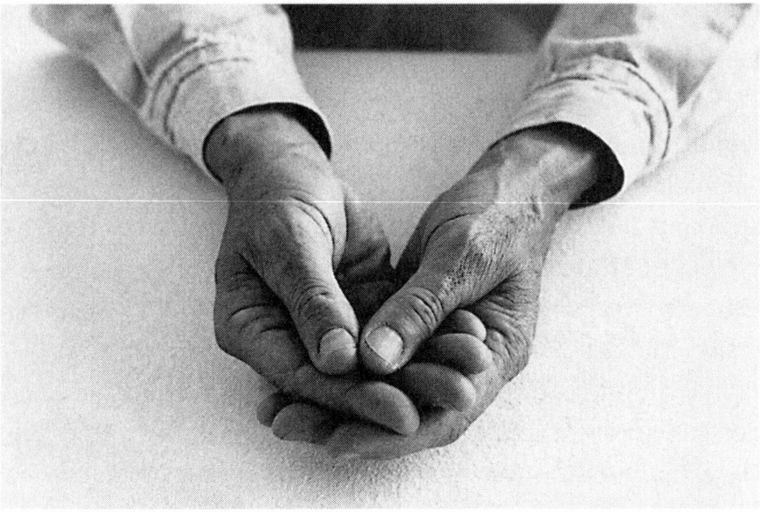

Abb. 46: Die Handhaltung beim »Ruhe-Punkt«. Die Hände liegen leicht gewölbt übereinander, die Daumen berühren sich ganz oder nahezu. Das Hinterhauptsbein des Klienten soll auf den weichen und flächigen Daumenballen ruhen.

runde Bereich an der Basis der Daumen liegt frei und bietet eine bequeme Ablage für das Hinterhauptsbein des Klienten, für den unteren Teil seines Hinterkopfes.

Um die idealen Auflageflächen an Ihrem eigenen Hinterkopf zu finden, tasten Sie zunächst mit den Fingern beider Hände nach dem Lambdapunkt am Hinterhaupt, an dem die Lambdanaht mit der Pfeilnaht zusammentrifft. Dann folgen Sie der Lambdanaht zu beiden Seiten in der Diagonale zwischen lateral und kaudal. Die Sutura durchläuft einen flacheren Bereich zwischen dem Warzenfortsatz des Schläfenbeins und dem Kappenmuskel, der beiderseits der Wirbelsäule die Verbindung von der Schulter am Nacken entlang bis zum Schädel herstellt.

In diesem vom linken und rechten Schenkel der Lambdanaht

eingegrenzten Dreieck liegt das Hinterhauptsbein. Die Daumenballen sollen den Kopf Ihres Klienten über das Hinterhauptsbein ausbalanciert tragen. Es ist wichtig, dass die Berührungsflächen mit den Daumenballen tatsächlich im Bereich des Hinterhauptsbeins und auf gar keinen Fall auf der Lambdanaht liegen.

Am einfachsten lässt sich diese Position erreichen, indem Sie Ihre Hände zunächst auf die beschriebene Weise zusammenlegen und den Klienten dann seinen Kopf heben lassen, damit Sie sie richtig platzieren können. Bitten Sie ruhig Ihren Klienten, den Kopf noch einmal zu heben, wenn Sie meinen, dass Ihre

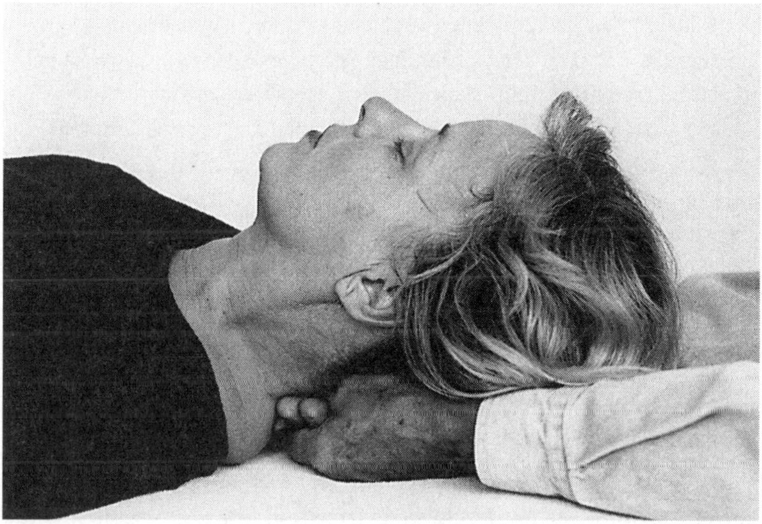

Abb. 47: Der »Ruhe-Punkt«. Das Hinterhauptsbein des Klienten liegt auf den flächigen Daumenballen auf. Es muss darauf geachtet werden, den Hinterkopf gut zu unterstützen, ohne direkt Druck auf die Lambdanaht auszuüben (siehe nächste Illustration). Bei dieser Haltung ist der Cranio-Sacral-Rhythmus wahrzunehmen, der mit dem ihm eigenen Puls nach dorsal gegen die Hände drückt.

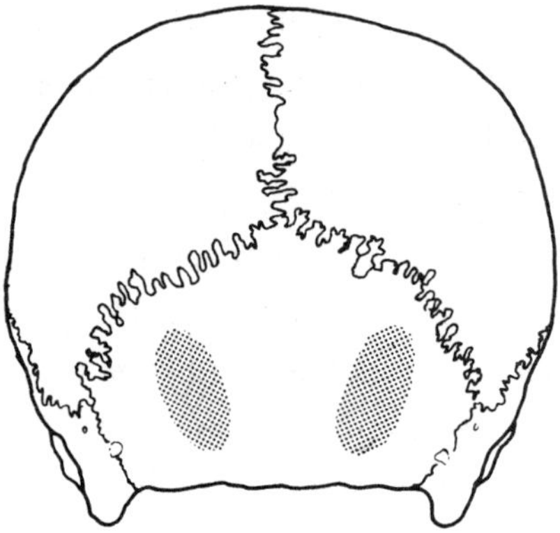

Abb. 48: Die Auflageflächen beim »Ruhe-Punkt«. Die schraffierten Ovale im Bereich des Hinterhauptsbeins geben an, wo der Kopf des Klienten von den weichen Daumenballen des Therapeuten gestützt wird. Diese Berührungsflächen sind unterhalb des queren Knochenvorsprungs des Hinterhauptsbeins (Protuberantia occipitalis externa).

Hände noch nicht an der richtigen Stelle sind. Versuchen Sie, eine für Sie und Ihren Klienten möglichst komfortable Position zu erreichen.

Zentrieren Sie sich, und schicken Sie Ihr Bewusstsein dorthin, wo Ihre Daumenballen das Hinterhauptsbein Ihres Klienten berühren. Sie werden im An- und Abschwellen des Hinterhauptsknochens den cranio-sacralen Rhythmus spüren. Folgen Sie dem Puls mehrere Zyklen lang, und achten Sie dabei auf alle Ungleichmäßigkeiten zwischen links und rechts oder innerhalb der Zyklen.

Die traditionelle Vorgehensweise ist, dem Zyklus nach innen zu folgen und dann festzuhalten. Dieses Festhalten geschieht mit ebenso viel Intention und Präsenz wie mit Druck der Hände. Ja, Präsenz und Respekt für den inneren Prozess sind weitaus stärker als jeglicher manipulierender Druck.

Dann, wenn Sie sich dazu bereit fühlen, gehen Sie auf den abschwellenden Teil des Zyklus, und halten Sie den Knochen an der erreichten Position leicht fest. Seien Sie bewusst, und respektieren Sie den Rhythmus, konzentrieren Sie sich jedoch weiterhin darauf, das Hinterhauptsbein in der größtmöglichen Tiefe nach dem Abschwellen zu stabilisieren.

Wie bei vorangegangenen Prozeduren verspüren Sie vielleicht eine Energiefreisetzung in Form von Hitze, elektrischen Strömen oder Schmerzen. Cranio-Sacral-Therapeuten berichten oft von einer Art Energiestrom, die wie ein Tennisball zwischen linker und rechter Schädelseite hin- und herschnellt.

Der cranio-sacrale Rhythmus kann kurzzeitig aussetzen, wiederkommen, innehalten und neu beginnen. Bleiben Sie einfach dabei, beobachten Sie; seien Sie ganz und gar mit Ihrer Energie, Ihrer Bewusstheit und Ihrem Respekt bei dem Prozess.

Wenn alle Anzeichen und Bewegungen einer therapeutischen Freisetzung abgeklungen sind, verharren Sie noch einige Sekunden in Ruhe. Dann lockern Sie Ihre Konzentration und Ihre Handhaltung, ohne jedoch die Position Ihrer Hände viel zu verändern. Machen Sie sich die Qualität des Cranio-Sacral-Rhythmus bewusst, sobald er zurückkehrt. Er kann zunächst zögerlich, dann aber mit mehr Schwung kommen. Bleiben Sie mit Ihren Händen in Kontakt mit dem Hinterkopf des Klienten, bis sich der Rhythmus stabilisiert hat. Wie wirkt der Puls jetzt auf Sie im Vergleich zu dem, was Sie vor dem »Ruhe-Punkt« beobachtet haben? Wie hat Ihr Klient die Arbeit mit dem »Ruhe-Punkt« empfunden?

Abschluss

Zu einer grundlegenden Cranio-Sacral-Sitzung gehören die Lauschstationen, die Freisetzungen des Körpers und die in diesem Kapitel beschriebenen Freisetzungen im Kopfbereich. Die Abschlussphase ist so wichtig wie die eher technischen Freisetzungen. Hier sind mehrere Aspekte zu beachten. Dazu gehört, Ihrem Patienten zu signalisieren, dass es nun an der Zeit ist, zurückzukehren, präsent zu bleiben und Raum zu geben.

Der Klient ist am Ende der Sitzung oft in einem Zustand sehr tiefer Entspannung. Die energetischen und körperlichen Korrekturen, die im Laufe der Sitzung an Intensität zugenommen haben, können noch Stunden oder Tage weitergehen. Doch jetzt ist es für den Klienten an der Zeit, in seinen gewöhnlichen Bewusstseinszustand zurückzukehren. Sie können ihm dies durch eine kurze Bemerkung andeuten. Ich finde es hilfreich, Beine und Füße zu bewegen. Dort berühre ich den Klienten anders; bei einer Massage etwa drücke ich die Füße fest. Dies signalisiert einen Wechsel in der Gangart und hilft, das Gewahrsein in den Körper und »auf die Erde« zurückzuholen nach so viel Arbeit und Aufmerksamkeit im Oberkörper und Kopf.

Diesen Kontakt mache ich klar und unmissverständlich, dann lasse ich los. Es ist wichtig, Raum zu geben und dem Klienten zu erlauben, zu fühlen, was immer in ihm vorgeht. Daher ist jetzt gewöhnlich keine Gelegenheit für einen längeren Kontakt, eine Umarmung oder den Beginn eines längeren Gesprächs. Ein Teil des inneren Gewahrseins kommt vom Aufstehen vom Massagetisch und den ersten Schritten danach. Diese größere Bewegung hilft dem Körper, die physikalischen Veränderungen zu integrieren.

Während dieser Übergangsphase gibt die körperliche Anwesenheit des Therapeuten Sicherheit und wirkt unterstützend. Deshalb blieben Sie im Raum, bis der Klient seinen gewöhnlichen Bewusstseinszustand eindeutig wieder gefunden hat. Dann erst ist die Zeit für letzte Worte, eine Berührung oder Umarmung.

4 Mehr als Technik – Integration und intuitive Diagnose

Praxis

Was in den drei vorausgegangenen Kapiteln beschrieben wurde – »Lauschstationen«, Freisetzung des Rumpfes und des Schädels –, ergibt eine vollständige cranio-sacrale Sitzung. Diese Schritt-für-Schritt-Einführung stellt ein Standardverfahren dar, das viele »neuralgische« Punkte im Körper berührt. Dies sind Stellen, die – wie die Erfahrung zeigt – Symptome wie Schmerzen, Bewegungseinschränkung oder Funktionsstörung manifestieren können. Selbst der angehende Praktiker kann Menschen mit solchen Symptomen helfen, indem er die cranio-sacrale Behandlung sorgfältig und sensibel durchführt.

Durch Wiederholung dieses Behandlungsschemas, beim Behandeln und Behandeltwerden wächst das innere Gewahrsein des Therapeuten. Er oder sie lernt im Inneren und im Äußeren, wie diese Arbeit zu helfen vermag und wie die beschriebenen Behandlungsabläufe zwischen Klient und Therapeut wirken. Auch der Klient lernt – ebenfalls im Inneren und im Äußeren –, was er zu erwarten hat und wie er von den cranio-sacral-therapeutischen Sitzungen profitieren kann.

Deshalb empfehle ich allen angehenden und neuen Praktikern, so viele vollständige Sitzungen wie möglich zu verabreichen und die Praxis beim Praktizieren zu lernen. Beobachten und nähren Sie die Entfaltung dieser Fertigkeiten und Haltungen: das Gewahrsein Ihrer selbst und des Klienten; die Fähigkeit, auf die Signale und Zeichen des Körpers zu lauschen und Acht zu geben und der Führung des Körpers zu folgen; die Achtung und Ehrfurcht vor dem Prozess, an dem Sie beteiligt sind; die Fähigkeit, geerdet und in Ihrer Mitte zu bleiben, während Sie dem Klienten Raum geben. Erleben Sie das Vergnügen, Teil dieses geheimnisvollen Prozesses zu sein.

Integration

Nachdem sie die Cranio-Sacral-Therapie kennen gelernt haben, erkundigen sich viele Behandler, die sich mit Körperarbeit befassen, wie sie das Neue am besten in ihre bisherige Arbeit integrieren können. Jemand, der Massage, Shiatzu oder Reflexzonenmassage anbietet, möchte gerne wissen, wie sich die cranio-sacrale Arbeit mit seiner/ihrer Therapie verbinden ließe.

Viele Therapeuten fangen damit an, dass sie einen Teil dessen, was sie gelernt haben, in ihre gewöhnliche Arbeit einfließen lassen. Doch ich glaube, dass dies nur eine vorübergehende Phase ist. Um die Cranio-Sacral-Therapie wirklich zu lernen und ihr Potential zu erfassen, ist es wichtig, vollständige Sitzungen anzubieten. Der Therapeut, der – separat von jeder anderen, vertrauten Behandlungsweise – vollständige Sitzungen anbietet, lernt aus der Praxis. Er lernt mehr und mehr über die Qualität der Berührung, über den Freisetzungsvorgang und über die Zusammenhänge, Verbindungen und Muster im Körper.

Auf diesem Wege wird die Arbeit zuerst in das innere Wissen des Therapeuten integriert. Dies ist wichtig, weil die cranio-sacrale Praxis nicht nur eine Reihe von Handgriffen ist. Die Cranio-Sacral-Therapie verbindet eine Philosophie des Heilens mit der Entfaltung persönlicher Qualitäten und Fertigkeiten.

Die wiederholte Ausübung dieser Fertigkeiten, Qualitäten

und der praktischen Aspekte der Philosophie führt zu einer inneren Integration, einem inneren Gespür für das, um das es geht, und das, was zu erreichen ist.

In dem Maße, in dem dies geschieht, wird sich die Integration der Details und Vorgehensweisen natürlich und spontan vollziehen. Der Therapeut wird feststellen, dass er oder sie Berührung und Vorgehensweisen aus vielen Quellen miteinander verbindet, ohne Anstrengung oder bewusstes Planen. Dies führt zur effektivsten Integration von Behandlungsansätzen und Therapien.

Intuitive Diagnose

Die intuitive Diagnose ist ein Prozess, bei dem Sie sich die Muster des Flusses und der Einschränkungen bewusst machen, die sich im Körper Ihres Klienten manifestieren. Eine intuitiv-diagnostische Grundeinstellung veranlasst den Therapeuten, zuerst das Ganze zu betrachten, bevor er mit irgendeinem Teil beginnt, und mit offenem Sinn auf den ganzen Klienten zuzugehen, anstatt sich nur auf ein Detail zu konzentrieren.

Im ersten Kapitel dieses Buches wurden die »Lauschstationen« als eine nützliche Einführung in die Sitzung und den Diagnoseprozess präsentiert. Durch Berühren, »Beobachten« und »Lauschen« an diesen Punkten von den Knöcheln bis zum Kopf ist es uns möglich, Anzeichen für den Energiefluss oder eine Energiekonzentration zu bemerken sowie Eindrücke von der wechselnden Qualitäten des Cranio-Sacral-Rhythmus zu gewinnen.

Wenn wir an beiden Seiten des Körpers palpieren, weist uns

eine mangelnde Symmetrie im Cranio-Sacral-Rhythmus auf eine asymmetrische Konstriktion in Muskeln oder Bindegewebe hin. Ein symmetrischer, aber allgemein beengter Rhythmus ist für uns ein Anzeichen einer eher generellen Konstriktion des Gewebes. Eine solche allgemeine Konstriktion führt gewöhnlich zu einer Unterbrechung der Zirkulation von Flüssigkeit und Energie im Körper. Sie stört auch die zusammenhaltende Bewegung zwischen den Teilen des Körpers.

Die Qualität der Körperenergie ist ein weiteres nützliches Zeichen von Freiheit oder Beengtheit der körperlichen Funktion. Doch sie ist nicht so einfach zu definieren oder zu beschreiben wie der Cranio-Sacral-Rhythmus. Verschiedene Praktiker haben ihre eigenen Begriffe entwickelt, wenn sie über die Körperenergie sprechen. Oft nehmen sie sie unterschiedlich wahr und beschreiben sie auf unterschiedliche Weise, und sie greifen auf eine mannigfache Auswahl von Methoden und Verfahren zurück, um Freisetzungen oder Behandlungen durchzuführen. Dabei kristallisiert sich heraus, dass in der Körperarbeit erfahrene Behandler oder Therapeuten oft mehr »sehen«, als das ungeschulte Auge wahrzunehmen vermag. Sie nehmen vielleicht Farben wahr, haben körperliche Empfindungen, sehen Körperorgane des Klienten vor ihrem »inneren Auge«, oder sie bewegen einfach ihre Hand an eine Stelle, die danach zu »rufen« scheint. Das sind natürliche Fähigkeiten, die wir jedoch in unserer modernen Gesellschaft oft ignorieren oder abtun. Wenn Sie die Cranio-Sacral-Therapie praktizieren, werden Sie anfangen, das Erwachen eines viel weiteren, offeneren Gewahrseins und Wahrnehmungsvermögens zu erleben. Dies mag schon bald geschehen oder erst später. Und es wird sich vermutlich wandeln, je mehr Erfahrung Sie sammeln.

Es gibt kein »einziges Gebot«, keine bestimmten Signale, auf die Sie achten müssen. Das Geheimnis Ihres erwachenden Gewahrseins ist, dass Sie sich Ihrer eigenen Wahrnehmungen und Intuitionen bei der Arbeit immer bewusster werden. Alles, was Sie bemerken, ist in diesem Augenblick »richtig«. Oft wird der Cranio-Sacral-Rhythmus nicht im Zentrum Ihrer Aufmerksamkeit stehen. Wichtig ist jedoch, sich dem zuzuwenden, was der Körper gerade manifestiert, und feste Vorstellungen oder erlernte Regeln loszulassen, die einschränken, wie oder was Sie wahrnehmen. Auf diese Weise öffnen Sie sich der immer weiter fortschreitenden Entfaltung von Einsicht und Geschicklichkeit.

Das zunehmende Gewahrsein und die Sensitivität in Ihnen stellen einen tief-inneren Dialog zwischen Klient und Therapeut dar. Dieser unterhalb der Schwelle des Alltags-Bewusstseins stattfindende Dialog ließe sich auf viele verschiedene Weisen betrachten und beschreiben. Jeder von uns nimmt den anderen aus dem Kontext seines eigenen Lebens und Erfahrens heraus wahr. Ihre Erfahrung, Ihr Erleben, Ihre Sichtweise mag sich von der Ihres Klienten unterscheiden, und sie mag auch anders aussehen als eine tiefere »Wirklichkeit«. Ihre Funktion ist, Sie wachzurufen. Die Bilder und Empfindungen, die wir für die relevantesten und bedeutsamsten halten, sind also nicht im wissenschaftlichen Sinne akkurat, sondern persönlich angemessen und nützlich. Deshalb gilt es, offen zu sein für differierende Sichtweisen und andere Erfahrungs- und Ausdrucksmodi.

Die intuitive Diagnose dürfte Sie auch herausfordern, jene Eindrücke und Vermutungen in Worte zu fassen, die unterhalb der Schwelle Ihres bewussten Gewahrseins wirkten. Worte zu finden erleichtert die Kommunikation und das Lernen – für den Praktiker, zwischen Praktiker und Klient, und unter Praktiker-

Kollegen. Wenn ich vor der Sitzung einen Eindruck von dem formuliere, was ich wahrnehme, dann lerne ich im weiteren Verlauf etwas über die Wirklichkeit und den Sinn meiner Beobachtungen. Ich lerne, meine Eindrücke und Vermutungen zu korrigieren und auch in künftigen Sitzungen zur Anwendung zu bringen.

In Teil II, der den Inhalt des zweiten Kurses in Cranio-Sacral-Therapie wiedergibt, werden wir erneut über Berührung und intuitive Diagnose sprechen. Aufgrund Ihrer gewachsenen Erfahrung in dieser Arbeit werden wir dann mehr auf Einzelheiten eingehen.

Die Verbindung von Diagnose und Behandlung

Auch wenn wir die »Lauschstationen« oft als Diagnose und die Freisetzungen oft als Behandlung betrachten, gibt es keine klare Trennungslinie zwischen beiden. Beide beginnen bereits mit den ersten Augenblicken des Kontaktes. Klient und Therapeut fangen an, einander kennen zu lernen (Diagnose), mit den ersten Worten, dem ersten Blick, der ersten Berührung. Und der Körper beginnt anzusprechen und zu reagieren. Schon bei einer leichten Berührung der Fußknöchel beispielsweise kann der Cranio-Sacral-Rhythmus aussetzen, der Atemrhythmus sich verändern, und der Klient mag sich sichtlich entspannen, da der Muskeltonus im ganzen Körper sich verändert. Während der »Lauschstationen« finden ständig Veränderungen im Fluss oder in der Konzentration der Körperenergie statt. Die Anzeichen der therapeutischen Freisetzung begleiten den Therapeuten, während er oder sie am Körper nach oben geht. Damit bilden die »Lauschstationen« deutlich einen Teil der Behandlungsphase einer Sitzung.

Und wenn der Therapeut weiter- und zu den Freisetzungen übergeht, wird er am effektivsten arbeiten, indem er die offene, diagnostische Haltung bewahrt. Diese Haltung erinnert uns daran, während der ganzen Sitzung offen zu sein. Sie ermutigt uns, offenen Sinnes zu bleiben, offen für alle möglichen Veränderungen von Mustern und Möglichkeiten im Laufe der Sitzung. Darüber hinaus erinnert sie uns daran, dem Klienten Raum zu geben, während wir als Therapeuten unseren eigenen Raum behalten.

Ich bleibe offen. Wenn ich eine bestimmte Stelle berühre, versuche ich, des ganzen Körpers bewusst zu bleiben und offen für jegliche Anzeichen, die ich wahrnehmen könnte, sei es im Bereich des Punktes, den ich berühre, oder in größerer Entfernung. Ich gehe nicht zu jeder Stelle, die meine Aufmerksamkeit auf sich zieht. Vielmehr erkenne ich an, dass jede Person, jeder Körper sein eigenes Netz von Verbindungen hat, und ich beobachte diese einzigartigen Verknüpfungen, während sie sich am Klienten manifestieren. Ich stehe ehrfürchtig vor der Art und Weise, wie der Körper Nutzen ziehen kann aus der leichtesten Berührung oder Energie, um sich selbst zu heilen, wenn er dazu Raum und Unterstützung erhält.

Ich bleibe offen für das Unerwartete. Ich erkenne an, dass ich mit jedem Klienten ein einzigartiges Individuum berühre, das ein einzigartiges Muster von Konstriktionen aufweist und einen einzigartigen Weg der Entfaltung und Freisetzung. Feste Vorstellungen davon, was helfen wird oder was diese Person benötigt, stören nur. Sie nehmen Raum ein und begrenzen damit die Möglichkeiten. Offenen Sinnes zu bleiben vermittelt ein Gefühl von Raum. Der Körper/das Wesen auf dem Tisch spürt, dass er/es wirklich frei ist, sich in jede Richtung zu bewegen, die hilfreich erscheint. Darüber hinaus bin ich stets überrascht und entzückt von dem, was geschieht. Deshalb bleiben die Sitzungen lebendig und interessant für mich, den Therapeuten.

Ich gebe dem Klienten physischen und gedanklichen Raum. Oft lässt sich der Therapeut von der Intensität und Feinheit der Sitzung verführen. Ich ertappe mich beispielsweise dabei, dass ich die Augen schließe, mich sehr konzentriere und über den Klienten beuge. Die Klient kann sich dabei unter Druck gesetzt, bedrängt, beengt fühlen, obwohl meine Berührung weiterhin leicht ist. Deshalb lenke ich meine Aufmerksamkeit wiederholt auf meinen eigenen Körper und auf meine Energie zurück. Ich stehe oder sitze bequem, mit aufrechtem Körper und im Gleichgewicht, behalte die Verbindung zum Boden und bleibe in meinen persönlichen Raum, selbst während ich den Klienten berühre. Dies führt zu einem stärkeren Gefühl von Freiheit beim Klienten und zu einem Wohlgefühl beim Therapeuten, während der enge Kontakt weiterhin besteht.

Offen zu bleiben heißt auch, meiner selbst bewusst zu bleiben. Ich bin meiner Energie und meiner Haltung bewusst, wie oben bereits erwähnt. Zusätzlich versuche ich, ein Gewahrsein meiner persönlichen Schmerzen und Beengtheiten zu entwickeln, physischer ebenso wie emotioneller. Diese subtile Arbeit hat die Macht, Schichten von Verletzungen und Verlusten aufzudecken, sowohl im Therapeuten als auch im Klienten. Wenn ich mir dessen bewusst bin, was meines ist, wenn ich es anerkannt und angenommen habe, dann bin ich im Stande, ruhig und zuversichtlich zu sein, wenn der Schmerz des Klienten an die Oberfläche kommt. Aufgrund meiner persönlichen Erfahrung kann ich den Klienten auf seiner Reise unterstützen, ohne ein Eingreifen oder Kontrollieren für nötig zu halten. Ich kann dem Klienten erlauben, seinen Schmerz zu erleben, und seinen persönlichen Freisetzungsprozess respektieren.

Vom Umgang mit Symptomen

Viele Sitzungen beginnen mit einem Bericht des Klienten über seine Schmerzen oder Bewegungseinschränkungen. Gewöhnlich sind diese Symptome an wenigen Stellen im Körper lokalisiert. Die »Lauschstationen« und die Sitzung selbst vervollständigen das Bild und offenbaren ein größeres Sortiment von Einschränkungen, als der Klient vorgetragen hat. Der Grund dafür ist, dass die meisten von uns die Fähigkeit haben, die Wahrnehmung von Schmerz oder Dysfunktion zu unterdrücken. Trotz Verletzung oder Trauma haben wir den Drang, mit dem alltäglichen Leben weiterzukommen und den Blick auf ein Ziel jenseits der Verletzungen und Grenzen zu richten. Deshalb unterdrücken wir unser Körperbewusstsein, bis der Körper bei anhaltender Belastung oder wiederholter Verletzung beginnt, sehr starke Signale auszusenden. Solche starken Signale oder Symptome drängen uns dann, auf den Körper Acht zu geben – und führen den Menschen schließlich zur Therapie.

Als Therapeuten jedoch wollen wir dem ganzen Körper unsere Aufmerksamkeit widmen und das breitere, umfassendere Bild ansprechen, anstatt nur das stärkste Symptom zu behandeln. Die »Lauschstationen« und die Freisetzungen bieten uns ein Behandlungsschema, das uns dabei hilft, unsere Zeit und Energie, Beobachtung und Aktivität ausgewogen über viele Regionen des Körpers zu verteilen. Die Sensitivität, die wir durch die wiederholte Durchführung dieses Behandlungsschemas gewinnen, leitet uns dabei uns und hilft uns, die zur Verfügung stehende Zeit richtig einzuteilen und die rechten Prioritäten zu setzen.

Es mag dem Therapeuten helfen, die Hände auf die Stellen zu legen, wo der Klient die stärksten Schmerzen hat, um diesen Schmerz unmittelbarer zu spüren und etwas von seinen Verbindungen zu anderen Teilen und Regionen des Körpers zu erfühlen. Doch häufig ist es keine Hilfe, auf einer sehr schmerzhaften Stelle zu verweilen und auf Freisetzungen zu warten, denn dieses Vorgehen kann zusätzliche Energie und Aufmerksamkeit in diese Stelle bringen und damit die Symptomatik noch verstärken. Im Allgemeinen empfehlen wir die Freisetzung von starkem Schmerz durch Auflegen der Hände in der Nähe der schmerzenden Stelle oder an Punkten, die mit ihr in Zusammenhang zu stehen scheinen. So können die umgebenden Gewebe und Organe den Fluss und die Kommunikation durch den betroffenen Punkt wiederherstellen.

Es ist immer hilfreich, mit dem ganzen Körper zu arbeiten, ganz gleich, wie die Symptome oder Beschwerden sich zeigen. Wenn wir andere Stellen berühren, die weniger wichtig erscheinen, entdecken wir oft, dass eine Freisetzung hier deutlich zur Linderung des stärksten Symptoms beiträgt. Manchmal stellen sich solche Zusammenhänge während der »Lauschstationen« heraus; manchmal wird unsere Aufmerksamkeit im späteren Verlauf der Sitzung auf sie gezogen. Bei anderen Gelegenheiten kann eine »ferne« Freisetzung Therapeuten wie Klienten gleichermaßen überraschen.

Der heilende Zusammenhang

Der Heilungsvorgang hat lange vor der Sitzung begonnen und setzt sich nach dieser fort. Es ist ein Prozess der Korrektur, der Einrichtung, der den ganzen Körper und die ganze Person erfasst. Unsere Berührung umfasst nur einen kurzen Augenblick im Leben des Klienten. Wenn wir diesen Prozess respektieren, arbeiten wir mit ihm, statt dass wir versuchen, ihn zu besiegen oder umzuleiten. Wir erkennen an, dass der Körper seine eigene Weisheit birgt, selbst wenn diese Weisheit unserem Verstand oder unserer intuitiven Sensitivität nicht offenkundig ist. In der Regel ist es viel wirkungsvoller, der Veränderung von Mustern durch den Körper zu folgen, als sich auf nur wenige Stellen zu konzentrieren. Der Körper kann eine Reihe von kleinen Freisetzungen überaus effektiv integrieren und nutzen; dabei folgt er dem Muster, das sich im Laufe der Sitzung manifestiert. Die Integration und Verankerung eines freieren Fließ- und Bewegungsmusters setzt sich noch Stunden oder Tage nach der Sitzung fort.

Flexibilität

Es ist Tradition, dass Therapeuten sehr spezifische Angaben darüber aufzeichnen, wie Freisetzungen geschehen. Diese Angaben basieren auf einer idealisierten Vorstellung von der Anatomie des Schädels und des Cranio-Sacral-Rhythmus. Der Einfachheit halber neigen sie dazu, jeden Knochen und seine Suturae unabhängig von der ganzen Matrix des Bindegewebes zu betrachten.

In Wirklichkeit jedoch haben wir es immer mit einem komplexen Geflecht von Bewegungsfreiheit und -einschränkung zu tun. Der Weg zur vollen Funktion und freien Bewegung ist für jedes Individuum ein einzigartiger. Deshalb ist es wichtig, immer aufmerksam und offen auf die Signale zu achten, die der Körper des Klienten Ihnen vermittelt. Sollte eine Freisetzung nicht in der Richtung verlaufen, wie sie hier beschrieben wurde, dann entspannen Sie sich, halten Sie den Kontakt aufrecht, und beobachten Sie, wohin das Gewebe tatsächlich will. Ganz gleich, wie weit es von der hier »vorgegebenen« Richtung abweicht – ich habe immer Erfolg gehabt, wenn ich dem Gewebe in alle Richtungen und in allen Phasen der Freisetzung gefolgt bin.

Selbstfürsorge

Von Anfang an – bei den Übungen, den »Lauschstationen« und bei den Freisetzungen des Rumpfes und Kopfes – ist der angehende Therapeut darin bestärkt worden, sich seines Atems, seiner Ent- oder Anspannung und seines körperlichen Gesamtbefindens bewusst zu sein. Diese Grundeinstellung der Bewusstheit und Selbstfürsorge ist entscheidend für die weitere Entwicklung Ihrer Heilungsfähigkeiten.

Der Therapeut ist Teil der heilsamen Umgebung für den Klienten. Je sorgfältiger und gesünder Sie mit sich selbst umgehen, desto annehmlicher wirkt sich dieses Umfeld auf ihn aus.

Die Selbstfürsorge gehört zur Objektivität, die Sie benötigen, wenn Sie jene Situation, in die Sie sich mit Ihrem Klienten begeben haben, umfassend wahrnehmen wollen. Ein beschränkter Blickwinkel und der Mangel an Offenheit für das, was im Verlauf einer Sitzung geschehen könnte, mögen zwar einen befristeten Durchbruch für den Klienten zur Folge haben. Aber beides wird vielleicht nicht andauern oder sich nicht in das Gesamtbild des Heilungsablaufs einfügen. Freiraum zu geben und zu lassen ist ein weit machtvolleres Mittel zur Heilung als zu versuchen, den Heilungsprozess zu forcieren oder zu dirigieren. Geduld und Vertrauen in den Prozess sind häufig nützlicher als der Versuch, etwas zu erzwingen oder das partielle Opfern des eigenen Selbst für ein sofortiges, erfreuliches Ergebnis.

Selbstfürsorge kann bedeuten, dass Sie sich ganz oder vorübergehend von der Behandlung zurückziehen, Ihrem Körper zwischendurch Bewegung verschaffen oder auch nur einen anderen Blickwinkel gewinnen möchten. Ihr eigenes freies Atmen und Ihre eigene körperliche, geistige und emotionale Klarheit stehen dafür, dass Sie zugunsten Ihres Klienten und in den Prozess das entscheidende Instrument frisch und reich an Hilfsquellen einbringen: sich selbst.

Regelmäßig cranio-sacrale Therapie oder eine andere Form von Körperarbeit selbst zu empfangen wird Sie darin unterstützen, sich zu erneuern und Ihre Aufmerksamkeit auf den Heilungsprozess gerichtet zu halten. Ein mit seiner ganzen Lebensenergie anwesender Therapeut ist immer auch mit seinem eigenen Wachstums- und Transformationsprozess befasst. Das Vertrauen in den Heilungsprozess kann erst dann wirklich kommen, wenn Sie selbst diesen Prozess an und in sich erlebt haben.

Um es noch einmal zusammenzufassen: Achten Sie auf sich selbst, sowohl während als auch außerhalb der Sitzungen.

Nachsorge

Indem die Cranio-Sacral-Therapie lang anhaltende Bewegungseinschränkungen auflöst, zeigt sie dem Körpergewebe, dass es sich jetzt problemlos größere Bewegungsfreiheit nehmen kann. Freisetzungen werden oft während einer Sitzung in Gang gebracht, dauern aber auch danach noch an. Manchmal fährt das

Gewebe noch stunden- oder tagelang fort, mit den neuen Bewegungsmöglichkeiten, der Freisetzung und der Integration zu experimentieren.

Nach einer cranio-sacralen Sitzung ist der Körper offener und verletzlicher als zuvor. Eine Erklärung dafür könnte sein, dass der Körper oder ein bestimmter Bereich sein Abwehrsystem aufgegeben hat, das ihm so lange nützlich war. Daher ist es besonders wichtig, diesen Prozess der Öffnung und Reintegration zu respektieren.

Anstrengende und stressgeladene Situationen sollten unmittelbar nach einer Sitzung vermieden werden, denn sie könnten das ursprüngliche Trauma neu aktivieren. Nach einer besonders angenehmen Sitzung hatte ich mich in mein Auto gesetzt und brauchte über eine Stunde, um im dichten Berufsverkehr nach Hause zu kommen. Ich konnte spüren, wie die Wohltaten der Sitzung nachließen und verschwanden, während sich die Anspannung in meinem Körper von neuem festsetzte. Wenn Gewebe erst einmal gelernt hat, auf Schwierigkeiten zu reagieren, dann ist nur wenig vonnöten, um das Verteidigungssystem von Anspannung, Anschwellen und Schmerz auszulösen.

Ein wenig Ruhe und Zurückgezogenheit nach einer Sitzung im Verhältnis zur erfolgten Freisetzung sind also dringend anzuraten. Schlagen Sie Ihrem Klienten vor, noch einen Moment auf dem Behandlungstisch liegen zu bleiben oder einen kleinen Spaziergang zu machen, bevor er wieder in sein Auto steigt oder mit den öffentlichen Verkehrsmitteln davonfährt. Die natürliche Bewegung bei einem Spaziergang an der frischen Luft oder auch nur ein ruhiges Sitzen in der Natur kann für den Reintegrationsprozess auf jeder Bewusstseinsebene sehr förderlich sein.

Andererseits wirken auch Wachheit und einfache Aktivitäten

unterstützend. Wenn und indem der Körper sich bewegt, integriert und verankert er die Veränderungen, die während der Sitzung eingetreten sind. Die cranio-sacrale Praxis führt zu einem sehr entspannten Zustand, zu einem veränderten Bewusstseinszustand, was sehr verlockend sein kann. Wenn Heilung die Erweiterung der Fähigkeiten umfasst, im Realen, im Hier und Jetzt wie auch in der jeweiligen Umwelt zu funktionieren, dann müssen das Erstarken des normalen Tagesbewusstseins und das Aufnehmen einfacher Aktivitäten ebenso Teil des Prozesses sein. Mit anderen Worten: Das Ziel ist nicht die Unterdrückung von Schmerz oder Problembereichen, sondern die *Erweiterung* von Bewusstsein und körperlichen wie geistigen Fähigkeiten. Mit zunehmender Genesung kehrt allmählich auch die Lust an einem ganzen, an einem vollständigen und erfüllten Leben zurück.

Die Freisetzung von Gefühlen

Sobald eine gewisse Tiefe des Heilungsprozesses und der Freisetzung erreicht ist, wird der Klient oft mit Bildern, Erinnerungen, ungewöhnlichen Empfindungen und Gefühlen konfrontiert, die manchmal eine große Kraft ausstrahlen. Wie bereits zuvor erwähnt wurde, arbeitet der Therapeut am effektivsten, wenn er seinen Klienten auch unter diesem Aspekt mit Bewusstsein und Respekt begleitet. Vor allem muss er selbst sich seiner emotionalen, geistigen und körperlichen Reaktionen bewusst sein, während er solch intensive Phasen mit seinem Klienten bewältigt.

Gerät der Klient in eine gefühlsbetonte Freisetzung, dann

kann man in der Regel davon ausgehen, dass Zeitpunkt und Ort für solch eine Entladung richtig »gewählt« sind. Es kann vorausgesetzt werden, dass der Klient die innere Kraft besitzt, um eine solche Freisetzung durchzustehen und von ihr zu profitieren.

Ihre Aufgabe als Cranio-Sacral-Therapeut besteht darin, in solchen Momenten ruhig und unterstützend zu sein. Oft genügt es, einfach präsent zu sein, ohne etwas zu sagen. Für den Klienten ist es wunderbar, sich unterstützt zu fühlen und seine tiefe Bewegung erleben und zum Ausdruck bringen zu können.

Wenn Sie Worte gebrauchen wollen, dann versuchen Sie, Ihren Klienten mit Ihren Worten so leicht zu berühren, wie Sie es mit Ihren Händen gelernt haben. Sehr hilfreich ist ein schlichtes »Ja«, mit dem Sie den Klienten und sein Erleben bestätigen.

Sie könnten einfach fragen: »Möchten Sie mir etwas erzählen über das, was Sie erleben?« Weiter könnten Sie den Klienten bitten, momentane Bilder oder Empfindungen genauer zu beschreiben. Wiederholen Sie dabei Teile seiner Schilderungen, um Ihre Anwesenheit und Ihre Aufmerksamkeit zu verstärken. Fragen Sie ihn nach Farb-, Gefühls- oder Geruchsassoziationen beziehungsweise nach äußeren Formen, wenn das von ihm Geäußerte Ihnen zu theoretisch erscheint. Folgen Sie dabei unbedingt Ihrer Intuition.

Vermitteln Sie Ihrem Klienten das Gefühl, dass er auf die Erfahrung einer emotionalen Freisetzung gut vorbereitet ist. Unterstützen Sie ihn mit einer »leichten Berührung«, die sowohl körperlich als auch verbal ausfallen kann, und erleichtern Sie so vor allem die Freisetzungen im Schädelbereich. Es ist nicht nötig, alle Einzelheiten zu erfahren oder eine logisch zusammenhängende Geschichte zu erhalten. Wenn der Körper selbst zu Ruhe, Frieden und Entspannung gefunden hat, dann ist der Freisetzungsvorgang abgeschlossen. Lassen Sie ihn los, und begleiten Sie den Klienten auf seinem Wege zu dem, was für ihn als Nächstes kommt.

Wie wird nach Abschluss der Freisetzung Ihre intuitive Diagnose der Erfahrung ausfallen? Darüber zu sprechen und es emotional auszudrücken ist im Allgemeinen für den Therapeuten und auch für den Klienten interessanter und vielversprechender. Verbalisierung und gefühlsmäßiger Ausdruck geben dem Geist etwas, woran er sich festhalten und worüber er nachdenken kann. Manchmal beurteilen wir eine Sitzung anhand der Aufregung, die sie uns beschert hat.

Doch körperliche und biologische Veränderungen gehen langsam vonstatten, denn wir haben es mit einem durch und durch vernetzten Wesen zu tun. Es gibt keinen Beweis dafür, dass starke emotionale Befreiungen und aufregende Schilderungen Gewebe tiefgreifender freisetzen und erneuern als ruhigere Sitzungen, in denen es ohne Zweifel zu einer starken therapeutischen Freisetzung gekommen ist.

Erinnerungen

Manchmal hängt eine Erinnerung oder ein bestimmtes Erlebnis eng mit einer emotionalen Freisetzung zusammen. Wie glaubwürdig sind solche Schilderungen?

Ich habe die Erfahrung gemacht, dass es unmöglich ist, derartige Geschichten nach ihrem Wahrheitsgehalt zu beurteilen, ganz egal wie eindeutig und präzise sie auch erscheinen mögen. Sich der Befragung zum Wahrheitsgehalt solcher Erinnerungen zu unterwerfen heißt, den therapeutischen Nutzen dieser Bilder und Erfahrungen zu übersehen.

Die Schilderungen, Bilder und Gefühle, die mit der therapeutischen Freisetzung einhergehen, interpretiere ich als ein Mittel der individuellen Person, um Begrenzungen zu überwinden – Begrenzungen, die vielleicht Verletzungen des Körpers, schmerzhafte Erinnerungen, Ängste und Sorgen aus der Vergangenheit beinhalten.

Bei den gefühlsgeladenen, eindeutig erinnerungsbedingten Schilderungen des Klienten während einer Sitzung könnte es sich um Metaphern handeln, die sein Unterbewusstsein schafft, um den Prozess zu dramatisieren und folglich auf einer Bühne spielerisch darzustellen, damit das Bewusstsein von bestimmten entscheidenden Tatsachen erfährt, die eine Einschränkung des Lebensraums zur Folge hatten. Ob man diesen Schilderungen nun glaubt oder nicht, scheint weniger wichtig zu sein als der Versuch, dem Klienten jene tiefer liegenden Tatsachen ins Bewusstsein zu bringen. Die Zeit und das Hineingezogenwerden in den Lebensprozess bringen von sich aus Integration und Heilung mit sich.

Körper, Geist oder Seele?

Der forschende Geist erschafft Gegensätze: Bewusstsein und Unbewusstes, Materie und Geist, Materie und Energie, Körper und Seele, Religion und Wissenschaft. Wir haben gelernt, unsere Vorstellungen so zu definieren, dass sie einander ausschließen, statt sich zu ergänzen.

Die cranio-sacrale Praxis verbindet in ihren Fragestellungen, Methoden und Erklärungsmodellen ausdrücklich medizinische Wissenschaft mit Bewusstseinsarbeit. Beide zusammen werden als Einheit verstanden und nicht als konkurrierende Bereiche. So werden beispielsweise alle physiologischen Phänomene als die Manifestation von Körper, Unbewusstem und Bewusstsein gleichermaßen begriffen.

Wenn wir von emotionalen Freisetzungen sprechen, dann geschieht das nur, weil diese so viel offensichtlicher sind als körperliche. Grundsätzlich können sie jedoch nur in Verbindung mit einer Freisetzung auch im Gewebe einhergehen.

Erfahrene Cranio-Sacral-Therapeuten sehen sich auch mit dem spirituellen Aspekt ihrer Arbeit konfrontiert: sowohl mit ihrer eigenen Spiritualität als auch mit jener ihrer Klienten. Es hat den Anschein, dass all diese Bereiche, obwohl sie von unserem Verstand so klar voneinander getrennt werden, als Einheit in jedem Menschen existieren.

Wir können das von unserem Kopf offenbar künstlich geschaffene Problem der Abgrenzung zwischen Körper, Geist und Seele jedoch nicht mittels einer gründlicheren Analyse beseitigen, sondern lediglich durch tieferes Bewusstsein, Offenheit und Erfahrung.

Heilende Energie und sexuelle Energie

Mitunter kommt es vor, dass Therapeut und Klient sich auf einer romantischen oder sexuellen Ebene zueinander hingezogen fühlen. Was geschieht in einem solchen Fall mit der Ebene des Heilens?

Nach meinem Dafürhalten sind es unser Verstand und vielleicht auch unsere soziale Konditionierung, die uns überrascht sein lassen, wenn so etwas passiert. An einem tiefen Ort in uns allen sind unsere Energiebahnen nicht voneinander abgeschnitten, sondern miteinander verbunden. Wenn starke Energien aktiviert werden, dann ist es nur natürlich, dass sie manchmal als Zärtlichkeit, Zuneigung oder sexuelle Attraktion empfunden werden.

Die Energien der heilenden Transformation und der Sexualität sind jede für sich wichtige Bestandteile unseres gesamten Energiehaushalts. Jede einzelne unserer Energien kann verzehrend, aufregend und lebensverändernd wirken.

Dennoch handelt es sich um unterschiedliche Beziehungen. Wenn sich zwei Menschen als Freunde intim begegnen, dann ist die therapeutische Beziehung vorbei. Gleichzeitig verliebt zu sein *und* dabei ruhig, unterstützend, objektiv und bewusst zu handeln ist für den Therapeuten äußerst schwierig. Liebe und Sexualität fördern in der Regel unsere tiefsten Erwartungen, Ängste, Hoffnungen und Forderungen zutage. Langfristig wollen wir diese mit unserem Partner ausleben, in einem Prozess des Weckens und Entdeckens neuer Weisen zu leben und zu lieben. Partner sind gleichberechtigt; beide wollen gleichermaßen erkunden, erforschen und teilen.

Die therapeutische Beziehung ist besonders verlockend. Der Klient erfährt den Therapeuten als den Menschen in seiner Umgebung, der am meisten gibt; der umsorgt, unterstützt und dabei am effektivsten ist. Es liegt in der Natur der Sache, dass der Therapeut für die Dauer einer Stunde diesen Anschein erwecken kann. Aber das, was der Klient von ihm während des Verlaufs einer Sitzung wahrnimmt, spiegelt nicht den Therapeuten als Person wider.

Der Therapeut andererseits erlebt seinen Klienten als den Menschen in seiner Umgebung, der am offensten, verletzbarsten, mutigsten und am meisten darum bemüht ist, sich sein Leben zu gestalten – und der deshalb auch bereit ist, mit dem Therapeuten sogar die persönlichsten Intimitäten zu teilen. Wieder liegt es in der Natur der Sache, dass der Klient für eine Stunde diesen Anschein erwecken kann. Dies ergibt nur einen Teil der gesamten Persönlichkeit des Klienten.

Der therapeutische Prozess bringt diese Faktoren zusammen mit dem Ziel, zu heilen und dem Leben eine neue Richtung zu geben. Es ist für die Beteiligten an einem therapeutischen Prozess sehr schwer, einander wirklich zu kennen. Und wenn sie der romantischen oder sexuellen Energie Raum geben, dann verlieren sie fast immer die Vorteile der therapeutischen Energie.

Vielleicht gibt es zu dieser Interpretation anders lautende Theorien. Möglicherweise kann sich die romantische Partnerschaft auf lange Sicht auch als heilsam erweisen. Therapeut und Klient sollten sich jedoch unbedingt darüber im Klaren sein, welche Wahl sie treffen. Keine von beiden Beziehungsmöglichkeiten ist falsch. Aber es wäre von großem Nutzen für die beteiligten Personen, wenn ihnen die Folgen ihrer Entscheidung bewusst wären.

Fallbeispiele

Es folgen einige Behandlungsbeispiele von Klienten mit den unterschiedlichsten Leiden.

1. Fall: Ein Mann in den Zwanzigern bat um eine Sitzung, weil er bei der Arbeit von unerträglichen Kopfschmerzen gequält wurde und Schmerzen im Lendenwirbelsäulenbereich hatte. Zu

Beginn der ersten Sitzung beschrieb er seine Tätigkeit als große Herausforderung und Genugtuung, die von ihm gleichermaßen organisierende, lehrende und kreative Fertigkeiten verlangte. Er erwähnte auch, dass er all dies zurücklassen würde, um mit seiner Verlobten in eine andere Stadt zu ziehen. Im Gegensatz zu seinen offensichtlichen persönlichen Qualitäten und beruflichen Fähigkeiten klang das, was er von seiner Beziehung erzählte, eindeutig nach Abhängigkeit: Er schien sich ihren detaillierten Plänen für ihr Zusammenleben unterzuordnen. Wir sprachen jedoch nicht weiter über diesen Aspekt.

Nach der zweiten Sitzung hatte die Häufigkeit seiner Kopfschmerzen abgenommen. Bei der dritten Sitzung teilte er mir mit, dass er bei seiner Verlobten ausgezogen war und die Beziehung abgebrochen hatte.

Er kam weitere zwei bis drei Monate regelmäßig zu cranio-sacralen Sitzungen. Seine Kopfschmerzen verschwanden, und auch das Rückenleiden ließ allmählich nach. Während dieser Zeit fand er eine Wohnung für sich allein und widmete sich mit einem neuen Gefühl von Freiheit und Vertrauen in seine persönlichen Fähigkeiten seiner Arbeit und seinem Privatleben.

2. Fall: Eine Frau in den Dreißigern kam zu Sitzungen, weil sie starke Schmerzen im oberen Rücken zwischen den Schulterblattern verspürte. Sie leitete ein kleines, auf Krankenpflege spezialisiertes Dienstleistungsunternehmen. Während der Wochentage kümmerte sie sich entweder um organisatorische Dinge oder beugte sich über ihre Klienten.

Nach zwei Sitzungen erwähnte sie mir gegenüber, dass sich das Schmerzzentrum von ihrem oberen Rücken in den unteren verlagert hatte. »Aber das ist in Ordnung«, sagte sie, »weil es dort auch begonnen hat.« Nach weiteren zwei oder drei Sitzungen im Abstand von einer Woche hatte sich der Schmerz vollkommen aufgelöst. Sie fühlte sich körperlich ausgeglichener und lebendiger. Sie setzte ihre Arbeit fort wie bisher und trat jetzt beruflichen und persönlichen Herausforderungen mit mehr Selbstvertrauen gegenüber. Die Symptome kehrten nicht zurück.

*3. **Fall:*** Eine Frau Ende Dreißig entschied sich für die Cranio-Sacral-Therapie, weil sie deren Potential ausprobieren wollte, um Körper, Geist und Seele zu erforschen.

Beruflich war sie als kompetente Organisatorin, Lehrerin und Körpertherapeutin tätig.

Sie erhielt zwei abgeschlossene Sitzungen, ähnlich der, wie sie in diesem Buch beschrieben ist. Mehrere Tage nach der zweiten Sitzung fühlte sie sich sehr niedergeschlagen und kapselte sich ab: Sie hatte herausgefunden, dass sie als Kind sexuell missbraucht worden war. Dieses neue Wissen brachte sie in eine Gesprächstherapie mit einer Psychologin ein und fing an, ihr Leben aus anderer Perspektive zu betrachten.

*4. **Fall:*** Eine Frau in den Vierzigern suchte Hilfe wegen Schmerzen im Lendenwirbelsäulenbereich, die sie nahezu vollkommen außer Gefecht setzten. Sie hatte schon früher in ihrem Leben die Erfahrung von starken Rückenschmerzen gemacht, und deren Rückkehr beunruhigte sie.

Ihre Arbeit – eine Kombination aus beraterischer Tätigkeit und organisatorischer Verantwortung mit vielen Überstunden – empfand sie als sehr herausfordernd und körperlich anstrengend. Sie wurde gut bezahlt, aber es war nicht das, was sie sich erträumt hatte. Sie lebte auch in einer viel versprechenden Beziehung zu einem Mann und hoffte, bald zu heiraten.

Ihr Körper reagierte gut auf die erste Sitzung. Als sie aber so weit war, vom Behandlungstisch aufstehen zu können, kehrte der Schmerz zurück, und sie brach in Tränen aus. Ich drängte sie, sich vorsichtig aufzusetzen, hinzustellen und dann im Zimmer umherzugehen. Als sie es tat, ließ der Schmerz nach und verschwand.

Sie kehrte für vier oder fünf wöchentliche Sitzungen zu mir zurück. Schon während der ersten Wochen erlebte sie ein Abnehmen des Schmerzes. Im Verlauf von sechs weiteren Sitzungen wurde sie die chronischen Beschwerden endgültig los und konnte sich von da an ihrem Arbeits- und Privatleben mit größerer Zufriedenheit widmen.

*5. **Fall:*** Ein fast siebzigjähriger Rentner suchte wegen andauernder Schmerzen am unteren Rücken und in der rechten Hüfte um cranio-sacrale Therapie nach. Daneben erlebte er wiederkehrende Angstanfälle, die sein Leiden noch verschlimmerten. Er litt zusätzlich unter Polypen, die sich in seiner Nase gebildet hatten und deren operative Beseitigung er plante. Im Verlauf der cranio-sacralen Behandlung verkleinerten sich die Polypen so sehr, dass es nicht mehr nötig war, sie chirurgisch zu entfernen.

Auch sonst ging es ihm bald besser, und er verspürte nicht mehr das Bedürfnis, zu Sitzungen zu kommen. Einige Monate später litt er erneut unter Rückenschmerzen. Er rief mich an, um einen Termin zu vereinbaren, war jedoch unfähig, in seinem von sozialen und Freizeitaktivitäten überfüllten Terminkalender dafür Raum zu schaffen. Etwa zur gleichen Zeit begannen ihm auch die Polypen wieder Probleme zu bereiten. Später erfuhr ich, dass er Medikamente gegen Rückenschmerzen nahm und er sich die Polypen hatte chirurgisch herausnehmen lassen.

6. Fall: Eine Frau in den Siebzigern kämpfte mit erheblichen Schmerzen in ihrer rechten Schulter. Die ärztliche Behandlung, unter anderem mit Kortison-Spritzen, war erfolglos geblieben. Die cranio-sacrale Freisetzung des Schulterbereichs beendete ihr Leiden schon nach drei Sitzungen.

Kommentar: Diese Beispiele zeigen, dass körperliche Beschwerden oder Schmerzen häufig mit Lebensabschnitten des Übergangs oder vermehrter Anspannung verbunden sind. Aus einem polarisierenden Blickwinkel würde man sich sofort fragen: »Ist das wirklich körperlich oder nicht doch psychisch bedingt?« Nach meinem Verständnis ist beides gar nicht voneinander zu trennen, und kein Symptom kann nur auf das eine oder andere reduziert werden.

Dank dieser sanften Behandlungsweise kann das Individuum ruhig und zentriert werden und im Körper eine neue Freiheit erleben. Gleichzeitig beginnt die Person, Entscheidungen zu treffen, die für das weitere Leben konstruktiv sind. Größere Freiheit und Leichtigkeit werden im ganzen Wesen erlebt, nicht nur in den Geweben des Körpers.

Die zuvor beschriebenen Fälle bestätigen mir als Praktiker, dass Menschen, die ruhiger und zentrierter sind oder auch größere körperliche Bewegungsfreiheit erfahren, häufig konstruktivere Entscheidungen für ihr Leben fällen. Größere Freiheit und Leichtigkeit werden im ganzen Menschen erfahren, nicht nur in einem Teil des Körpergewebes.

Das zweite Beispiel veranschaulicht, dass sich Schmerzen und Fehlfunktionen in umgekehrter Richtung wieder zurückentwickeln, bevor sie endgültig verschwinden.

Manchmal schaffen wir es, die Signale des Körpers nicht nur zu überhören, sondern die Symptome auch an einen anderen, erträglicheren Ort zu »verschieben«. Mitunter töten wir einfach unser Einfühlungsvermögen für den Körper ab. In solchen Fällen wird die Heilung zunächst – da wir dem Körper zuhören, ihm gestatten zu heilen und dann den Prozess der Freisetzung miterleben – häufig alte Schmerzmuster wieder zutage fördern.

Solche alten Schmerzmuster treten im Allgemeinen einen oder zwei Tage nach einer Cranio-Sacral-Sitzung auf. Sie entwickeln sich, gelangen an einen Höhepunkt und verschwinden wieder nach einigen Tagen. In selteneren Fällen erfolgt dieser Ablauf innerhalb einer Sitzung und dauert nur einige Minuten.

Im dritten Beispiel strebte die Klientin nach Wandel und Erneuerung in ihrem Leben. Wer sich wirklich ernsthaft für Änderungen öffnet, der riskiert immer den Status quo. Wenn ein Mensch tatsächlich offen ist, dann gibt es keine Garantien dafür, in welche Richtung das Leben sich entwickeln wird. Ich bin jedoch der festen Überzeugung, dass Offenheit eine Voraussetzung für anhaltende Gesundheit ist – das gilt sowohl für den Klienten als auch für den Therapeuten.

Trifft ein Therapeut auf eine Person wie im dritten Beispiel, dann ist es wichtig, dass er ihre persönliche Entscheidung respektiert. Die Frau ist nicht zu mir zurückgekommen, sondern hat die Hilfe einer anderen Therapeutin in Anspruch genommen. Sie beschloss außerdem, viele ihrer Gefühle allein, für sich zu verarbeiten. Soweit ich das beurteilen kann, ist sie damit erfolgreich.

Im vierten, fünften und sechsten Beispiel suchten die Klienten hauptsächlich wegen körperlicher Symptome Hilfe. Im vierten Fall waren Vorurteile und ein Gefühl von Frustration wegen der Rückenschmerzen fast so groß wie der Schmerz selbst. Zentrierung, die Erfahrung von Schmerzminderung und ein gewisser Seelenfrieden gaben der Klientin die Kraft, mit den unerfreulichen Seiten ihres Lebens besser fertig zu werden.

Der Mann aus dem fünften Beispiel erlebte ebenfalls Erleichterung wie auch eine neue Sicht auf seinen Lebensraum und auf seine persönlichen Kapazitäten. Dennoch schien es sein größter Wunsch zu sein, sein Leben in den ihm vertrauten Bahnen fortzuführen. Als die Symptome zurückkehrten, zog er die medikamentöse und chirurgische Behandlung vor, die seine Beschwerden sofort behoben.

Das ist ein wichtiges Beispiel. Es gibt Menschen, die von der cranio-sacralen oder von anderen alternativen Therapien profitieren, die aber dann, wenn sich auch nur der kleinste Rückschritt einstellt, zu einer konventionelleren oder aber radikaleren Behandlungsform überwechseln. Auch das gehört zum Erfahrungsbereich des Therapeuten.

TEIL II

Spezielle Bewertung in der Cranio-Sacral-Therapie

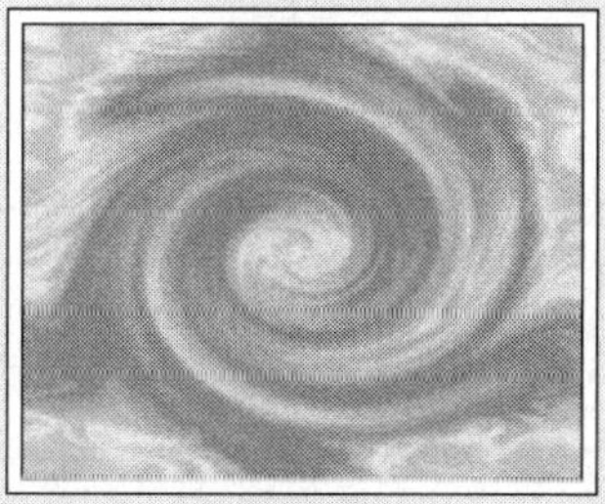

Einführung

Der in Teil I beschriebene Einführungskurs gibt dem Therapeuten einen sehr wertvollen Behandlungsplan für eine umfassende Cranio-Sacral-Sitzung an die Hand. Allein diese Behandlung hat sich als sehr hilfreich erwiesen für Menschen, die unter chronischen Schmerzen und Bewegungseinschränkungen leiden. Darüber hinaus stellt der Behandlungsablauf, der in diesem Kurs gelehrt wird, einen Rahmen dar, innerhalb dessen der Therapeut eine tiefere Sensibilität und größeres Geschick im Gebrauch dieser feinen Techniken entwickeln kann.

Teil II beschäftigt sich eingehender mit den verschiedenen Fertigkeiten und Ansichten der Cranio-Sacral-Therapie. Während viele spezifische Techniken eingeführt werden, ist das Hauptthema die Erweiterung unserer eigenen Sensibilität, unserer Effektivität und das Wohlergehen des Therapeuten.

Wir beginnen mit der Berührung. Berührung ist das Schlüsselelement in allen »Hand auflegenden« Therapien und die grundlegende Art des Kontaktes zwischen Therapeuten und Klienten. Die Berührungsqualität einer Person ist ein Ausdruck von deren Erfahrung und spiegelt innere Qualitäten wider, die wir im Kapitel 9 besprechen werden.

Berührung stimuliert einen Heilungsprozess, den wir in der therapeutischen Freisetzung beobachten. Wir kommen auf den Begriff der therapeutischen Freisetzung zurück und betrachten den als »Unwinding« bezeichneten Prozess näher. Berührung und die Sensitivität für die Freisetzung des Körpergewebes sind die wichtigsten Lehrer und Wegweiser in unserer Arbeit.

Der erfahrene Therapeut geht oft intuitiv auf den Ort des Schmerzes oder der Beengung zu. Dieser Prozess des Bemerkens und Ansprechens kann uns während der Sitzung leiten. Es handelt sich hierbei um eine natürliche Fähigkeit, die sich durch Verständnis und Übung noch vertiefen und steigern lässt. Für sich genommen, mag diese Fähigkeit einen Teil des Bewertungsvorgangs darstellen. Doch sie geht über unseren gewöhnlichen Bewertungsbegriff hinaus, weil sie den größten Nutzen bringt, wenn sie während der ganzen Sitzung aktiv und lebendig ist. Wir werden dies im Kapitel 10 besprechen.

Im weiteren Verlauf werden wir uns eingehender mit der Schädelbasis und ihren spezifischen therapeutischen Anwendungen beschäftigen, einen tieferen Einblick in ihre Komplexität und Funktionsweise gewinnen und unsere Fähigkeiten erweitern, sie dabei zu unterstützen, ihre volle Funktionsfähigkeit wiederzuerlangen.

Ausgehend vom Schädeldach, werden wir die Knochen des Gesichtsschädels und des Mundes und ihre Bewegungen und Beziehungen zueinander studieren und Techniken erlernen, die uns erlauben, diese Bereiche und die dort vorhandenen Verletzungen und Traumata zu behandeln und freizusetzen.

Im letzten Kapitel finden sich Hinweise und Empfehlungen für den Therapeuten, wie diese Fülle von Wissen effektiv zu nutzen ist.

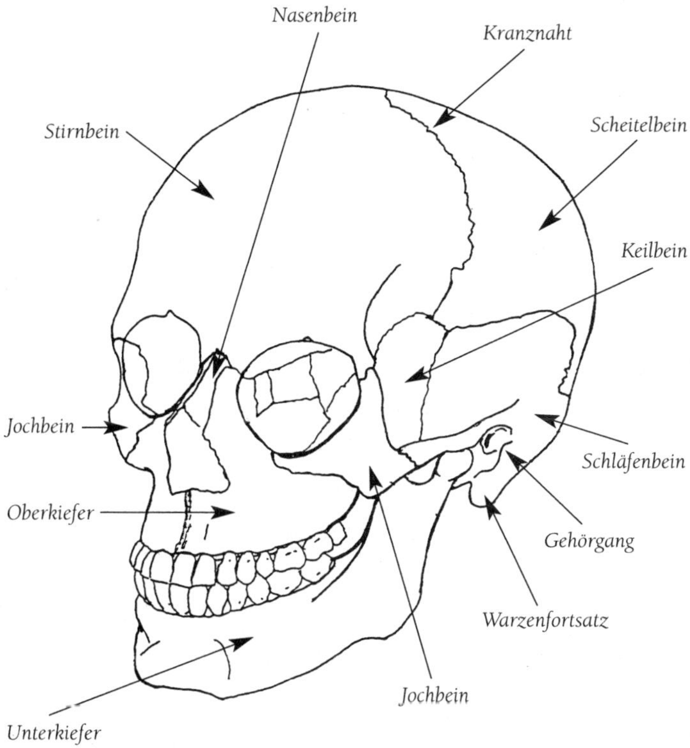

Abb. 49: Der Schädel

5 Die Kunst der Berührung

Berührung und Bewusstsein

Berührung ist mehr als der Kontakt der Hand mit der Haut. In der Therapie hat die Berührung die Bedeutung eines Kontaktes und eines Austausches zwischen zwei Individuen. Wenn ich damit beginne, Kontakt mit dem Klienten herzustellen, beginne ich zu entdecken, wer und was er ist. Ich spüre über Kleidung und Haut hinaus, die inneren Körpergewebe, die Muskeln und Organe, Fluss und Stagnation. Ich spüre Freiheit und Restriktion, Harmonie und Schmerz.

Der Klient versucht, den Schmerz oder die Einschränkung und ihren Ursprung mit Worten zu beschreiben. Auch der Körper teilt sich mit und präsentiert uns ein umfassenderes Bild. Der sensitiven Berührung offenbart er ein Muster von Zusammenhängen, die unterhalb des Bereichs der gewöhnlichen, bewussten Wahrnehmung existieren. Muskeln und Bindegewebe, Nerven und Gelenke bemühen sich mit vereinten Kräften, Unterstützung, Schutz und Ausgleich für eine Verletzung aufzubringen, die nicht ganz verheilt ist. Das offensichtlichste Symptom braucht nicht sogleich der Ursprung des Schmerzes oder der Schlüssel zur Genesung zu sein. Vielmehr zeigt es oft jene Stelle, die der Körper gefunden hat, um sich hier Ausdruck zu geben und Aufmerksamkeit auf das Leiden zu ziehen, das die Person in ihrer Entschlossenheit, normal weiterzuleben, unterdrückt hat.

Und Berührung wird von beiden gefühlt, sodass ich, wenn ich

mich als Therapeut einem Klienten zuwende, auch Qualitäten meines Körpers, meinen inneren Fluss und Stagnation vermittle, meine Freiheit und Restriktion, Harmonie und Schmerz.

Wie bereite ich mich selbst als Therapeut darauf vor, am effektivsten zu spüren, was mir der Klient bewusst oder unbewusst präsentiert? Wie halte ich meine Klarheit aufrecht, sodass ich weiß, was vom Klienten kommt und was von mir kommt? Wie unterstütze ich meinen Körper, sodass ich mich frei und fließend bewegen kann? Wie bringe ich eine heilende und heilige Energie in die Sitzung mit ein, sodass sich jeder von uns nach der Sitzung leichter und freier fühlt?

Ich beginne mit meinem Körper: Ich versuche, einen klaren, deutlichen Kontakt mit meiner Hand herzustellen. Ich lasse meinen Arm locker auf dem Klienten ruhen, verstärke den Kontakt und entspanne meine Muskeln. Ich bin mit meinem Gewahrsein mit jedem Teil meines Körpers verbunden, der den Klienten berührt.

Wenn ich meinen Arm abhebe und vom Körper des Klienten nehme, spannen sich die Muskeln an, und meine Schulter hebt sich. Diese Anspannung wird auf den Klienten übertragen. Eine Spannung kommt zwischen uns.

Wenn ich mich konzentriert auf meine Hand und einen kleinen Bereich des Körpers meines Klienten besinne, kann ich mich so darauf konzentrieren, dass ich in eine unbequeme Position gerate, ohne es zu merken. Oder ich bin vielleicht so berührt oder gefesselt von dem, was hier vorzugehen scheint, dass ich meine körperliche Bequemlichkeit aus dem Sinn verliere. Auch dies wiederum teilt sich dem Körper des Klienten mit, so gewiss wie jeder andere Aspekt der Sitzung. Bei dieser Arbeit kommunizieren wir außer über die gewöhnliche, bewusste

Wahrnehmung noch durch viele weitere Bahnen und Kanäle. Darüber hinaus nimmt das körperliche Unbehagen, das ich zu ignorieren wünsche, einen Teil meiner inneren Aufmerksamkeit in Anspruch. Ich bin nicht so frei, präsent und gewahr, wie ich wäre, wenn mein Körper entspannt wäre. Meine Wahrnehmungen werden beeinträchtigt.

Mein Verdrängen des eigenen Schmerzes und mein Ignorieren des Unbehagens sind Botschaften, die ich aussende, selbst während ich mir Mühe gebe, den Schmerz des Klienten zu lindern. Es ist also eine verwirrende Botschaft, die ich dabei weitergebe.

Damit sind das körperliche Wohlbefinden und die Aufrechterhaltung des Gewahrseins über die eigene Verfassung des Therapeuten zwei grundlegende Elemente einer klaren, effektiven therapeutischen Berührung.

Studium und Praxis sind sehr wichtige Aspekte für Vorbereitung und Wachstum des Therapeuten. Aber grundlegend für die Anwendung alles Gelernten und der Technik ist die persönliche Entwicklung des Therapeuten. Inneres Gleichgewicht ist Voraussetzung für äußeres Gleichgewicht; innere Klarheit für die Klarheit des Sehens. Sensibilität sich selbst gegenüber ist Voraussetzung für die sensible Aufmerksamkeit gegenüber dem, was der Klient präsentiert. Ruhiges, mitfühlendes Akzeptieren des eigenen Selbst ist Grundvoraussetzung für das ruhige Akzeptieren der Erfahrungen des Klienten.

Diese persönlichen Qualitäten sind immer im Prozess begriffen, sie entwickeln sich ein Leben lang. Doch sind sie natürliche Qualitäten, die wir alle zu einem gewissen Teil besitzen. Die therapeutische Sitzung ist ein Forum, das alle meine persönlichen Qualitäten aufsteigen lässt und herausfordert. Außerhalb der

Sitzung, in den Ruheräumen meines persönlichen Lebens, bin ich in der Lage, über meine inneren Fähigkeiten zu reflektieren, die die Interaktion mit dem Klienten von mir zu fordern scheint. Hier ist der Versuch, einige dieser Dinge in Worte zu fassen.

Ich bin präsent. Ich lenke meine Aufmerksamkeit auf diese Erfahrung, auf das Hier und Jetzt. Das schließt die körperliche und emotionale Energie mit ein, die ich vom Klienten wahrnehme, sowie auch alle Gedanken und Gefühle, die diese Situation in meinem eigenen Bewusstsein stimuliert. Ich versuche diese Präsenz im Gleichgewicht zu halten, sodass ich andauernd bei dem Klienten und mir selbst sein kann.

Wenn sich meine Gedanken immer wieder mit anderen Dingen beschäftigen, bin ich nicht in der Gegenwart, und es müssen Schwierigkeiten vorhanden sein, mit diesem Klienten in Kontakt zu stehen. Ist es so aufgrund meiner Müdigkeit, oder liegt es an mangelnder Konzentrationsfähigkeit? Oder kann es sein, dass diese Situation Fragen aufwirft, die ich mir selbst nicht eingestehen will? Oder aber versuche ich in der Sitzung etwas zu erreichen, das mein Ziel ist, mein persönliches Anliegen? Es mag ausgelöst sein durch den Prozess des Klienten; steht es aber wirklich für den Klienten?

Es gibt Zeiten, da ist mein Kopf voll von Fragen, und ich würde gerne eine Antwort dem Nichts abringen. Es mag sein, dass ich mich unzulänglich und unsicher fühle bei dem, was ich tue. Doch wenn ich in der Lage bin, voll präsent zu sein in dieser Erfahrung, werde ich spüren, was als Nächstes zu tun ist. Ich werde vielleicht nicht wissen warum, und werde vielleicht keine rationale Erklärung dafür haben, aber ich werde die Richtung wissen, in die ich mich in diesem Moment bewegen muss.

Ich bin in meiner Mitte. Ich richte meine Aufmerksamkeit und meine Energie auf einen zentralen Ort in meinem Körper. Kann ich ein Zentrum finden und spüren? Dies hilft, den inneren Druck auf den Klienten zu vermindern, etwas für den Therapeuten zu vollbringen. Es gibt dem Klienten Raum. Eine praktische Möglichkeit, mich auf mein Zentrum zu besinnen, ist, meinen Körper nur leicht zu bewegen, etwa mich ein wenig zu winden oder kurz mit den Füßen auf dem Boden zu scharren. Anstatt meine Aufmerksamkeit zu zwingen, ziehe ich dadurch mein Gewahrsein nach innen.

Es passiert öfter in meinem Leben oder in einer Sitzung, dass meine Gedanken und Gefühle in viele verschiedene Richtungen gezogen werden. Ich frage mich, ob mir die Sitzung gelingen wird, ich denke an die Erwartungen des Klienten oder an eine mir nahe stehende Person. Wenn etwas Intensives stattfindet, wenn der Klient weint oder Schmerzen hat, oder selbst wenn er mich mit Komplimenten überhäuft, verliere ich mich möglicherweise darin.

Alle diese Spekulationen und gedanklichen Abschweifungen sind Teil meiner Erfahrung des Hier und Jetzt. Doch kann es sein, dass sie mein Verständnis eines größeren Zusammenhangs verschleiern. Eine ruhige, zentrierte Energie ist die ideale Plattform, um alles, was in dieser Situation passiert, zu beobachten. So versuche ich alles, was ich denke, anzuerkennen, Gefühle oder Angst, und es dabei zu belassen, um zu meiner inneren Aufmerksamkeit und an einen Ort der Ruhe zurückzukehren. Ich beobachte und bewege mich von diesem Zentrum aus.

Jedes Mal, wenn ich unsicher oder zu intensiv-aktiv gewesen bin, kehre ich zu diesem Zentrum zurück. Die weiteren Schritte gehen nicht von dem, was ich gedacht habe oder dem, was der Klient gesagt hat, sondern von diesem ruhigen Zentrum aus.

Es wird möglicherweise dem entsprechen, was davor geschehen ist. Oder es mag unzusammenhängend erscheinen. Ich bin dahin gekommen, Vertrauen eher in diese Bewegung aus dem Zentrum heraus zu haben als auf die Bewegung, die auf Logik und Konsequenz basiert.

In meinem Zentrum habe ich Frieden. Es ist ein Zentrum der Stille. Es ist offen und empfänglich für den ganzen Kontext. Dieses Zentrum der Stille kann feinste Nuancen wahrnehmen. Es bietet einen offenen Zugang zu allem, was ich bis heute gelernt habe, zu der Erfahrung also meines ganzen bisherigen Lebens. Es ist verwurzelt in einer inneren Intuition und Kreativität, die all diesem eine Form geben, die im Hier und Jetzt nützlich ist.

Dies ist eine meditative Qualität, eine Meditation in Aktion, im Leben. Die Vipassana-Meditation ist ein Modell dafür. Sie lehrt das Individuum, wachsam zu sein und alles, was in das Bewusstsein kommt, zu akzeptieren, ohne Verdrängung und Aufruhr und ohne Anhaftung. Dies bedeutet, tatsächlich anzuerkennen und zu akzeptieren, was man fühlt oder sieht, ohne zu versuchen, etwas umzuleiten, zu manipulieren oder zu beschönigen. Es bedeutet, das zu akzeptieren, was das Selbst für ein Gefühl der Aufrichtigkeit öffnet, des Staunens und der Wertschätzung. Es lehrt und bedarf Liebe und Respekt für den Lebensprozess, den wir alle erfahren und bezeugen.

Mein Körper ist im Gleichgewicht. Ich arbeite und bewege mich von meinem Gleichgewichtszentrum aus, von meinem körperlichen Zentrum aus. Das ist wichtig, einerseits für mein körperliches Wohlergehen als Therapeut und andererseits als lebendiger bildlicher Ausdruck. Wenn mein Körper sich nicht im Gleichgewicht befindet, seine Bewegungen oder Positionen mir Stress verursachen, dann setze ich mich mit diesem Stress auseinander. Der Stress, unter dem ich stehe, teilt sich jedem Teil meines Körpers mit: Rücken, Nacken, Schultern, Armen und Händen. Ich bin dementsprechend weniger offen für das, was außerhalb von mir passiert. Und dieser Stress teilt sich dem Klienten mit.

Zuweilen zieht eine bestimmte Stelle am Körper des Klienten meine Aufmerksamkeit an, als wollte sie berührt werden. Dann wird mir bewusst, dass meine Position unbequem ist. Ist es ein Konflikt zwischen Intuition und meinem Wohlbefinden? Nein. In solchen Augenblicken ziehe ich mich dann sanft und respektvoll von meinem Klienten zurück und bewege meinen Körper. Wenn ich mich dann körperlich bewege, sehe ich die Dinge anders. Normalerweise erkenne ich dann, dass es einen bequemeren Weg gibt, das zu tun, was die Intuition mir vorgeschlagen hat.

Einige Bewegungsformen sind hilfreich. Tai-Chi oder Ausdruckstanz können uns dabei helfen, uns mehr auf Gleichgewicht und Fluss in unseren Bewegungen einzustimmen, sodass wir uns in einer natürlicheren Art und Weise bewegen, die respektvoll gegenüber dem Körper ist.

Ich bin geerdet. Ich sehe wiederholt auf meine Füße und spüre, wie sie meine Verbindung zur Erde herstellen. Vielleicht ist das eine bildhafte Vorstellung, aber es ist eine kraftvolle körperliche Metapher. Ob stehend, sitzend oder in Bewegung, meine Füße sind die Grundlage, die Wurzeln meines Seins. Dieses Gewahrsein ist eine große Hilfe, um die physische und energetische Balance aufrechtzuerhalten.

Ich bleibe energetisch offen. Ich stelle mir vor, dass meine Energie frei und klar bleibt, zur Erde und zum Kosmos fließt. Ich fühle, dass es besser ist, an Freiheit und Fluss meiner eigenen

Energie zu denken, als an Schutz in Beziehung zu den Problemen oder Schmerzen des Klienten. Solange ich die inneren Ressourcen habe, dies aufrechtzuerhalten, fühle ich mich durch den therapeutischen Prozess gestärkt und fasziniert. Wenn meine eigene Energie und meine Ressourcen gering sind, beginnt mir der therapeutische Prozess zur Belastung zu werden, und ich fange an, Beklemmung und Schmerz in mir und meinem Leben zu fühlen.

Dann ist es an der Zeit, aufzuhören, Therapeut zu sein, und Zeit, mich um mich selbst zu kümmern. Das ist genauso wichtig wie jede andere Fertigkeit, Technik oder Wissen. Als Therapeut bin ich für mich selbst verantwortlich. Wenn ich mir selbst durch den therapeutischen Prozess Schmerzen zufüge, dann lehre ich letztendlich den Klienten, sich selbst zu ignorieren und Schmerzen zu ertragen.

Wir alle haben diese Fähigkeiten und Qualitäten in uns. Eine wundervolle Sache bei den therapeutischen Sitzungen ist, dass man diese Qualitäten auf spezielle Weise aufrufen kann. Ich kann diese Konzentration, Wachsamkeit und Offenheit für eine oder eineinhalb Stunden aufrechterhalten, was mir während des normalen Tagesablaufs nicht gelingt.

Die Erfahrung der Kraft dieser Qualitäten in der therapeutischen Sitzung drängt mich dazu, mir ihrer Funktionsweisen auch in anderen Aspekten meines Lebens bewusst zu werden, was mich lehrt, dass sie in viel größerem Umfang zur Verfügung stehen. Mit ihnen zu experimentieren und sie in meinen größeren Lebenszusammenhang einzubringen erhöht ihre Effektivität in der Therapiesitzung.

Release – die therapeutische Freisetzung

Eine Person braucht nur den Körper einer anderen Person mit Sensibilität zu berühren, und schon beginnt das Gewebe, auf die Energie dieser Berührung zu antworten. Es wird weicher und härter, kontrahiert und expandiert, bewegt sich seitwärts, der Länge nach oder bogenförmig. Schmerz und Lust können auftauchen und wieder vergehen. Der Atem verändert sich. Geräusche im Bauch künden von sich verändernden Spannungs- und Druckverhältnissen im Verdauungstrakt. Augen beschreiben unter geschlossenen Lidern bestimmte Muster. Körperteile bewegen sich unwillkürlich oder ruckartig.

Alle diese Phänomene signalisieren eine Verschiebung von inneren Energien in einem Prozess, den man therapeutische Freisetzung nennt. Ein Konzentrationspunkt für Spannungen oder Verhärtungen löst sich. Verschiedene miteinander verbundene Faszien, Bänder, Sehnen oder Muskelfasern, die in ein hypertonisches Spannungsmuster eingebunden waren, finden einen Weg loszulassen.

Die Zeichen einer therapeutischen Freisetzung sind aufgrund der Einbeziehung des gesamten Individuums in das Haltemuster so reichhaltig und vielfältig. Die Verspannungen und Versteifungen betrachtet der Organismus als sinnvolle Mittel, um mit dem Trauma fertig zu werden. Der nicht-bewusste Teil der Person hat dieses Muster akzeptiert, ja sogar erschaffen. Es bezieht die Fähigkeiten des Immunsystems, der Nerven, der Muskeln und des Bindegewebes mit ein. Eine innere Wahl ist damit verbunden. Für das Bewusstsein des Klienten sind sie als chronischer Schmerz, als Neigung zu speziellen Verletzungen oder eine Einschränkung der Körperfunktionen spürbar. Sie können sich auch subtiler in der Körperhaltung, dem Gesichtsausdruck, dem Seh- und Hörvermögen und dem freien Willen widerspiegeln. Deshalb kann die Auflösung dieser Muster Muskelbewegungen, Schmerzempfindungen, Körperhaltungen, Geräusche und Anzeichen dafür mit sich bringen, dass sich die Person momentan in einem anderen Bewusstseinszustand befindet.

Abgesehen vom Reiz der Auffälligkeit einiger dieser Manifestationen sind die *körperlichen* Muster und Veränderungen, die vom Therapeuten gesehen und gefühlt werden, der sicherste Führer durch dieses Suchen und Freisetzen. Die Worte, Gefühle und Erinnerungen des Klienten sind oft sehr zwingend und ziehen beide, Klienten und Therapeuten, in ihren Bann. Doch sie können auch in die Irre führen, da unsere bewussten Erwartungen und unsere Neugierde uns Pfade verfolgen lassen, die uns logisch und kraftvoll erscheinen. Die tatsächlichen körperlichen Veränderungen manifestieren sich beim Klienten, die nicht-bewussten Bewegungen des Gewebes sind der Punkt des Zentrums und der Erdung in diesem Prozess. Folgen Sie dem Gewebe. Bleiben Sie bei den Gedanken, Bildern und Worten nur so lange, wie sie in Harmonie mit den Gewebsveränderungen sind. Lösen Sie sich von Worten und Bewegungen, wenn sie auf natürliche Weise zum Ende kommen oder wenn sie sich vom körperlichen Prozess abkoppeln. Lassen Sie den ganzen Prozess zu Ende kommen, wenn Sie ein Gefühl der Vollständigkeit haben.

Unwinding – Entwirren

Oftmals ist ein wichtiger Teil des therapeutischen Prozesses die Suche nach Bewegungsmustern in einem Körperteil. Ich benutze das Wort suchen, denn genau dies scheint das Körpergewebe zu tun. Die Bewegung kann kreisförmig verlaufen, im Zickzack oder teilweise rückwärts. Sie mag versuchen, schnell voranzukommen, und sich dann wieder verlangsamen. Für den Therapeuten sind diese Bewegungsmuster oft die offensichtlichsten Zeichen einer Freisetzung. Dieser Bewegung zu folgen und sie zu unterstützen wird allgemein als »Freisetzung« (engl. *unwinding*, Anm. d. Ü.) bezeichnet. Dies ist eine grundlegende und kraftvolle »Technik« der Hand anlegenden Therapie. Wir behandeln sie hier, da sie in der Cranio-Sacral-Therapie eine so grundlegende Rolle spielt. Sie kann vom ersten Moment an während der Bewertung ins Spiel kommen und am Höhepunkt eines zumeist komplexen Freisetzungsprozesses. Entwirren ist eine spezialisierte Komponente des therapeutischen Freisetzungsprozesses.

Die Grundlage des Unwinding ist, dass der Therapeut der nicht-bewussten Führung des Körpergewebes *folgt, sich mit ihr bewegt, sie unterstützt, sie verstärkt oder mäßigt.* Zwei Beispiele für Unwinding sind die Freisetzungen des Zwerchfells und der oberen Thoraxapertur. Es gibt kein standardisiertes Bewegungsmuster in diesen Bereichen, nach dem man Ausschau halten oder das man auslösen kann. Der Therapeut folgt und *geht mit* der Bewegung, die er unter seinen Händen spürt.

Indem er seine Energie leitet, indem er mit- und dem Körper nachgeht, bietet der Therapeut eine Art von *Unterstützung* an. Der Körper des Klienten scheint dies als Gelegenheit anzunehmen, um mit Veränderung zu experimentieren und die Möglichkeiten zu erforschen, blockierte Energie freizusetzen. Ein Schritt führt zum nächsten, in einer Abfolge, die weder für den Klienten noch für den Therapeuten vorhersehbar ist. Der Therapeut bietet eine Art von Verstärkung für diese Abfolge von Bewegungen an, ohne jedoch vorauszugehen und ohne sie abrupt zu beenden.

Der Begriff Unwinding bezeichnet insbesondere das Nachfolgen und Unterstützen der freien Bewegung eines Körperteils an einem Gelenk. Wenn der Therapeut den Kopf des Klienten hält, kann dieser die Tendenz haben, sich wiederholt nach einer Seite zu neigen. Dieser Bewegung vorsichtig zu folgen ist eine kraftvolle Art und Weise, dem atlanto-okzipitalen Gelenk und den Muskeln und Faszien, die am Genick entlang zur Schädelbasis verlaufen, dabei zu helfen, sich freizusetzen.

Wenn wir am Kopf oder irgendeinem anderen Körperteil arbeiten, ist es wichtig, diesen so vollständig zu unterstützen, dass auf den Gelenken sehr wenig Gewicht lastet oder die Muskeln nur minimal angespannt sind.

Es ist weiterhin wichtig, die Bewegung maßvoll zu dosieren und in einem gemächlichen Tempo zu arbeiten. Wenn man sich langsam bewegt, hat das Gewebe Zeit, sich freizusetzen, sich zu reorganisieren und auf die nächste Bewegung hinzuweisen. Wenn sich ein Körperteil rasch bewegt, könnte er gewissermaßen ein Bewegungsmuster überspringen, das wichtig sein könnte, da er sich nicht die Zeit nimmt, es freizusetzen. Wenn dies geschieht, kann der Therapeut dem Muster ein zweites Mal folgen und der schnellen Bewegung widerstehen, während er die Unterstützung und Präsenz aufrechterhält.

Unwinding in der Praxis

Um das Unwinding durchzuführen, stellen Sie sich seitlich neben Ihren Klienten. Nehmen Sie eine bequeme Position ein, und entspannen Sie Ihren Körper. Nehmen Sie sanft den Arm Ihres Klienten, und unterstützen Sie ihn an Ellbogen und Handgelenk. Fühlen Sie die Energie des Armes. Sie mag locker oder fest, flexibel oder steif sein. Spüren Sie eine Bewegung? Folgen Sie ihr gemächlich, mit Pausen, und achten Sie dabei auf Richtungsänderungen. Seien Sie darauf vorbereitet, Ihren eigenen Körper, wenn nötig, zu bewegen, um zentriert und im Gleichgewicht zu bleiben und um dem Arm Ihres Klienten volle Unterstützung anzubieten.

Der Arm kann sich sehr stark oder auch nur sehr leicht bewegen. Der Nutzen für den Klienten ist nicht vom Ausmaß der Bewegung abhängig. Eine eher geringe Bewegung kann zu einer starken Verminderung von Stress und einer Entspannung des Armes, der Schulter und des gesamten Körpers führen.

Man kann Unwinding auch an allen anderen Körperteilen anwenden. Knöchel, Knie oder Hüfte können entwirrt werden, indem man sanft die Beine oder Füße bewegt. Bieten Sie immer eine Unterstützung und eine energetische Verbindung an durch Ihre Hand, Ihren Arm oder einen anderen Teil Ihres Körpers, der Ihnen hierzu dienlich erscheint.

Wenn sich die Knochen des Kopfes den normalerweise beschriebenen Bewegungen der Freisetzung widersetzen, ist es möglich, dass sie auf Unwinding ansprechen. Um Kontakt herzustellen, folgen Sie der Bewegung des Keilbeins oder des Stirnbeins und unterstützen Sie sie, um das sehr subtile Unwinding zu fördern.

Entwirren, Bewegungsradius und Mikrobewegung

Ein besonderes Gefühl für den Umfang einer Bewegung ist ein wichtiger Teilaspekt des Unwinding in der Cranio-Sacral-Therapie. In der Massage, beim Shiatsu oder in der physikalischen Therapie bewegt der Therapeut den Arm in einem weiten Bogen, um den Bewegungsradius zu testen und zu erweitern. Oftmals wird dabei vom Therapeuten oder vom Klienten der Widerstand des Körpers bewusst überschritten, um einen größeren Bewegungsradius zu bekommen. Dies erzeugt in Muskeln und Sehnen »Schmerzen, die wohl tun«. Doch dies ist *nicht* die Art von Bewegung, die wir in der Cranio-Sacral-Therapie benutzen. Nach meiner Erfahrung mit Unwinding hat der Klient aufgrund der Bewegung keinerlei Gefühl von Stress, aber oftmals ein Staunen darüber, dass sich solch ein Bewegungsradius so angenehm anfühlt.

Wenn Sie einen Körperteil halten, unterstützen Sie dabei so viel Gewicht wie möglich. Zentrieren und erden Sie sich. Dann folgen Sie jeder Bewegung, die von Ihren Händen oder vom Körper Ihres Klienten zu kommen scheint. Bewegen Sie sich sehr wenig und sehr langsam in eine Richtung, halten Sie inne, und bewegen Sie sich dann in eine andere Richtung. Wenn Sie sich bewegen, achten Sie auf einen sehr feinen Widerstand. Es kann geschehen, dass Sie sich weniger als einen Zentimeter bewegen und schon ein leichtes Zögern oder einen Widerstand in den Muskeln spüren. Dann bewegen Sie sich in eine andere Richtung. Die Bewegung kann so klein sein, dass sie nur wie die Andeutung einer Bewegungsmöglichkeit ist. Reagieren Sie auf jeden Widerstand, auf jedes Zögern, auf jeden Widerwillen. Bewegen Sie sich nur in die Richtung, in die der jeweilige Körperteil zu gehen wünscht: in »Richtung Erleichterung«.

Wenn der Körperteil sich schnell zu bewegen beginnt, widerstehen Sie dieser Bewegung, um ein sehr langsames Tempo gehen zu können. Wenn Sie davon überrascht worden sind und sich der Körperteil schnell bewegt hat, so lassen Sie ihn seine Bewegung beenden. Dann kommen Sie sanft an den Ausgangspunkt zurück, an dem die schnelle Bewegung begonnen hat. Diesmal widerstehen Sie der Bewegung sanft, um ein gemächliches Tempo aufrechtzuerhalten, wenn Sie der Bewegung folgen. Oftmals sind die Freisetzungen während dieser Phase am größten, wenn der Therapeut seine Unterstützung anbietet, seine Präsenz, und einem zu raschen Tempo Widerstand leistet.

Die Sensibilität hierfür ist das Herzstück der Cranio-Sacral-Therapie.

6 Der Prozess der Bewertung

Was ist Bewertung?

Die Bewertung in der Cranio-Sacral-Therapie ist ein Prozess des Beobachtens und einer sich entfaltenden Erfahrung. Dabei sollten die Empfangskanäle für die vom Klienten vermittelten Botschaften so offen wie möglich sein. Diese Botschaften können in der Sprache der weichen und festen Bindegewebe, der regelmäßigen und unregelmäßigen Rhythmen oder der Konzentration und des Flusses von Energie verfasst sein. Dabei hat es den Anschein, als würden die entsprechenden Körperteile dem Therapeuten regelrecht zuwinken. Die Worte, mit denen der Klient momentane Schmerzen und Behinderungen beschreibt, spielen dagegen für das Gesamtbild der Bewertung nur eine untergeordnete Rolle.

Bei der Bewertung ist es für manche Therapeuten von Belang, zu Beginn einer Sitzung ein Urteil zu fällen oder eine Diagnose zu stellen. Im konventionellen medizinischen Kontext wird ein Behandlungsablauf durch die Diagnose bestimmt. Diese ist in der Cranio-Sacral-Therapie nicht hilfreich, obwohl der Verstand oft von dem Verlangen getrieben wird, alles in Worte zu fassen. Das Problem ist, dass eine Diagnose oder ein Urteil den Anschein von etwas Endgültigem haben. Je mehr ich denke, die Person zu kennen, umso weniger offen bin ich für andere Möglichkeiten.

In der Cranio-Sacral-Therapie ist die Bewertung eine Form des Offenlegens und Entdeckens. Sie ist ein während der ganzen Sitzung fortlaufender Prozess, in dem sich Eindrücke formen, denen man nachgeht und die sich durch unmittelbare Erfahrung verändern.

Beginn der Sitzung

Zu Beginn einer Sitzung bilden wir anfängliche Eindrücke. Die Lauschstationen bieten eine effektive und einfache Struktur, innerhalb derer Klient und Therapeut Kontakt miteinander aufnehmen. Der Therapeut ist fähig, diesen anfänglichen Status des Klienten zu spüren, die Freiheit und die Beengtheit im Gewebe, Flüssigkeit und Energie. Dies gibt uns einen Ausgangspunkt für unsere Arbeit. Während wir anfängliche Eindrücke bilden und ihnen folgen, verändert sich das Muster der Energien und Zusammenhänge. Ein Vorhang öffnet sich, und wir werden gezogen, auf eine Weise zu arbeiten, die sich ganz am Anfang so nicht offenbart hätte. Die Aufhebung einer Energieblockade, die den Fluss innerhalb der ursprünglichen Restriktionen wiederherstellt, enthüllt zugrunde liegende, möglicherweise ältere Muster, die jetzt bereit sind, sich zu verändern. Auf diese Weise bleibt die Bewertung während der ganzen Sitzung ein wacher und lebendiger Prozess.

Die erste Technik, die gelehrt wird, ist gewöhnlich die Palpation des Cranio-Sacral-Rhythmus an verschiedenen Stellen des Körpers, von den Füßen hinauf in Richtung Kopf. So registrieren wir wichtige Indikatoren für die freie Bewegung und Elastizität – oder die Restriktion – der Faszie. Wenn Therapeuten durch ihre praktische Erfahrung sensibler werden, beginnen sie oft, ein Gespür dafür zu entwickeln, wie und worauf sie ihre Aufmerksamkeit richten. Zuweilen scheint es, als gingen die Finger genau zu dem Punkt, an dem der Klient Schmerzen verspürt – was auf ein System innerer Führung hinweist, das dem Therapeuten nur vage bewusst sein mag. Zu anderen Zeiten ist es eher ein generelles Gefühl, weiterzugehen oder die Position der Hand zu ändern. Wir lernen, uns von den konventionellen Positionen zu entfernen, und beobachten, dass winzige Veränderungen in der Handhaltung den Freisetzungsprozess deutlich verstärken können.

Die Bewertungsverfahren in diesem Kapitel sind aufgrund solcher Erfahrungen entwickelt worden. Sie sind ein Versuch, auf eine eher wissenschaftliche Weise zu verstehen und zu erklären, was geschieht, wenn der Therapeut seine Empfangskanäle für die vielen zur Verfügung stehenden Kommunikationsmöglichkeiten zwischen zwei Personen öffnet. Sich dieser Techniken bewusster zu werden kann jedem Therapeuten dabei helfen, sich über seine eigenen wahrnehmenden Fähigkeiten klar zu werden: wie er sich am effektivsten einstimmt, beobachtet und ein Gespür für den Klienten bekommt.

Schauen

Stehen Sie einige Meter entfernt, und schweifen Sie mit dem Blick über den Körper Ihres Klienten. Gibt es Stellen oder Bereiche, die Ihren Blick anzuziehen scheinen? Für viele Therapeuten ist das der erste Schritt der Bewertung. Das mag sich gerade unterhalb der Bewusstseinsschwelle abspielen: Der Therapeut sieht den Klienten an und spürt den Impuls, einem bestimmten Teil des Körpers seine Aufmerksamkeit zukommen zu lassen, ihn zu betasten oder zu berühren.

Um dies zu üben, machen Sie es sich zu Beginn ganz bewusst. Tasten Sie mit Ihrem Blick den Körper des Klienten ab. Ihr Blick streicht langsam über den Körper, ohne irgendwo länger zu verweilen oder etwas genau zu betrachten. Wohin möchte Ihr Blick wandern, wovon fühlt er sich angezogen, worauf möchte er zurückkommen? Auf eine Stelle oder mehrere? Dieses »Schauen« ist weder ein beurteilender Vorgang, noch befasst er sich besonders mit der Körperhaltung. Es gilt einfach festzustellen, von was sich der Blick angezogen fühlt. Merken Sie sich diese Stellen, bevor Sie zu anderen Bewertungsverfahren weitergehen.

Arcing

Stehen Sie gleich neben dem Klienten, wie bei den Lauschstationen, und bringen Sie Ihre Energie nach innen; fühlen Sie Ihre Verbindung mit dem Boden. Dies hilft Ihrer Wahrnehmung, sich auszudehnen und sich allgemein zu öffnen, statt sich verengend zu konzentrieren. Lassen Sie Ihre Hände den Klienten berühren, aber nicht nach einem Muster, das Sie gelernt haben. Lassen Sie die Hände sich frei bewegen und zur Ruhe kommen, wo sie sich behaglich fühlen.

Nach wenigen Minuten heben Sie eine oder beide Hände und bemerken Sie, ob sie eine neue Position suchen. Anstatt darüber nachzudenken, folgen Sie einfach Ihren Händen. Lassen Sie sie eine Weile ruhen, dann gehen Sie weiter. Haben Sie dies schon einmal erlebt? Was erlebt dabei Ihr Klient?

Verstehen und nutzen Sie diesen Weg

Blick oder Hand suchen und streben nach einer Stelle, die sich unbehaglich oder beengt fühlt. Dies erleben viele Menschen, nicht nur geschulte Therapeuten. Es kommt auch in der Natur vor. Wir können beobachten, dass Fische oder Vögel, die im Schwarm schwimmen oder fliegen, alle gleichzeitig die Richtung ändern, ohne erkennbare Kommunikation. Wie erklären wir das? Der Verstand sucht nach einer Erklärung, nach einem verborgenen Organ oder Duftstoff, der die Verständigung zwischen den Lebewesen auf wissenschaftlich bekannte Weise vermittelt.

Therapeuten gehen über das eigentliche Erleben hinaus, wenn sie versuchen, dieses Wahrnehmungsphänomen folgendermaßen zu erklären.

Wenn ein Teil des Körpers Stress oder Verletzung erfährt, kommt es zu einer Schutzreaktion. Muskelgewebe und Faszien kontrahieren, verdicken und versteifen sich. Es treten Wärme, Steifheit, eine Flüssigkeitskonzentration und vielleicht eine Anhäufung von Stoffwechselschlacken auf, und es kommt zu einer Reduzierung der Flüssigkeit und Energie, die normalerweise ins umgebende Gewebe fließen würden.

Diese Art der Konzentration auf einen Brennpunkt der Energierestriktion sendet möglicherweise ein energetisches Signal aus, das andere unterhalb ihrer Bewusstseinsschwelle wahrnehmen können. Wir stellen fest, dass wir von jenen Signalen intuitiv zu bestimmten Teilen des Körpers geleitet oder gezogen werden, zu Stellen, die die Orte der akutesten Schmerzen, Spannung im Bindegewebe und Bewegungseinschränkung sind.

Man stellt sich vor, dass das Signal in konzentrischen Kreisen ausgesendet wird, wie Wellen sich auf einem Teich ausbreiten. Es ist, als fühlten wir diese Bögen von Energie, wie sie uns nach innen ziehen, zu dem Zentrum, dem Punkt des Unbehagens. Der Therapeut kann lernen, Bögen auch außerhalb des Körpers wahrzunehmen und sie bis zum Ort der Beeinträchtigung zurückzuverfolgen. Der Begriff *Arcing* geht auf das englische Wort *arc* (Bogen) zurück.

Diese Erklärung ist nur eine Vermutung. Doch wie eine Erklärung auch lauten mag, können uns sowohl Sehen als auch

Berührung helfen, umfassender wahrzunehmen, was der Klient in der Sitzung manifestiert. Wichtig ist dabei, unsere innewohnenden Fähigkeiten zu erkennen, zu entwickeln und zu gebrauchen. Wir haben viele Wahrnehmungsfähigkeiten, akkurat arbeitende Empfindlichkeiten, die in unserer modernen, technologisch betonten Gesellschaft tief in uns schlummern. Wir haben gelernt und geübt, die Botschaften unseres Körpers abzutun und unsere Intuition zu ignorieren, nur um die Jahre in der Schule und Familie zu bewältigen. Doch der Körper versucht weiter und auf mannigfache Weisen, zu uns zu sprechen. Menschen in ursprünglicheren, naturnäheren Gesellschaften sprechen auf die subtilen Signale in der Natur und in einander ganz natürlich an. Oft sind Leben und Überleben abhängig von ihrer Fähigkeit wahrzunehmen, wie ihre Intuition arbeitet. Auch wir können diese Fähigkeit zurückgewinnen und Spektrum und Reichweite unserer Wahrnehmung ausdehnen.

An den Lauschstationen bietet dieses Gewahrsein Punkte zur eingehenderen Untersuchung. Wenn ich mich setze, um mit den Freisetzungen zu beginnen, kann ich die Hände in die Nähe eines dieser Punkte legen, um einen umfassenderen Eindruck von dem zu bekommen, was hier mitgeteilt wird. Während ich den Körper des Klienten berühre, beginnt das Gewebe etwa einen Freisetzungsprozess. Oder meine Hände werden zu anderen, damit zusammenhängenden Teilen des Körpers geführt. Wenn ich diesen dann tatsächlich berühre, mag der Klient mir ein hilfreiches Feedback geben, eine Bestätigung, die nicht möglich wäre, wenn über das Problem nur nachgedacht würde.

Andererseits ist es nicht immer zu empfehlen, längere Zeit direkt am Punkt des größten Schmerzes oder der stärksten Restriktion zu arbeiten. Dadurch mag der Therapeut manchmal sogar die Intensität noch verstärken. Häufig ist es konstruktiver, um die intensivsten Bereiche herum zu arbeiten und so dazu beizutragen, den Fluss in die angrenzenden Bereiche wiederherzustellen, die leer und inaktiv erscheinen. So wird ein Abfließen oder ein Rückzug der überschüssigen Energie aus den Bereichen des akuten Brennpunkts möglich. Dies hilft, Gleichgewicht und Fluss im ganzen Körper zu erreichen.

Dieses sensitive Ansprechen auf den Klienten kann während der ganzen Sitzung hilfreich sein. Bei jeder Freisetzungsposition mag der Körper Feedback geben, das mir hilft, Position und Art meiner Berührung zu modifizieren. Mal mag ich meine Hand leicht bewegen, bei anderen Gelegenheiten bleibt eine Hand an Ort und Stelle, während sich die andere an einen ferneren Teil des Körpers bewegt.

Wenn sich meine Hand und mein Körper wohl fühlen, ist mir dies ein Zeichen dafür, dass ich an der richtigen Stelle bin. Wenn die Hand unbehaglich ist oder sich bewegen will, dann folge ich ihr. Sowie ich mich von der konventionellen Position entferne, bemerke ich oft weitere Anzeichen einer Freisetzung. Somit bietet der nonverbale Dialog zwischen Klient und Therapeut in jeder Phase der Sitzung zahlreiche Hinweise und Anhaltspunkte.

Bewegung

Stellen Sie sich gleich neben den Massagetisch und schieben Sie die Hüfte des Klienten sanft zu einer Seite. Lassen Sie sie in die frühere Postion zurückkehren, und schieben Sie erneut. Diese Bewegung ist sehr gering, gerade eben sichtbar. Finden Sie den Rhythmus des Körpers, und stimmen Sie die Bewegung auf diesen Rhythmus ab. Achten Sie auf die Qualität der Bewegung in den Hüften: Ist sie frei oder eingeschränkt? Achten Sie auf die

Art, wie die Bewegung nach oben, in den Brustkorb und zu den Schultern übertragen wird. Geschieht dies reibungslos oder eingeschränkt? Achten Sie darauf, wie sich die Bewegung nach unten in die Beine überträgt.

Nun gehen Sie weiter zu den Rippen und wiederholen Sie dieses leichte, seitliche Schieben. Achten Sie wieder auf die Qualität der Bewegung im Brustkorb und die Art der Verbindungen nach oben und unten. Achten Sie darauf, an welchen Stellen die Bewegung frei und in welchen Bereichen sie eingeschränkt ist.

Es ist nur eine kleine Bewegung; sie ist nicht störend, sondern sanft und angenehm. Sie enthüllt Ihnen Charakteristika des Muskel- und Bindegewebes. Dabei können wir Bereiche des Körpers sehen und fühlen, die geschmeidig und frei sind, und solche, deren Beweglichkeit und Flexibilität gleichsam abwehrend oder schützend eingeschränkt sind. Sie können auch noch beide Beine nacheinander prüfen.

Diese Bewertungsmethode mag im Rahmen der Lauschstationen zu Beginn einer Sitzung zur Anwendung gelangen. Häufiger jedoch mache ich später, während der Freisetzungen des Körpers, von ihr Gebrauch. Sie ermöglicht uns ein klares Bild von den Übergängen von freier zu eingeschränkter Bewegung, wie oben gezeigt. Oft spricht auch das Gewebe darauf an und beginnt, weicher zu werden; der Körper fängt an, sich fließender zu bewegen und der Bewegung durch Sie zu folgen. Damit ist dieses Vorgehensweise ein hilfreiches Mittel für die konventionelleren Formen der Freisetzung.

Diese leichte Bewegung scheint dem Körper zu helfen, die Freisetzungen und Energieverschiebungen umfassender zu integrieren, die während einer Sitzung stattgefunden haben. Deshalb ist sie interessant und nützlich gegen Ende der Sitzung.

Bewertung, Interaktion und der Cranio-Sacral-Rhythmus

Jede Person besitzt eine einzigartige Zusammenstellung von Qualitäten, Sensitivitäten, Stärken und Schwächen. Diese Bewertungsverfahren sind wichtig, weil sie uns erlauben, ohne vorgefasste Meinungen auf den Klienten zuzugehen. Sie bieten eine Struktur, innerhalb derer wir lernen, in jedem Augenblick empfänglich und offen für neue Einsichten und neue Möglichkeiten zu sein. Damit sind wir in der Lage, auf die Wirklichkeit anzusprechen und einzugehen, die wir in der Sitzung erleben. Wir sind nicht auf und durch eine standardisierte Reihe von Prozeduren beschränkt, die wir mit nur wenig Abwandlung bei jedem Klienten anwenden.

Jeder Therapeut besitzt ebenfalls eine einzigartige Zusammenstellung von Qualitäten, Sensitivitäten, Stärken und Schwächen. Auf irgendeiner Ebene spüren wir diese Qualitäten und spürt der Klient diese Qualitäten. Der Prozess der Bewertung, des Gewahrseins, ist ein interaktiver. Der Klient, das Körpergewebe, die physischen Organe sprechen zu dieser Zeit und an diesem Ort auf diese bestimmte Person, diesen Therapeuten an. Der Dialog setzt sich während der ganzen Sitzung fort: Sowohl Klient als auch Therapeut lernen, effektiv zu kommunizieren und miteinander zu arbeiten.

Jeder Therapeut bringt eine einzigartige Qualität in die Arbeit ein. Deshalb nehmen verschiedene Therapeuten unterschiedliche Aspekte wahr und arbeiten mit dem gleichen Klienten auf unterschiedliche Weisen. Diese einzigartige Qualität und Fähigkeit, die jede Person zu bieten hat, fördert Vielfalt und Abwechslung. Teil unserer persönlichen Entwicklung als Therapeuten ist es, erkennen und schätzen zu lernen, was wir zu bieten haben.

Der Cranio-Sacral-Rhythmus

Wir wenden uns nun dem Cranio-Sacral-Rhythmus zu. Weil der Rhythmus ein einzigartiger und zentraler Aspekt der Cranio-Sacral-Therapie ist, rankt sich bereits ein dichtes Geflecht von Lehrmeinungen um ihn. Schöpferische und innovative Pioniere auf dem Gebiet haben Vermutungen darüber, was der Rhythmus ist und was er bedeutet. Ursprüngliche Mutmaßungen wurden nach einiger Zeit als Wahrheiten angenommen. Dann wurden noch mehr Mutmaßungen angestellt, die auf den vorausgegangenen aufbauen. Basierend auf dem offensichtlichen Rhythmus, wurden schließlich Verallgemeinerungen über Klienten formuliert.

Doch wir sind bis heute nicht in der Lage, diesen Rhythmus als ein eigenständiges physiologisches Phänomen wissenschaftlich zu messen. Seine physiologische Grundlage ist eine Vermutung. Darüber hinaus scheint die Art, wie der Rhythmus sich manifestiert, in Abhängigkeit vom jeweiligen Therapeuten zu schwanken.

Doch nach wie vor manifestiert sich der Rhythmus Tausenden von Therapeuten. Die Bewegungen des Körpers und des Schädels signalisieren Beengung und Freiheit innerhalb des Gewebes. Insbesondere der nach einer tiefen Freisetzung wiederkehrende Rhythmus scheint ein höchst bedeutsamer Indikator der wiederhergestellten Flexibilität und Freiheit zu sein. Ich habe mich entschieden, die Wirklichkeit des Cranio-Sacral-Rhythmus zu akzeptieren. Ich erkenne seinen Zyklus, seinen therapeutischen Nutzen, seine Hilfe im Laufe einer Sitzung – und dies, ohne seine physiologische Grundlage zu kennen.

Pioniere und Neuerer in der Cranio-Sacral-Therapie wurden

von ihren Kollegen verspottet. Um sich zu verteidigen, versuchten sie zu beweisen, dass sie in ihrer Argumentation ebenfalls wissenschaftlich sind. Doch eine Person kann auch in der Methode wissenschaftlich sein, ohne alles in einer allgemein akzeptierten Terminologie erklären zu müssen. Wenn ich für alles, was ich tue, eine konventionelle wissenschaftliche Erklärung abgeben muss, dann bin ich in meinem Handeln eingeschränkt durch die Begriffe, die ich gebrauche. Es ist realistischer, mich von meiner Erfahrung leiten zu lassen, auch wenn ich rational nicht genau verstehe, wie sie sich in ihren Einzelheiten manifestiert.

Faszien und Bänder bilden eine unterstützende und schützende Struktur um jedes Organ und jede Gewebsstruktur im Körper. Ihre schützende Eigenschaft, sich im Falle eines Traumas zusammenzuziehen, behindert oftmals die natürliche Bewegung des Organs oder Gelenks in diesem Bereich. Infolge dessen wird auch die Bewegung des Cranio-Sacral-Rhythmus beeinflusst.

Das Ertasten des Rhythmus ist ein vertrautes Mittel bei der Bewertung. Therapeuten prüfen diesen Rhythmus vom ersten Tag ihrer Ausbildung an. Im Folgenden gebe ich eine Übersicht darüber, welche Informationen uns der Cranio-Sacral-Rhythmus vermitteln kann.

Symmetrie: Ein Unterschied von einer Seite zur anderen während eines vollen Zyklus zeigt normalerweise eine Blockade oberhalb der Stelle an, an der Sie tasten. Die Restriktion befindet sich auf der Seite, deren Bewegung langsamer, rauer oder geringer ist. Den Rhythmus an unterschiedlichen Orten zu prüfen, während man nach oben hin arbeitet, hilft bei der Lokalisierung des Problems.

Fülle oder Amplitude: Den optimalen Rhythmus spürt man oft nach einer Freisetzung. Der Rhythmus erscheint wieder mit dem Gefühl einer größeren Fülle, er bewegt sich zu jeder Seite, mit einer größeren Breite und Leichtigkeit. Ein Gefühl der Enge zeigt Zusammenziehung an. Es kann nur auf einer Seite auftreten und zu der oben beschriebenen Asymmetrie führen. Oftmals ist das Gefühl der Enge und Konstriktion des Rhythmus auf beiden Seiten und an mehreren Lauschstationen festzustellen. Zuweilen taucht dieses Gefühl der Konstriktion auch breit gefächert im Körper und im Kopf auf.

Wenn die Enge in der Amplitude in einem großen Teil des Körpers Ihres Klienten vorherrscht, kann es sein, dass kein spezifischer Brennpunkt als Erklärung auftaucht. Die vorsichtige und aufmerksame Arbeit an den Diaphragmen führt normalerweise zur Rückkehr eines vollen Cranio-Sacral-Rhythmus.

Frequenz: Die normale Frequenz beträgt 10 bis 12 Zyklen pro Minute, ist also etwas geringer als die Atemfrequenz in der Ruhe. Im Gegensatz zum Puls und zur Atmung variiert die Frequenz normalerweise nicht von einer Situation zur anderen, wenn sie von demselben Therapeuten gemessen wird.

Unterschiedliche Therapeuten jedoch mögen auch unterschiedliche Frequenzen des Cranio-Sacral-Rhythmus feststellen. Doch im Laufe der Zusammenarbeit der Therapeuten an dem gleichen Klienten gelangen die Rhythmen oft zu einer Übereinstimmung. Wenn ein einzelner Therapeut mit einem Klienten arbeitet, finden die Rhythmen von Therapeut und Klient oft zu einer Gleichzeitigkeit.

Manche Autoritäten auf dem Gebiet haben unterschiedlichen Rhythmus-Frequenzen pro Minute diagnostische Schlussfolgerungen zugeordnet. Diese erscheinen impressionistisch und sind oft nicht gültig. Oft stellen wir fest, dass wir selbst aufgrund einfacher Zeichen solche Urteile bilden, wenn wir eine Person nicht gut verstehen oder uns distanziert fühlen.

Qualität: Über Symmetrie, Amplitude und Frequenz hinaus können auch andere Eindrücke und Qualitäten über den Rhythmus mitgeteilt werden. Achten Sie auf das, was Sie spüren. Es mag sein, dass Sie Kampf, Frieden, Stärke, Rückzug spüren. Ohne diesen Eindrücken allein zu viel Gewicht zu geben, fragen Sie sich, ob sie zu anderen Eindrücken passen und Ihnen helfen, Ihren Klienten zu verstehen.

Ein Wort zur Vorsicht: Der intuitive Eindruck, den der Therapeut vom Klienten hat, ist nur eine Facette von dessen gesamten Sein. Bleiben Sie offen für Überraschungen und nicht zu sehr einer überlegenen Sichtweise verhaftet.

Die Duralröhre und die Wirbelsäule

Die Duralröhre verläuft innerhalb der Wirbelsäule und bildet eine starke, schützende und doch auch flexible äußere Umhüllung für das Rückenmark. Sie ist eine Fortsetzung der Duralmembran, die an den Knochen der Schädelkapsel anliegt. Doch die Duralröhre ist mit der Wirbelsäule nur an den oberen Halswirbeln und am Kreuzbein verbunden. Im größten Teil ihrer Länge ist sie frei beweglich im Wirbelkanal und kann sich in ihrer Lage den Körperbewegungen anpassen, ohne dass dabei das Nervengewebe des Rückenmarks eingeklemmt wird. An den Wirbelkörpern gibt es beiderseits Ausstülpungen der Duralröhre, die den Nervensträngen erlauben, sich vom Rückenmark ausgehend in den Körper zu verästeln. Diese Ausstülpungen und ihr Inhalt verlaufen durch Spalten zwischen den Wirbeln, die Zwischenwirbellöcher (Foramina intervertebrales).

Unter bestimmten Umständen kann sich die Duralröhre an der Seite des Wirbelkanals einklemmen oder sich innerhalb des Wirbelkanals leicht verdrehen. Eine solche Verdrehung kann den Fluss der zerebrospinalen Flüssigkeit zu Teilen des Rückenmarks behindern oder Druck auf die Nervenwurzeln ausüben, die vom Rückenmark in den Körper hinaus verlaufen. Um ein Gefühl dafür zu bekommen, stellen Sie sich vor, mit Armen oder Beinen in den verdrehten Ärmeln bzw. Beinen eines eng anliegenden Trikots zu stecken und wie unangenehm es sich anfühlt, wenn ein derart verdrehter Textilschlauch auf Ihrer Haut aufliegt.

Eine andere Art der Restriktion der Duralröhre kann durch eine falsche Ausrichtung verursacht sein. Eine Fehlstellung der Wirbel kann Druck auf die Duralröhre ausüben und ihre Beweglichkeit und den freien Flüssigkeitsaustausch einschränken. Normalerweise verursacht die Fehlstellung zweier Wirbel Druck auf die Spinalnerven, die zwischen ihnen in den Körper hinaus führen. Mögliche Auswirkungen sind Schmerzen und Steifheit in dem sie umgebenden und von ihnen innervierten Gewebe.

Die folgenden Techniken empfehlen sich als Hilfen zur Ortung und Behebung solcher Restriktionen.

Visualisation und Traktion

Im Laufe einer Sitzung hat der Therapeut die Möglichkeit, Zugang zur Wirbelsäule und Duralröhre zu erlangen, und zwar während der Freisetzungen im Beckenbereich und während er das atlanto-okzipitale Gelenk oder die Scheitelbeine freisetzt.

Palpation vom Kreuzbein aus: Lassen Sie nach der Freisetzung des Beckens die zu den Füßen des Patienten weisende Hand in ihrer Position auf dem Kreuzbein. Lassen Sie die Finger der anderen Hand die Dornfortsätze der Lendenwirbelsäule berühren. Bewegen Sie die Hand ein- oder zweimal längs der Wirbelsäule nach oben. Achten Sie darauf, welchen Eindruck Sie von Beweglichkeit und Bewegungseinschränkung erhalten.

Palpation vom Hinterhauptsbein aus: Nachdem Sie das atlanto-okzipitale Gelenk freigesetzt haben, entspannen Sie Ihre Hände. Betten Sie das Hinterhauptsbein in Ihre Handflächen, und greifen Sie mit Ihren Fingerspitzen leicht die Hinterhauptsbasis. Stellen Sie sich vor, die Duralröhre entlang hinunterzublicken. Wie weit kommen Sie? Was finden Sie vor: Freiheit oder Restriktion? Bemerken Sie einen Zug auf der einen oder anderen Seite? Überprüfen Sie diese Eindrücke, indem Sie sie mit Informationen vergleichen, die Sie aus anderen Quellen gewonnen haben.

Palpation von den Scheitelbeinen aus: Während die Freisetzung der Scheitelbeine zum Abschluss kommt, stellen Sie sich vor, der Dura mater nach unten zu folgen. Mit Ihrer inneren Wahrnehmung »blicken« Sie durch die Falx cerebri, über das Tentorium cerebelli hinweg zur Dura mater, wie sie in das Foramen magnum eintritt und in die Duralröhre übergeht. Sie können Restriktionen oder Freisetzungen in jeder dieser Membranen spüren. Achten Sie darauf, wie die Eindrücke, die Sie empfangen, zu anderen Informationen passen, die Sie während der Sitzung gewonnen haben.

Synchronisation am Hinterhauptsbein und Kreuzbein – das »Schaukeln der Duralröhre«

Der Cranio-Sacral-Rhythmus wird charakterisiert durch wiederholte Bewegungen in allen Knochen und Geweben des Schädels und der Wirbelsäule. Wenn kein störender Einfluss vorliegt, bewegen sich Hinterhauptsbein und Kreuzbein unisono durch diesen Zyklus. Wenn das Hinterhauptsbein auswärts und abwärts in Richtung der Füße rotiert, scheint die Wirbelsäule länger zu werden. Das Kreuzbein rotiert so, dass seine Spitze (das Steißbein) nach vorne (anterior) kippt. Wenn das Hinterhauptsbein einwärts und aufwärts rotiert, scheint die Wirbelsäule sich zu verkürzen, und die Spitze des Kreuzbeins kippt nach hinten (posterior).

Diese Bewegung kann zu fast jedem Zeitpunkt im Laufe einer Sitzung ertastet werden. Um ein Gefühl für diese Bewegung zu bekommen, halten Sie Ihre Hände mit den Handflächen nach oben nach vorne ausgestreckt. Die Handflächen sind leicht gewölbt. Dann rotieren Sie beide in einer bogenförmigen Bewegung, die vom Handgelenk ausgeht. Die Hände bewegen sich zusammen, beide neigen sich zu einer Seite, dann zur anderen. Ellbogen und Unterarm sind dabei relativ unbewegt, sie unterstützen nur leicht die Bewegungen der Hände und Handgelenke.

Um dies am Klienten zu ertasten, setzen Sie sich neben ihn, mit dem Gesicht zum Massagetisch. Führen Sie eine Hand von der Seite aus unter das Kreuzbein. Platzieren Sie dann die andere Hand unter dem Hinterkopf und wiegen Sie das Hinterhauptsbein. Vergewissern Sie sich, dass sowohl Sie als auch Ihr Klient sich wohl fühlen.

Lassen Sie sich entspannen. Beobachten Sie jegliche Bewegungen oder Anzeichen einer Freisetzung in beiden Händen. Wenn Ihnen die Bewegungen des Kreuzbeins und des Hinterhauptsbeins klarer werden, achten Sie darauf, in welch großer zeitlicher Übereinstimmung diese Bewegungen ablaufen. Wenn die Bewegung synchron ist, scheinen sich die Hände im Einklang zu bewegen. Möglicherweise bemerken Sie Unterschiede

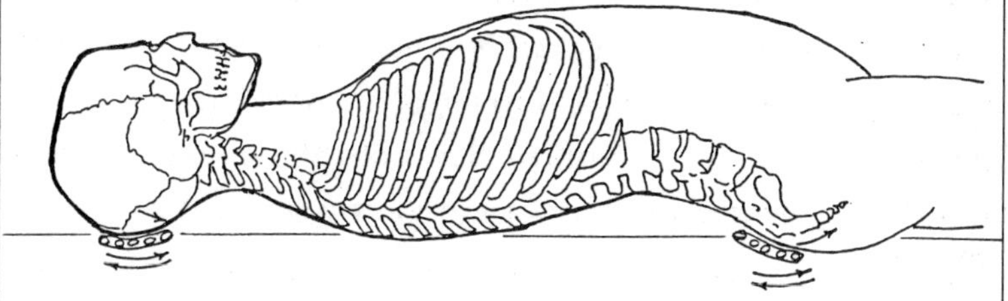

Abb. 50: Rhythmische Druckveränderungen innerhalb des Schädels und des Wirbelkanals erzeugen eine ähnlich schaukelnde Bewegung im Hinterhauptsbein und im Kreuzbein: bei der Flexion (Füllung) abwärts und bei der Extension aufwärts. Pfeile am Hinterhauptsbein und am Kreuzbein zeigen die Bewegungsrichtung während der Flexion. Diese Bewegung lässt sich ertasten und vergrößern, indem man die Hände hinter diese Punkte legt, während der Klient auf einem gepolsterten Tisch liegt. Die doppelten Pfeile zeigen die Bewegungsrichtungen, die der Therapeut spürt.

in der Stärke der Bewegung zwischen Hinterhauptsbein und Kreuzbein.

In ihrer traditionellen Form verlangt diese Freisetzung, dass Sie einen leichten Druck ausüben, der die Bewegung an jedem Ende der Wirbelsäule betont. Das ist effektiv eine Traktion der Wirbelsäule und der Duralröhre. Mit Ihrer Präsenz und leichten Unterstützung können Sie dazu beitragen, Hinterhauptsbein und Kreuzbein in Bezug auf Phase und Amplitude ihrer Bewegung zu harmonisieren. Wenn Sie Restriktionen bemerken, blicken Sie von innen an der Duralröhre entlang, um ihre Ursache zu finden. Seien Sie sich darüber im Klaren, dass Ihre Hände Restriktion verursachen können, wenn sie für Sie selbst oder für Ihren Klienten unbequem sind.

Modifikationen dieser Position können sehr effektiv sein. Halten Sie eine Hand auf dem Kreuzbein, und palpieren Sie mit der anderen längs der Wirbelsäule. Gehen Sie von der Lendenwirbelsäule aus nach oben zu Thorax, Schulter oder Nacken mit der anderen Hand. Berühren Sie nur leicht, und lassen Sie an jedem Punkt Zeit für Freisetzungen und Erweichung.

Die Angaben des Klienten

Normalerweise hat der Klient spezielle Gründe, warum er eine Sitzung möchte. Es kann sein, dass er Schmerzen oder körperliche Beschwerden hat. Oder er leidet unter Stress und möchte von den entspannenden und zentrierenden Eigenschaften der Cranio-Sacral-Therapie profitieren. Es ist hilfreich, vor einer Sitzung einige – aber keine Fülle von – Informationen zu erhalten.

Hier folgen einige einfache Fragen: Was versprechen Sie sich von dieser Sitzung? Gibt es etwas, das Sie mir über Ihren Körper erzählen möchten? Haben Sie Schmerzen oder körperliche Behinderungen?

Diese Fragen sind absichtlich allgemein gehalten. Hören Sie zu und registrieren Sie, was der Klient zu sagen hat, aber halten Sie Ihren Kopf frei für die Ursache der momentanen Schmerzen oder körperlichen Beschwerden. Der Schmerz, den wir fühlen, ist nur das, was wir zulassen können. Gewöhnlich unterdrücken wir die vielen Signale des Körpers in unserem Eifer, mit dem täglichen Leben voranzukommen. Zumeist ist sich der Klient nur eines *Teils* des gesamten Zusammenhangs im Körper bewusst. Eine Verletzung oder eine Operation in der Vergangenheit können Restriktionen im Körpergewebe hinterlassen haben, die zu umgehen oder zu kompensieren der Klient gelernt hat, denen er aber keine bewusste Beachtung schenkt.

Gehen Sie die Sitzung offen und unvoreingenommen an, und wenden Sie sich dem ganzen Körper zu.

Benutzung dieser Bewertungsverfahren in einer Sitzung

Diese Verfahrensweisen geben dem Therapeuten eine Vielzahl von Methoden in die Hand, mit denen er sich auf den Körper des Klienten einstimmen oder entdecken kann, was dieser Körper hier und jetzt offenbaren möchte. Die Anwendung dieser Techniken kann dazu beitragen, die Aufmerksamkeit des Therapeuten für die subtilen Wege zu vertiefen, auf denen der Körper seine Verfassung mitteilen kann. Zunächst mag es hilfreich sein, mit allen diesen Techniken zu experimentieren und für jede ein Gefühl zu bekommen. Beginnen Sie zum Beispiel jede Sitzung mit ein oder zwei Techniken, die Ihnen gefallen, und gebrauchen Sie dann eine, mit der Sie weniger vertraut sind oder sich weniger wohl fühlen. Mit zunehmender Erfahrung wird jeder Therapeut herausfinden, was sich am besten anfühlt und was am besten zu seinen individuellen Fähigkeiten passt.

Die meisten dieser Verfahren vermitteln Hinweise auf Energieintensität oder Energieblockaden. Es ist interessant, auf Muster zu achten. Verlaufen Brennpunkte von einer Seite zur anderen? So kann sich zum Beispiel die rechte Hüfte schmerzhaft oder verspannt anfühlen und dazu auch der linke Oberbauch im Bereich des Magens oder der Milz. Oder hat es den Anschein, als bliebe die Restriktion auf einer Seite? Es kann beispielsweise sein, dass Schulter, Rippen und Hüfte einer Körperseite Restriktionen aufweisen. Manche Therapeuten vermerken diesen anfänglichen Befund auf einer Darstellung des menschlichen Körpers. Sie können dann von Sitzung zu Sitzung darauf zurückgreifen und Veränderungen notieren. Diese Art von Aufzeichnungen können eine nützliche Chronik der durchgeführten Behandlungen bilden und darüber hinaus ein hilfreiches Lernmittel sein.

7 Das Schädeldach

Dieses Kapitel ist als Rückblick und als Erweiterung dessen gedacht, was Sie über den Schädel bereits wissen. Die hier vorgestellte Information geht über das Grundwissen hinaus, das notwendig ist, um als Cranio-Sacral-Therapeut effektiv arbeiten zu können. Es mag manche Fragen beantworten – und zu weiteren anregen. Insbesondere ist zu hoffen, dass die hier vermittelte Art, das Schädeldach zu betrachten, das Gefühl der Hochachtung und des Staunens gegenüber den Lebensvorgängen vertieft, mit denen wir für kurze Zeit Kontakt aufnehmen und die wir unterstützen.

Eine besondere Umgebung

Die Schädelkapsel und der Wirbelkanal umschließen eine einzigartige und spezialisierte Umgebung innerhalb des menschlichen Organismus. Die Bezeichnungen Schädelkapsel, -dach oder -gewölbe drücken Schutz und Sicherheit aus. Diese werden durch die knöcherne Umhüllung, die darunter liegenden Membranen und die das ganze Nervensystem umgebende Flüssigkeit gewährleistet.

Eine Struktur, die einfach nur stark gebaut ist, kann durch ihre Starrheit verletzlich sein. Flexibilität und Elastizität sind von gleichermaßen entscheidender Wichtigkeit. Diese Qualitäten werden von den Gelenken und von den die Knochen verbindenden Geweben sowie von den spezifischen Eigenschaften der

Knochen erfüllt. Diese Kombination von Eigenschaften – Stärke und Elastizität – ist unterschiedlich zwischen Schädeldecke und Schädelbasis, zwischen den filigranen Knochen im Bereich des Halses und den massiven, schweren Strukturen der untersten Wirbel und des Kreuzbeins. Sie alle haben die Kapazität, Stöße aufzufangen und zu dämpfen, auf innere und äußere Druckveränderungen zu reagieren und sich von Belastung und Erschütterung zu erholen.

Das gesunde und effektive Funktionieren des zentralen Nervensystems erfordert schließlich einen ungehinderten Flüssigkeitsaustausch zwischen Schädelkapsel und Wirbelkanal. Besondere Öffnungen an der Schädelbasis und entlang des Wirbelkanals gewährleisten den Austausch von Flüssigkeit und Nervenimpulsen in beide Richtungen.

Im Folgenden werden wir nun die Konstruktion und Funktionen des Schädeldaches eingehender betrachten. Wir interessieren uns für die Umgebung aus speziellen Bestandteilen, die zusammen die Schädelkapsel bilden. Wir werden untersuchen,

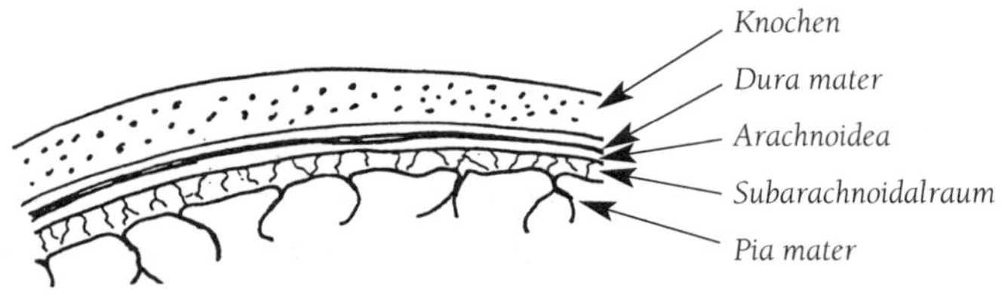

Abb. 51: Lage der Hirnhäute im Schädel. Die Arachnoidea wird von der Dura mater gestützt und sendet Fäden durch den Subarachnoidalraum zur Pia mater. Die Pia mater liegt an der Gehirnoberfläche an und folgt dieser in alle ihre Einfaltungen. Zerebrospinalflüssigkeit zirkuliert innerhalb des Subarachnoidalraumes.

auf welche Weise Flüssigkeit, Membrane und Knochen interagieren, um solch ein schützendes, nährendes und effektiv arbeitendes Umfeld hervorzubringen. Dies wird uns helfen, das interaktive Funktionieren dieses Bereiches umfassender zu begreifen. Mit Hilfe des so gewonnenen Verständnisses werden wir uns unserer Rolle als Therapeuten bewusster. Wir berühren das System Schädelkapsel von außen und unterstützen es auf einem Weg zurück zur Harmonie.

Die Details des Schädeldachs

Gehirn und Nervengewebe

Die Schädelkapsel birgt das Gehirn, ein spezielles Zentrum für den Empfang, die Verarbeitung und die Weiterleitung von Informationen. Botschaften kommen und gehen von jeder Zelle des Gehirns aus in jeden Teil des Körpers. Die Gehirnnerven und Spinalnerven sind Kommunikationsbahnen zwischen dem gesamten Organismus und den Verarbeitungszentren des zentralen Nervensystems.

Flüssigkeiten

Nerven sind nicht die einzigen Kommunikationswege zwischen Gehirn und Körper. Botschaften werden auch durch den Austausch von Flüssigkeiten vermittelt, die in die Schädelkapsel ein- und von ihr austreten. Arterien und Venen verlaufen durch Öffnungen (Foramina) in der Schädelbasis. Der Blutstrom trägt zum Druckausgleich innerhalb des Schädels bei und versorgt diesen mit lebenswichtiger Flüssigkeit, Nahrung und Abwehrzellen. Elektrolyt- und Hormonkonzentrationen im Blut signalisieren dem Gehirn den Zustand des Körpers und seiner Organe.

Innerhalb der Schädelhöhle sind Zirbeldrüse und Hirnanhangdrüse eng mit dem Gehirngewebe verbunden. Sie schütten Hormone in den Blutstrom aus und senden auf diese Weise selbst Botschaften aus der Schädelkapsel zu Drüsen, Organen und einzelnen Zellen innerhalb des Körpers. Der ungehinderte Fluss von Nervenimpulsen und Flüssigkeiten in den Schädel hinein und aus ihm heraus ist für den gesamten Organismus ebenso wichtig wie die körperliche Integrität der Schädelkapsel.

Flüssigkeiten und Membranen

Das Gehirn und das Rückenmark sind von einer Flüssigkeit umgeben, die in der geschützten Umgebung der Meningen, der Membranen zwischen Gehirn und Knochen, erzeugt und absorbiert wird. Die zerebrospinale Flüssigkeit ähnelt der Lymphe, ist von deren Gefäßsystem jedoch völlig getrennt. Sie wird in Zwischenräumen im Zentrum des Gehirns und im Stammhirn gebildet, fließt um das Gehirn und das Rückenmark herum und wird im Bereich des Scheitels wieder in den Blutstrom aufgenommen.

Flüssigkeiten und Membranen arbeiten in dem Bemühen zusammen, ein schützendes und nährendes Milieu um das Gehirn herum zu schaffen. Eine zähe äußere Membrane, die Dura mater, dient hauptsächlich dazu, die Integrität der äußeren Schale sicherzustellen. Sie liegt so eng am Periost an, dass sie von diesem fast nicht zu unterscheiden ist. Die Dura mater oder harte Hirnhaut faltet sich auch nach innen und formt die Großhirnsichel (Falx cerebri), die Kleinhirnsichel (Falx cerebelli) und das Kleinhirnzelt (Tentorium cerebelli). Diese Zwischenwände er-

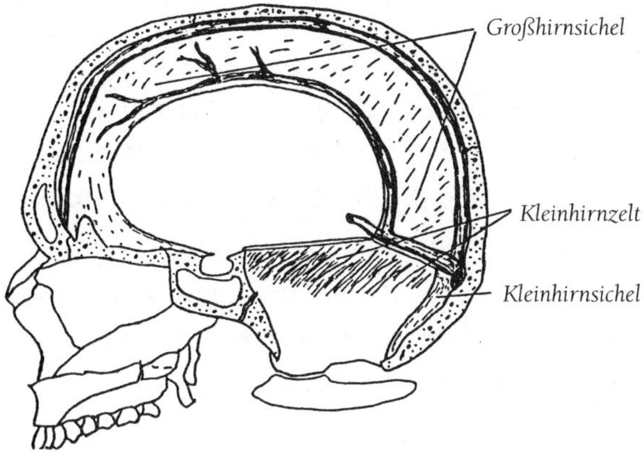

Abb. 52: Schichten der Dura mater falten sich einwärts, um schützende Unterteilungen innerhalb der Schädelkapsel zu formen. Die sichelförmige Falx formt eine zentrale Zwischenwand zwischen den Hemisphären von Großhirn und Kleinhirn. Das Tentorium breitet sich schützend auf beiden Seiten über das Kleinhirn.
Die Großhirnsichel und das Kleinhirnzelt geben den großen Gefäßen für die Rückführung des venösen Blutes Halt. Im oberen Bild werden der obere und untere sagittale Sinus gezeigt, die in die Großhirnsichel eingebettet liegen, sowie der sie verbindende gerade Sinus.

höhen die Stabilität der Gehirnmasse, indem sie Trennwände zwischen den einzelnen Teilen bilden.

Die feine innerste Membrane, die Pia mater oder weiche Hirnhaut, liegt direkt auf der Oberfläche des Nervengewebes des Gehirns und des Rückenmarks auf, folgt allen ihren Einfaltungen und kleidet ihre Hohlräume aus. Zwischen diesen beiden befindet sich die Arachnoidea (Spinnwebenhaut). Unterstützt von der Dura, sendet sie dünne Fäden nach innen, die Brücken zu ihrem Nachbarn, der Pia mater, bilden. So entsteht der Subarachnoidalraum, ein von der zerebrospinalen Flüssigkeit gefüllter Raum zwischen Arachnoidea und Pia mater.

Auch innerhalb des eigentlichen Gehirns, nahe jeder Seite und in seinem Zentrum, gibt es Hohlräume, die als Ventrikel oder Hirnkammern bezeichnet werden. Die Pia mater, die allen Einfaltungen und Kanälen des Hirngewebes folgt, kleidet diese Räume aus. In den Ventrikeln gibt es Blutkapillaren, die sich von der Oberfläche der Pia mater erheben. Sie sammeln sich zu Anhäufungen, die wiederum zerebrospinale Flüssigkeit absondern. Eine solche Ansammlung nennt man Plexus choroideus.

Die zerebrospinale Flüssigkeit füllt die beiden Seitenventrikel und fließt dann mit vergrößertem Volumen in den zentralen III. Ventrikel. Weiter fließt sie durch den Aquaeductus mesencephali des Hirnstamms in den IV. Ventrikel. Von hier gibt es Öffnungen, die es der zerebrospinalen Flüssigkeit erlauben, in den subarachnoidealen Raum zu gelangen und hier zu zirkulieren. Die zerebrospinale Flüssigkeit fließt auch direkt vom IV. Ventrikel in den Zentralkanal (Canalis centralis) des Rückenmarks. Sie zirkuliert durch den Zentralkanal an der Rückseite des Rückenmarks hinab und auf der Vorderseite des Rückenmarks hinauf. Die zerebrospinale Flüssigkeit zirkuliert ständig innerhalb aller Räume um das Gehirn und das Rückenmark. Dabei versickert ein Teil der Flüssigkeit aus dem zentralen Nervensystem in intrazelluläre Gewebe. Hier vermischt sie sich mit der interstitiellen Flüssigkeit und gelangt schließlich ins Lymphsystem, über das sie fortgetragen wird. Ein großer Teil der Flüssigkeit bleibt in seiner speziellen Umgebung, bis er vom System der Arachnoidalzotten absorbiert wird.

Im Scheitelbereich des Schädels durchdringen Abschnitte der Arachnoidalmembran die Wände der großen Gefäße oder Si-

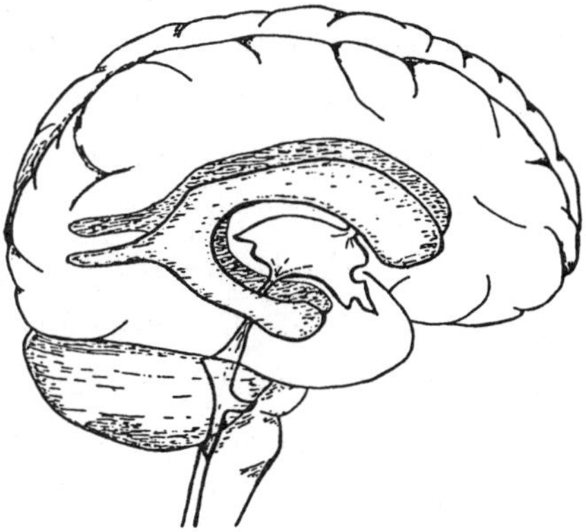

Abb. 53: Die vier Ventrikel sind flüssigkeitsgefüllte Hohlräume tief im Inneren des Gehirns. Sie stellen die Hauptquelle von zerebrospinaler Flüssigkeit für das zentrale Nervensystem dar. Die zwei Seitenventrikel liegen innerhalb der linken und rechten Hemisphären des Gehirns. Die hier erzeugte Flüssigkeit gelangt in den unregelmäßig geformten III. Ventrikel und von dort aus in den IV. Ventrikel im Hirnstamm. Von hier aus fließt die zerebrospinale Flüssigkeit in den Zentralkanal des Rückenmarks und in den Subarachnoidealraum um Gehirn und Rückenmark herum.

nus, die das venöse Blut abführen. Diese Ausstülpungen nennt man Villi arachnoideae oder Arachnoidalzotten. Sie erweitern sich mit zunehmendem Alter, bilden kleine Kammern und werden dann Granulationes arachnoideae oder Pacchioni-Granulationen genannt. Hier wird die zerebrospinale Flüssigkeit aus dem Subarachnoidealraum abgeführt und in den venösen Blutstrom zurück absorbiert.

Es gibt einen dünnen Strom zerebrospinaler Flüssigkeit um das ganze Gehirn und das Rückenmark herum. Darüber hinaus bilden sich kleine Ansammlungen von Flüssigkeit in Hohlräumen zwischen Nervengewebe und äußeren Membranen. Solche gibt es um den IV. Ventrikel, an der Gehirnbasis und am Kreuzbein. Auf diese Weise sind das Gehirn und das Rückenmark von Flüssigkeit umgeben; man kann fast sagen, sie schwimmen in zerebrospinaler Flüssigkeit.

Flüssigkeit und Membranschichten federn das Gehirn und die Wirbelsäule. Wenn zerebrospinale Flüssigkeit an der Pia mater von Gehirn und Rückenmark entlang fließt, sorgt sie zugleich für Ernährung und Abfallbeseitigung. Sie gewährleistet die Elektrolytkonzentration und zirkuliert spezialisierte Immunkörper zwischen den Meningen.

Der Schädelrhythmus

Seit der Zeit William Sutherlands haben Therapeuten eine dritte regelmäßige, zyklische Bewegung wahrgenommen, die offenbar neben Atmung und Herzschlag existiert. Dieser rhythmische Impuls im Schädel, der Cranio-Sacral-Rhythmus, ist an den Knochen des Kopfes und der Wirbelsäule zu spüren. Irgendwie wird diese Bewegung im ganzen Körper widergespiegelt, sodass Komponenten des Cranio-Sacral-Rhythmus an den Füßen, den Beinen, am Becken und an den Rippen zu spüren sind. Seine Auswirkungen auf die Knochen des Kopfes werden in den nächsten beiden Kapiteln eingehender besprochen.

Sutherland und andere haben diese Bewegung Zyklen in der Erzeugung und Absorption von zerebrospinaler Flüssigkeit zugeschrieben. Leider wurde diese Annahme außerhalb der in der Cranio-Sacral-Therapie tätigen Kreise nie verifiziert. Die Druckveränderungen und Bewegungen scheinen zu fein zu sein, um mit den heute allgemein gebräuchlichen Instrumenten gemessen werden zu können.

Die Knochen

Die Knochen des Schädels unterscheiden sich sehr voneinander, je nach ihrer Lage und Funktion. Sie tragen jedoch dazu bei, eine Struktur zu bilden, die kräftige Stabilität, leichtes Gewicht und Flexibilität besitzt. Im Bereich des Scheitels sind die schützenden Knochen glatt und einfach gebaut. Ihre sanft geschwungenen Formen bilden einen starken und kompakten Innenraum. Die Scheitelbeine (Ossa parietalia) repräsentieren diese äußere, sichtbare Struktur am deutlichsten.

Anders als im oberen Teil des Schädels, wo die Knochen sich in langen, gebogenen Nähten zusammenfügen, sind die Kontaktstellen in der Schädelbasis wild gezackte Linien. Der innere Teil der Schädelbasis besteht aus mehreren dicken, aber engen Abschnitten, die sowohl Stärke als auch Flexibilität bieten. Diese Struktur vermag die wechselnden Belastungen, Stöße und Drücke, die vom Rumpf kommen oder direkt über die Wirbelsäule zum Schädel übertragen werden, zu dämpfen, zu federn, zu absorbieren und sich ihnen anzupassen.

Flexibilität wird auch durch den inneren Aufbau des Knochens erzielt. Die Knochen sind nicht starr wie trockenes Holz, sondern flexibel wie ein lebender Baum. Sie können sogar etwas »nachgeben«, ohne zu brechen.

Die Schädelkapsel wird von vielen gebogenen Platten gebildet, nicht von einer einzigen Schale. Diese gebogenen Platten sind durch ineinander greifende Fugen verbunden, die man als Knochennähte oder Suturae bezeichnet. Diese Art von Gelenk stellt eine feste Verbindung dar, erlaubt jedoch leichte Bewegungen. Die Funktion einer Knochennaht kann man sich vorstellen wie bei zwei verschränkten Händen, deren Finger ineinander greifen. Wo die Finger sich berühren, stellen sie eine si-

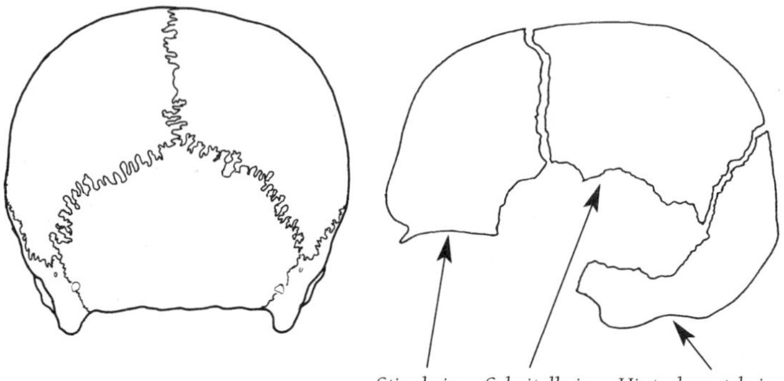

Abb. 54: [links] Die ineinander greifenden Schädelnähte sind eine sichere Gelenkverbindung, die sich Belastungen oder wechselnden Drücken anzupassen vermag.
[rechts] Eine Ansicht der linken Schädelseite mit Stirn-, Scheitel- und Hinterhauptsbein. Stirnbein und Hinterhauptsbein ziehen sich weiter nach unten und bilden auch einen Teil der Schädelbasis. Das Scheitelbein ist der einzige Knochen des Schädeldaches, der nicht in die Schädelbasis hinein reicht.

chere Verbindung dar, erlauben dabei jedoch auch die Bewegung der Hände und des Handgelenks. Das Gefäß oder der Hohlraum, der durch eine gelenkige Verbindung dieser Art entsteht, kann auf wechselnde innere und äußere Drücke flexibel und veränderlich ansprechen. Die ineinander greifenden Knochenfinger sind von Knochenhaut (Periost) umgeben. Dieses Bindegewebe bildet eine zusätzliche Polsterung und Flexibilität in den Knochennähten. Die Dura mater, die innere bindegewebige Struktur, in die die Knochen eingebettet sind, trägt zur weiteren Elastizität bei. Die Dura gibt dem Gefäß seine Form. Sie hält die Knochen in ihrer Position und versucht, den ursprünglichen Zustand wiederherzustellen, wenn Veränderungen aufgetreten sind.

Andererseits kann sich die Dura mater in ihrer Reaktion auf eine Belastung oder Verletzung schützend anspannen. Dann gibt sie einen Teil ihrer Elastizität auf, um die Knochen an ihren Nähten fest zusammenzuhalten. Die bindegewebigen Strukturen – Dura mater und Periost – reagieren auf Berührung. Bildlich gesprochen, vermögen diese Gewebe, wenn sie die stützende Anwesenheit der Therapeutenhand spüren, ihre extreme Wachsamkeit zu lockern. Indem sie ihre Anspannung reduzieren, lassen sie andere Möglichkeiten zu. Sie suchen nach einer behaglicheren Form des elastischen Festhaltens. Dieses Maß der neuen Leichtigkeit ist gleichwohl keine Patentformel, die für jeden Schädel Gültigkeit besitzt. Sie ist eine einzigartige Konstellation von Energie, Wachsamkeit und Entspannung. Sie ist das Maß, das für diese – ebenfalls einzigartige – Person gut und effektiv ist.

Os frontale – das Stirnbein

Das Stirnbein, der der Welt zugewandte Knochen, ist eine der kräftigsten Strukturen des Kopfes. Er erstreckt sich von der Kranznaht (Sutura coronalis) nach vorne, formt dabei die Stirn und wölbt sich dann oberhalb der Augen nach innen. Diese umgreifende, gebogene Knochenstruktur verleiht der Stirn große Kraft. Ein schmaler Schlitz an seinem Boden ermöglicht dem Siebbein (Os ethmoidale) den Zugang zur Schädelbasis. Ansonsten umschließt das Stirnbein den vorderen Teil des Gehirns komplett von allen Seiten. Seine Form ähnelt der einer Halbkugel, die nach einer queren, wulstigen Vorwölbung an der Unterseite abgeflacht ist.

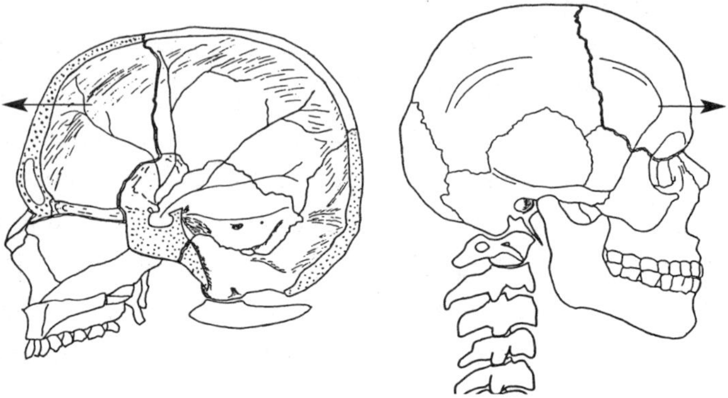

Abb. 55: Os frontale – das Stirnbein
[links] Dieser Sagittalschnitt zeigt die Suturae des Stirnbeins mit den Scheitelbeinen und dem Keilbein. Beginnend an der Kranznaht, erstreckt sich das Stirnbein nach vorne über den Haaransatz bis hinunter zur Stirn und wölbt sich oberhalb der Augen nach innen, wo es auf das Keilbein trifft. Genau hinter dem Nasenrücken ermöglicht ein schmaler Schlitz dem Siebbein (hier nicht gezeichnet), in die Schädelkapsel hineinzureichen. Das Keilbein und seine Flügel reichen über die ganze Breite der Schädelkapsel und sind mit dem Stirnbein gelenkig verbunden an dessen unterem hinteren Rand und seitlich der Augen (siehe auch: Illustration des Keilbeins, S. 256). Unterhalb und außerhalb der Schädelkapsel haben die Knochen von Nase, Mund und Gesicht Verbindung zum Stirnbein. Die Richtung der Freisetzung ist aus traditioneller Sicht nach vorn, also von Scheitelbeinen und vom Keilbein aus nach anterior. Zuweilen kann man spüren, dass die Knochen von Augenhöhle, Nase und Gesicht der Freisetzung etwas Widerstand leisten.
[rechts] Dem Stirnbein folgend, können sich die Bewegungen unregelmäßig anfühlen oder von Seite zu Seite variieren, während sich die Restriktionen in der Dura mater allmählich entlang der Suturae freisetzen.

Die Kranznaht, in der das Stirnbein und die beiden Scheitelbeine zusammentreffen, ist relativ schlicht. Wo die hintere Kante des Stirnbeins seitlich nach unten verläuft, trifft sie auf den größeren Flügel des Keilbeins (Os sphenoidale). Flügel und Körper des Keilbeins bilden hinter den Augen ein ausgedehntes Gelenk mit der unteren Kante des Stirnbeins. Keilbein und Stirnbein sind abgeflacht und bilden ein breites, grobes Dreieck, wo sie am äußeren Winkel des Auges zusammentreffen. Das Stirnbein scheint hier auf dem Keilbein zu ruhen. Direkt innerhalb des Keilbeins – von diesem Kontaktpunkt aus gesehen, medial – sind Durchlässe für Nerven und Blutgefäße zur Versorgung von Augen und Gesicht. Eine äußere Knochenvorwölbung schützt diesen Punkt. Das Jochbein (Os zygomaticum) erstreckt sich vom Stirnbein über den Rand des Keilbeins nach unten zur Oberseite des Oberkiefers (Maxilla).

Die abgeflachte Basis des Stirnbeins wölbt sich über beiden Augen nach innen und bildet das Dach der Augenhöhlen. Zwischen den Augen und oberhalb der inneren Nasengänge treffen Siebbein, Tränenbein, Oberkiefer und Nasenbeine auf das Stirnbein.

Aufgrund dieser komplexen Verbindungen mag das Bindegewebe das Stirnbein an dessen Basis fester halten als entlang der Kranznaht. Die Beweglichkeit des Stirnbeins scheint insbesondere von derjenigen des Keilbeins beeinflusst zu sein. Die langen Gelenkfugen an seinem unteren Rand und an beiden Schläfen ziehen das Stirnbein in Richtung Keilbein.

Die ideale Richtung einer Freisetzung kann man sich vom Gesicht aus direkt nach vorn vorstellen. Restriktionen sind an häufigsten im Bereich der Basis, rund um die Augen festzustellen. Bei der Arbeit am Stirnbein strebe ich weniger eine Freisetzung in einer spezifischen Richtung als eine größere Leichtigkeit und Beweglichkeit des Knochens an.

Os ethmoidale – das Siebbein

Das Siebbein ist der einzige Knochen des Schädels, den wir bei der Palpation nicht direkt berühren können. Zwischen den Augen liegend, befindet es sich direkt unter der Mitte des Stirnbeins. Ein großer Teil des Siebbeins bildet die Nasengänge und beherbergt den Geruchssinn.

Der Aufbau des Siebbeins ist außergewöhnlich: Luftgefüllte Zellen mit sehr dünnen knöchernen Wänden bilden labyrinthartige Kammern auf beiden Seiten einer senkrechten Platte (Lamina perpendicularis). Diese fragile Struktur erstreckt sich von Oberkiefer- und Tränenbeinen an der Nasenflanke bis nach hinten zu Keil- und Gaumenbein. Eine Seite bildet je eine Innenwand der Augenhöhlen. Die unteren Ausstülpungen dieser Kammern bilden die Dächer der Nasengänge auf beiden Seiten.

Die zentrale, senkrechte, knöcherne Platte des Siebbeins bildet einen Teil des Septums, der Nasenscheidewand. Sein unterer Rand trifft auf eine andere dünne Trennwand, das Pflugscharbein (Vomer). Die senkrechte Platte reicht über die seitlichen Kammern hinaus durch einen schmalen Schlitz in der Basis des Stirnbeins in die Schädelhöhle hinein. Hier bildet sie mit dem Hahnenkamm (Crista galli) einen speziellen Verankerungspunkt für die Falx cerebri (siehe die beiden ersten Illustrationen in Kapitel 8).

Innerhalb der Aussparung im Stirnbein bildet die Siebbeinplatte (Lamina cribrosa) das Dach des Siebbeins. Winzige Öffnungen dienen dem Durchtritt von Blutgefäßen und Nerven aus der Schädelhöhle in die Seitenkammern des Siebbeins. Die inneren Bereiche dieser Kammern sind so gestaltet, dass die Luft über die mit Flimmerhärchen besetzten Schleimhäute der Nasengänge geleitet wird. Hier befinden sich Sinnesrezeptoren für den Geruchsinn direkt unter den Stirnlappen des Gehirns.

Auch wenn wir die Bewegung des Siebbeins nicht direkt spüren, beeinflussen wir vermutlich seine Suturae, wenn wir mit dem Stirnbein, dem Keilbein und später mit dem Pflugscharbein, den Oberkiefern und Nasenbeinen arbeiten. In Kapitel 9 werden wir auf das Siebbein zurückkommen.

Ossa parietalia – die Scheitelbeine

Die Scheitelbeine stehen beispielhaft für die glatte, einfache Struktur jener Knochen, die die äußere Oberfläche des Schädels bilden. Sie sind die einzigen Knochen, die sich nicht nach innen falten, um zur Schädelbasis beizutragen. Die zwei Scheitelbeine treffen in der Pfeilnaht (Sutura sagittalis) zusammen, die sich vom Stirnbein bis zum Lambdapunkt über die Schädelmitte erstreckt, wo sie auf das Hinterhauptsbein trifft.

Innerhalb der Schädelhöhle und unterhalb der Pfeilnaht bildet die Dura mater die Großhirnsichel (Falx cerebri), eine Trennwand zwischen den beiden Großhirnhälften. Diese bindegewebige Scheidewand erstreckt sich von Sieb- und Stirnbein bis zum Vorsprung des Hinterhauptsbeins. In die Großhirnsichel eingefaltet, liegt unterhalb der Pfeilnaht ein großes venöses Blutgefäß, der obere Sagittalsinus (siehe Abb. 52). In diesen Raum hinein pressen die Pacchioni-Granulationen, um die zerebrospinale Flüssigkeit wieder dem Blutstrom zuzuführen.

Die Füllungsphase des Cranio-Sacral-Rhythmus drückt die Knochen nach außen und oben. Wenn wir sie bei ihrer Freisetzung unterstützen, indem wir sie nach oben ziehen, nehmen wir

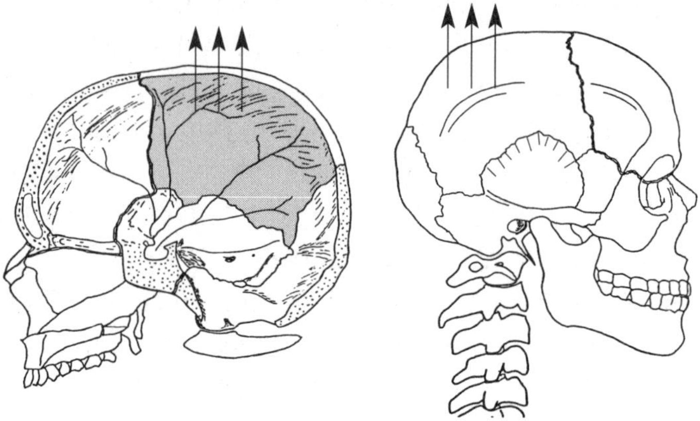

Abb. 56: Ossa parietalia – die Scheitelbeine
Beide Ansichten zeigen die Suturae der Scheitelbeine mit dem Stirnbein, dem Keilbein, dem Schläfenbein und dem Hinterhauptsbein. (Die Pfeilnaht oben zwischen den Scheitelbeinen ist nicht zu sehen.)
Die Kranznaht zwischen Scheitelbeinen und Stirnbein verläuft an den Schläfen seitlich nach unten. Hier trifft das Scheitelbein kurz auf das Keilbein und verläuft dann weiter nach hinten, entlang der unregelmäßigen Kurve des Schläfenbeins. Die Schuppennaht zwischen Schläfenbein und Scheitelbeinen ist abgeschrägt, sodass die Scheitelbeine die Schläfenbeine leicht überlappen (im Bild rechts mit kleinen Strichen angedeutet).
Am Hinterhauptsbein folgt das Scheitelbein der Lambdanaht diagonal nach oben zum Lambdapunkt genau oberhalb des äußeren Hinterhauptsbeinhöckers (Protuberantia occipitalis externa).
Die traditionelle Freisetzungsrichtung ist nach oben, wie die eingezeichneten Pfeile andeuten.

gleichzeitig Kontakt mit der Falx auf und setzen die in dieser inneren Struktur der Dura mater angesammelte Spannung frei. Über die Falx kann sich die Freisetzung nach unten ausbreiten, in das Gewebe der Schädelbasis und des Nackens.

Der größte Teil der unteren Seite der Scheitelbeine ist abgeschrägt und wird vom Schläfenbein an der Schuppennaht (Sutura squamosa) überlappt. Das überlappende Schläfenbein hat dabei die Wirkung eines Bechers und hält die unteren Ränder der Scheitelbeine.

Ossa temporalia – die Schläfenbeine

Auf beiden Seiten des Kopfes wird die Einfachheit der Scheitelbeine von einem multifunktionalen Schläfenbein abgelöst. Jeder Knochen weist einen relativ flachen, halbkreisförmigen Teil oberhalb und um das Ohr herum auf, die sog. Schuppe (Squama). Dieser Teil des Schläfenbeins ist abgeschrägt und überlappt das Scheitelbein an der gemeinsamen Naht. In seinem unteren Teil geht das Schläfenbein in eine eher unregelmäßige Form über. Es verdickt sich und wird schmaler, wo es zwischen Keilbein und Hinterhauptsbein nach innen ragt. Dieser verstärkte Abschnitt beherbergt eine Reihe von Funktionen.

Längs der queren Auffaltung im unteren Teil des Knochens ragt der Jochfortsatz nach vorn, eine Vertiefung bietet sich für das Gelenk für den Unterkiefer an, der Gehörgang verschwindet ins Innere, und der Warzenfortsatz wächst als wichtiger Ansatzpunkt für verschiedene Gewebestrukturen nach unten.

Kurz vor dem Gehörgang bildet der Unterkiefer ein »Gleit-Scharniergelenk« mit dem Schläfenbein. Knapp oberhalb dieses Gelenks krümmt sich eine Verlängerung des Schläfenbeins zum Jochbein nach vorn. Die Kaumuskeln verlaufen vom Unterkiefer unter dem Jochbogen hindurch nach oben. Sie haben ihre Ansätze in einem breit gefächerten Bogen an der Schädelseite. Somit betreffen Kieferbewegungen die Schläfenbeine, Scheitelbeine, Keilbeine und das Stirnbein.

Hinter dem Ohr ist ein abgerundeter knöcherner Vorsprung, der Warzenfortsatz (Processus mastoideus). Er ist Ansatzpunkt für den Halsmuskel, der vom Brustbein und Schlüsselbein heraufkommt. Weitere Muskeln verlaufen vom Warzenfortsatz in den Mundboden. Der Griffelfortsatz (Processus styloideus) ragt ganz in der Nähe nach vorne unten. Er ist Ansatzpunkt für Bänder und Muskeln zum Zungenbein und Zunge bzw. Mundboden.

Hin und wieder wird über Verspannung oder Schmerzen in den Kiefermuskeln und im Bereich des Temporomandibulargelenks (Kiefergelenks) geklagt. Diese Beschwerden strahlen gewöhnlich von Nacken und Schultern aus nach oben und beeinträchtigen Muskeln und Bindegewebe im ganzen Nacken- und Schädelbasis-Bereich. Deshalb ist die Entspannung des oberen Rumpfes, der Schultern, des Nackens und der Schädelbasis eine wichtige Voraussetzung für eine Linderung der Beschwerden von Kiefermuskeln und -gelenk.

Der untere Teil des Schläfenbeins verjüngt sich nach innen. Dieser Fortsatz, die Pars petrosa (Felsenbein), ragt wie ein Finger in die Schädelbasis und schiebt sich zwischen Hinterhauptsbein und Keilbein. Seine Dicke bildet ein stabiles Gehäuse für die feinen, empfindlichen Organe des Gehör- und Gleichgewichtssinnes. Innerhalb der Schädelhöhle dient das Felsenbein als Verankerung für das Kleinhirnzelt, eine Trennwand aus Dura-Membran, die sich über das Kleinhirn wölbt. Bei Konstriktionen der Schädelbasis ist die Freisetzung von Bindegewebe und Gelenken im Bereich der Schläfenbeine so wichtig wie die Freisetzung von Keil- und Hinterhauptsbeins.

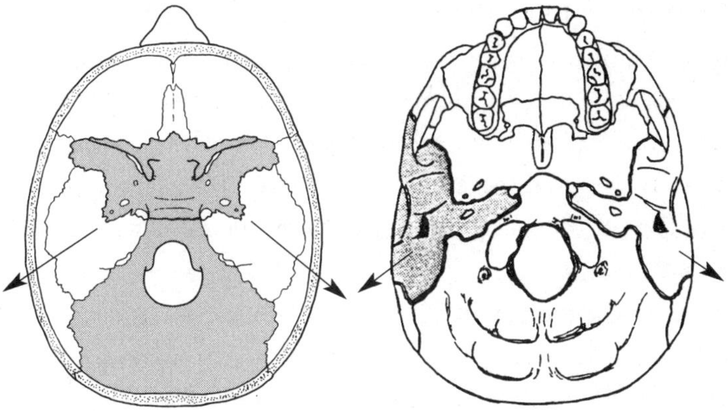

Abb. 57: Ossa temporalia – die Schläfenbeine
In den hier abgebildeten Zeichnungen befinden sich die Schläfenbeine jeweils auf beiden Seiten des Zentrums. Die Zeichnung auf der linken Seite bietet einen Blick auf die Schädelbasis von oben. Die rechte Zeichnung zeigt die äußeren Teile der Schädelbasis von unten.
Die Pfeile, die vom äußeren Gehörgang ausgehen, zeigen ungefähr die traditionelle Freisetzungsrichtung. Beachten Sie bitte, dass sie etwa mit dem Winkel des Felsenbeins in der Schädelbasis übereinstimmt. Die Freisetzungsrichtung verläuft traditionell in einem Winkel zur Seite und nach hinten.
Selbst bei dieser scheinbar einfachen Freisetzung ist es wichtig, den Bewegungen der Knochen zu folgen, da sie die Belastungsmuster und das Weichwerden der Dura mater entlang der Suturae widerspiegeln. Die Freisetzung der Schläfenbeine kann einen großen Beitrag zur Freisetzung der gesamten Schädelbasis leisten, einschließlich der Restriktionen in der Dura mater um die Foramina an den Außenkanten des Schläfenbeins herum.

Os occipitale – das Hinterhauptsbein

Im Gegensatz zum kräftigen Stirnbein ist das Okziput am Hinterkopf so dünn, dass es sich mit dem Puls des Cranio-Sacral-Rhythmus einwärts und auswärts bewegt. Auf der Innenseite weist es einander kreuzförmig überschneidende Verdickungen auf. An diesen Verdickungen sind die Großhirnsichel, die Kleinhirnsichel und das Kleinhirnzelt aufgespannt. Der Treffpunkt dieser inneren Unterteilungen des Schädelgewölbes ist nach außen durch die Protuberantia occipitalis externa markiert. Ein äußerer Knochenkamm, der in einem sanften Schwung zum Warzenfortsatz hin abfällt, markiert den inneren Ansatz des Kleinhirnzelts und bietet einen Ansatz für außen liegende Muskeln.

Nackenmuskeln setzen an der äußeren Oberfläche des Hinterhauptsbeins an. Diese Muskeln, die von hier aus nach unten verlaufen, bilden eine Art Vorhang und schützen die oberen Halswirbel und deren Verbindung zum Hinterhauptsbein von hinten.

Der Knochen des Hinterhauptsbeins wird nach unten hin, wo er seinen Teil zur Schädelbasis beiträgt, dicker und schmaler. Um das Foramen magnum – die Durchtrittstelle zwischen Schädelhöhle und Wirbelkanal – herum verdickt sich der Knochen zu einer glatten Lippe, über die sich die Dura mater spannt, bevor sie in die Wirbelsäule eintritt.

Die atlanto-okzipitalen Gelenke, die Berührungsstellen zwischen oberstem Halswirbel und Hinterhauptsbein, befinden sich auf beiden Seiten des Foramen magnum. Hier sind zwei glatte, abgerundete Oberflächen, die man Hinterhaupts-Gelenkknorren (Condyli occipitales) nennt. Diese ruhen auf den nach oben weisenden Gelenkflächen des Atlas, des schlanken obersten Halswirbels. Die Kondylen sind auf der äußeren Illustration der Schläfenbeine dargestellt. Die rechte der beiden Illustrationen für das Keilbein zeigt die Position des Atlas. Diese Punkte erlauben eine schaukelnde Bewegung des Kopfes, wie wir sie zum bejahenden Nicken benötigen. Eine Konstriktion der Muskeln, die von Rücken und Nacken nach oben verlaufen, kann die Beweglichkeit in diesen Gelenken beeinträchtigen. Eine gewohnheitsmäßige Anspannung der am Hinterhauptsbein ansetzenden Muskeln kann zu einer Abwehrspannung in den Suturae rund um das Hinterhauptsbein führen. Wenn wir vom Rumpf aus nach oben arbeiten, unterstützen wir die Entspannung der Gewebe des Oberkörpers, der Schultern und des Nackens. Die atlanto-okzipitale Freisetzung führt zu einer Lockerung des verspannten Bindegewebes und der Muskeln rund um diese Gelenke. Weniger Konstriktion im Stützgewebe wiederum ermöglicht Freiheit und Beweglichkeit im Gelenk und in den Bindegeweben rund um das Hinterhauptsbein.

In seinem weiteren Verlauf verengt sich das Hinterhauptsbein weiter, läuft vor und oberhalb des Foramen magnum und den Condyli occipitales aus und bildet einen verstärkten, angewinkelten Bereich. Hier trifft es in der sphenobasilären Synchondrose auf das Keilbein (sichtbar in der Innenansicht der Schädelbasis in der linken Illustration für das Keilbein). In diesem speziellen Gelenk befindet sich zwischen den Knochen ein dünnes Knorpelkissen, das eine begrenzte Scharnierbewegung erlaubt. Die Bewegung von Hinterhauptsbein und Keilbein wird im folgenden Abschnitt und im nächsten Kapitel ausführlicher beschrieben.

Wie bereits bemerkt, befindet sich auf jeder Seite dieses Gelenks ein »Finger« des Schläfenbeins, der einen Puffer zwischen Hinterhauptsbein und Keilbein bildet. Auf diese Weise ist die Schädelbasis mehrfach verstärkt, um das Gewicht des Kopfes zu tragen, und dabei aus vielen Segmenten zusammengefügt, die für Flexibilität und die Möglichkeit sorgen, Stöße und Erschütterungen zu dämpfen. Die verschiedenen Segmente der Schädelbasis lassen sich mit den durch ein Seil verbundenen Bohlen einer Hängebrücke vergleichen. Diese lockere Konstruktion aus vielen Teilen erlaubt einen sicheren Stand sowie geschmeidige Bewegungsfreiheit zwischen den einzelnen Teilen.

Os sphenoidale – das Keilbein

Das Keilbein liegt eingebettet in der Mitte der Schädelbasis und hat Suturae mit jedem anderen Knochen der Schädelkapsel. Somit spiegelt seine Beweglichkeit die Freiheit oder Beengheit jedes anderen Teiles der Schädelkapsel wider. Der Körper des Keilbeins bildet eine schmale und starke Brücke über den Boden der Schädelbasis hinweg. Innerhalb des dicken, in der Mitte gelegenen Körpers des Keilbeins bietet der Türkensattel (Sella turcica) eine besonders geschützte Nische für die wichtigste Drüse des Körpers, die Hirnanhangdrüse (Hypophyse). Dieser zentrale Abschnitt krümmt sich über die hinteren Nasengänge über die offene Passage zum Rachen (siehe rechte Illustration).

Auf beiden Seiten breiten sich die Flügel (Alares) des Keilbeins nach außen und oben und lassen es in der Frontalansicht einer Wespe gleichen. Diese Flügel liegen unter den Schläfen, die wir über dem Jochbogen palpieren, kurz hinter dem Augenwinkel. Sie fügen sich zwischen die hier zusammenkommenden Knochen Stirnbein, Scheitel- und Schläfenbeine. Die Füße der »Wespe«, die Flügelfortsätze (Processus pterygoidei) des Keilbeins, ragen gerade nach unten und enden zu beiden Seiten der Nasenscheidewand. Sie bieten Ansätze für Kiefermuskeln.

Über seine Vorderkante, hinter und über den Augen, bildet das Keilbein eine lange gelenkige Verbindung mit dem Stirnbein. Diese breite Gelenkfront wird in der Mitte unterbrochen, wo das Siebbein durch das Stirnbein stößt, um einen Verankerungspunkt für die Großhirnsichel zu bieten. Das Siebbein fügt sich an das Keilbein, bildet die Mitte und Falte der Nasengänge und Verbindungen zum Pflugscharbein (Vomer), das sich wiederum an die untere Mitte des Keilbeins legt. Damit ist die knöcherne Struktur der Nase eng mit der Schädelkapsel verbunden, insbesondere mit dem Keilbein. Diese Struktur spiegelt die Bewegungen und Bewegungseinschränkungen der Schädelknochen wieder und überträgt sie auf die Oberkieferknochen (Maxillae).

Gemeinsam bilden Keilbein und Stirnbein den größten Teil der Augenhöhle. Viele Verzweigungen der Hirnnerven verlaufen direkt durch die Öffnungen (Foramina) im Keilbein zu Muskeln und Sinnesrezeptoren von Augen, Mund und Gesicht. Konstriktion in den Geweben um die Nerven kann zu Schmerzen oder Funktionseinschränkungen im jeweiligen Bereich führen. Die Lösung ist im Allgemeinen sehr einfach. Die vollständige Behandlungsabfolge mit etwas zusätzlicher Aufmerksamkeit auf die Knochen von Mund und Gesicht verschaffen der ganzen Region Erleichterung. Sie stellt gewöhnlich die normale Beweglichkeit der Gewebe sowie den Austausch in den Nerven und von Flüssigkeiten wieder her.

Die Bewegungen von Keilbein und Hinterhauptsbein

Die rhythmischen Bewegungen von Keilbein und Hinterhauptsbein ergänzen einander. In der Flexionsphase, der Bewegung nach außen, bewegen sich die breiteren Teile beider Kno-

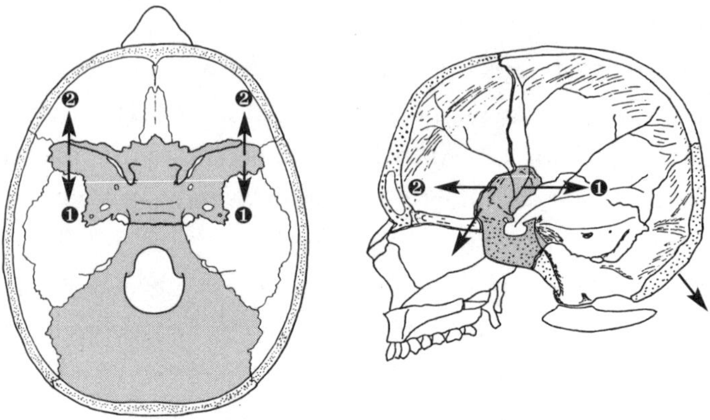

Abb. 58: Os sphenoidale – das Keilbein

[links] Das Keilbein liegt im Zentrum der Schädelbasis und berührt jeden anderen Knochen der Schädelkapsel. Im linken Bild sind beide, Keilbein und Hinterhauptsbein, schattiert. Im rechten Bild sind nur der Körper und die Flügel des Keilbeins schattiert.

Die rhythmischen Bewegungen von Keilbein und Hinterhauptsbein sind komplementär. Wie rechts gezeigt, ruhen die Hinterhaupts-Kondylen auf den Gelenkflächen des Atlas, der als Drehpunkt fungiert. Dies verleiht dem Hinterhauptsbein eine Hebelwirkung, wenn es sich über dem Atlas bewegt.

Das dünne Knorpelkissen im Gelenk zwischen Keilbein und Hinterhauptsbein erlaubt eine Scharnierbewegung. Wenn diese Knochen sich nach unten und vom Zentrum weg bewegen, wird ihr gemeinsames Gelenk von der Hinterhauptsbasis leicht nach oben gedrückt. Diese Bewegung wird von den schrägen Pfeilen rechts im Bild verdeutlicht. Sie kann am Hinterkopf und an den Schläfen palpiert werden.

Die Freisetzung von Restriktionen in der Dura mater wird traditionell durch Bewegungen in zwei Richtungen entlang der Suturae ausgeführt. Nummerierte Pfeile geben die Reihenfolge dieser Bewegungen an.

Erstens Kompression: Man folgt dem Keilbein nach hinten in eine posteriore Richtung. Diese Bewegung komprimiert seine Suturae mit dem Hinterhauptsbein und mit dem Felsenbein-Anteil des Schläfenbeins. Diese Bewegungsrichtung schafft auch Raum an den Suturae zwischen Keilbein und Stirnbein bzw. Siebbein.
Zweitens Dekompression: Man folgt dem Keilbein in anteriore Richtung, schafft Raum an seinen Suturae mit dem Hinterhauptsbein und den Schläfenbeinen und komprimiert seine Suturae mit dem Stirnbein und den Siebbeinen.
Diese beiden Bewegungen lösen die Dura mater entlang aller Suturae des Keilbeins. Mit der Freisetzung von Restriktionen werden mehr Flexibilität und ein größerer Bewegungsradius innerhalb der Knochen der Schädelbasis geschaffen. Die Umhüllungen der Dura mater an den Durchtrittsstellen von Nerven und Blutgefäßen durch die Schädelkapsel werden ebenfalls entspannt.

chen nach unten, entfernen sich also von der Mitte der Schädelkapsel. Doch die Bewegung des Hinterhauptsbeins ist durch dessen Verbindung zum Atlas, dem obersten Halswirbel, eingeschränkt. Die Gelenkflächen des Atlas wirken als Drehpunkte. Wenn sich der breitere, obere Abschnitt nach außen bewegt, schaukelt er auf dem Atlas und bewirkt, dass seine enge Basis aufwärts, zur Mitte hin kippt. Er trägt die Basis des Keilbeins mit sich. Wenn also der Keilbeinkörper sich nach unten bewegt, wird seine schmale Basis eingeengt und wippt nach oben. Sowohl Keilbein als auch Hinterhauptsbein bewegen sich schaukelnd, was ihre spezielle Verbindung, die sphenobasiläre Synchondrose, ermöglicht.

William Sutherland, der sich auf die Winkelverhältnisse und deren Veränderungen am Gelenk zwischen Keilbein und Hinterhauptsbein konzentrierte, nannte diese Bewegungen Flexion und Extension. Sutherlands Terminologie folgend, werden diese Bezeichnungen mit jeder Körperbewegung in Verbindung gebracht, die mit den Zyklen des Cranio-Sacral-Rhythmus in Beziehung steht.

8 Die Freisetzung der Schädelbasis

Die Schädelbasis ist der Boden der Schädelhöhle. Teile von Stirnbein, Keilbein, Schläfenbein und Hinterhauptsbein bilden diesen Boden. Das Siebbein leistet einen kleinen, aber wichtigen Beitrag, wo es durch seine Aussparung im Stirnbein ragt. Im Unterschied zu den glattwandigen und relativ einfach strukturierten Knochen und Gelenken an Dach und Seiten des Schädels ist die Basis der Schädelhöhle unregelmäßig und komplex. Die Schädelnähte verlaufen in enger Nachbarschaft und folgen unregelmäßigen gezackten Linien, dabei gewähren sie größere Flexibilität. Zahlreiche Öffnungen dienen als Durchtrittspunkte für Nerven und Gefäße. Hohlräume bieten Platz für die Hirnanhangdrüse und für die Organe von Seh-, Geruchs- und Hörsinn. Vorsprünge und Verdickungen stützen die Knochen von Gesicht und Hals und bieten sich als Ansatzstellen für Muskeln und Bänder an, die Bewegungen von Kiefer, Nacken und Schultern ermöglichen.

Das Keilbein ist der zentrale Knochen in diesem Komplex. Ihm kommt besondere Bedeutung zu, da es jeden anderen Knochen der Schädelkapsel berührt. Darüber hinaus unterstützt und überträgt es Bewegung zu den Knochen von Mund- und Gesichtsschädel.

Wie auch bei den anderen Strukturen von Körper und Kopf, nehmen unsere Hände zunächst mit den Knochen Kontakt auf. Die Qualität und Richtung ihrer Bewegung vermittelt uns Informationen. Wir erhalten Hinweise auf die Verfassung des Bindegewebes um sie und zwischen ihnen, besonders der Dura mater. Während unsere Hände am Kopf des Klienten von Stelle zu

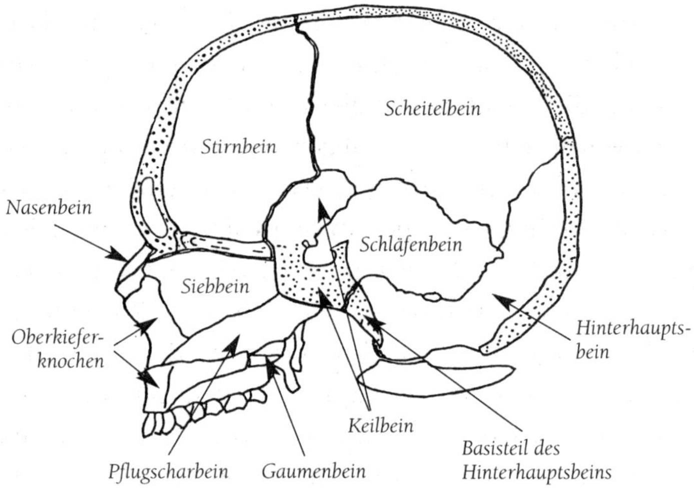

Abb. 59: Knochen der Schädelkapsel, des Gesichtsschädels und des Mundes (Sagittalschnitt)

Stelle wandern, spüren wir Bewegungsmuster innerhalb der ganzen Struktur. Diese Muster können uns Bereiche offenbaren, in denen eine Konstriktion der Bindegewebe innerhalb des Schädels vorliegt. Darüber hinaus weisen sie auf eine Verbindung zu Festhaltemustern weiter unten, in Nacken, Schultern und Rumpf hin.

Man sollte sich daran erinnern, dass zum Normalzustand der Schädelknochen und der Dura mater eine fast ununterbrochene, harmonisch fortlaufende Bewegung gehört. Dies ist vermutlich der natürliche Zustand aller Körpergewebe und Organe. Über die rhythmische Bewegung der Strukturen hinaus scheint es einen ständigen Strom von Information, Flüssigkeiten und Energie zwischen allen Teilen von Kopf und Körper zu geben.

Im Idealfall bewegen sich alle Teile in Harmonie. Wenn ein Gewebe oder ein Organ in seiner Bewegung eingeschränkt ist, passen sich andere Gewebe an und etablieren eine neue »Harmonie«, die die Restriktion ausgleicht und kompensiert, deren Ergebnis jedoch eine weitere, allgemeine Einschränkung von Fluss und Funktionen sein kann. Die ursprüngliche Konstriktion mag eine schützende oder Abwehrreaktion auf physiologischen Stress oder eine Verletzung sein. Doch sie kann auch die Folge anhaltender Belastung aus dem Leben des Klienten sein. Schließlich werden alle Teile des Körpers in die Anpassungsreaktion einbezogen. So übertragen sich Störungen des Gleichgewichts im Bereich des Kreuzbeins oder Beckens nach unten in Knie und Knöchel oder nach oben in Schultern und Schädelbasis. Belastungen in den Schultern können am Ende den unteren Rücken ebenso wie Nacken, Kiefer und Schädelbasis beeinträchtigen.

Innerhalb der Schädelkapsel manifestieren sich lokale Restriktionen in Knochenhaut und Dura mater als Bewegungseinschränkungen der Gelenke. Erratische Bewegungen zwischen den Knochen führen schließlich zu Belastungen oder unregelmäßigen Bewegungen im gesamten Schädelbereich.

Grundbegriffe: Dysfunktion und Richtung des geringsten Widerstandes

Aus konventioneller Sicht betrachtet man die Bewegung im Bereich der Schädelbasis im Hinblick auf »Dysfunktion«, also gestörte Funktion. Die Bewegung des Knochens wird nach ihrer sichtbaren Abweichung von einem Ideal oder Standard klassifiziert. Freisetzungsverfahren widmen sich systematisch jeder Dysfunktion.

In der Praxis finden wir die Bewegungseinschränkung, die wir palpieren, nicht so einfach manifestiert, wie es diese klassischen Kategorien glauben machen. Jede Bewegung, die wir spüren, ist die Folge eines komplexen Zusammenspiels von Kräften, die auf den Knochen und seine Suturae wirken. Oft umfasst sie mehrere Bewegungskomponenten.

Andererseits weckt jenes System einer Klassifizierung die Aufmerksamkeit des Praktikers und richtet sie auf eine Vielfalt von Möglichkeiten. Dank seiner Kenntnis der im Folgenden beschriebenen Möglichkeiten kann der Therapeut mit größerem Vertrauen in die durch seine Hände übermittelten Informationen arbeiten.

Die Klassifizierung basiert auf dem Werk von Dr. William Sutherland. Aufgrund der Schlüsselposition des Keilbeins teilte er Bewegungsunregelmäßigkeiten nach ihrer Auswirkung auf die Bewegung des Keilbeins ein. Weiter überlegte er sich, dass das Problem in jenem einzigartigen Gelenk zwischen Hinterhauptsbein und Keilbein lag, der sphenobasilären Synchondrose. Die spätere Erfahrung hat jedoch gezeigt, dass dies nicht das vollständige Bild ist.

Die sphenobasiläre Synchondrose *speichert* diese Restriktionen vermutlich nicht, sondern *passt sich* ihnen *an*. Mit anderen Worten: Die Summe aller in der Dura mater gespeicherten Einschränkungen der Flexibilität und Beweglichkeit verschiebt das Gelenk zwischen Keilbein und Hinterhauptsbein in eine diesen Restriktionen entsprechende Dysfunktion. Wir werden diesem System der Namensgebung in unserer Darstellung folgen. Nuancen von Bewegungen zu erkennen ist nützlich, auch wenn wir

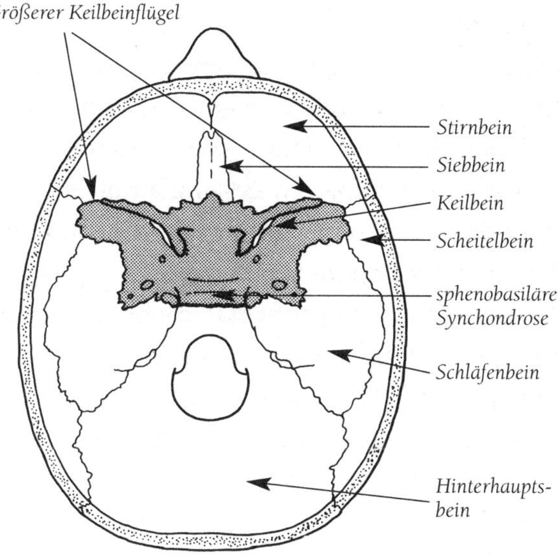

Abb. 60: Die Schädelbasis (Blick von oben)

gleichzeitig wissen, dass wir ihren Ursprung noch ganz anders zu verstehen haben.

Zudem werden wir von Sutherlands Verständnis und Erklärung des Freisetzungsvorgangs als der *Bewegung in die Richtung des geringsten Widerstandes* profitieren. Ihr wichtigstes Gebot ist, keinesfalls gegen eine erkennbare Restriktion zu kämpfen oder mit Gewalt vorzugehen, sondern mit ihr zu arbeiten. Dieses Vorgehen führt zu einem tieferen Verständnis und einer größeren Wertschätzung für die Anpassungsmechanismen des Körpers. Wir lernen von neuem, mit den Fähigkeiten unseres Körpers zu kooperieren und seinem Weg zu folgen, anstatt ihm unsere Vorstellung zu oktroyieren.

Die Dysfunktionen werden in der Reihenfolge der Schwere der mit ihnen einhergehenden Symptome vorgestellt. Diese Symptome werden bei jeder Dysfunktion genannt. Die letzte hier vorzustellende Freisetzung ist diejenige des Keilbeins durch Kompression und Dekompression. Sie wurde bereits im Basiskurs gelehrt. Obwohl sie überaus schwerwiegend sein kann, ist eine generalisierte Kompression unter den Klienten recht verbreitet. Die Freisetzung des Keilbeins durch Kompression und Dekompression ist gewöhnlich auch bei der Freisetzung anderer Dysfunktionen wirkungsvoll.

Die Bedeutung dieses Bereiches

In der Schädelbasis befinden sich viele Öffnungen (Foramina), die größte ist das Foramen magnum. Diese Öffnungen durchdringen die Dura mater und den Knochen. Sie ermöglichen Arterien, Venen und Nerven den Durchtritt und stellen so die Verbindungswege und Bahnen für Flüssigkeiten und Informationen zwischen der Schädelhöhle und dem gesamten übrigen Körper her. Jede ungewöhnliche Restriktion der Dura mater oder jede Knochenfehlstellung kann den normalen Strom von Flüssigkeiten oder Nervenimpulsen durch diese wichtigen Öffnungen beeinträchtigen. Das Ergebnis kann eine Erhöhung des Flüssigkeitsdruckes sein, eine Behinderung des Abflusses oder Unregelmäßigkeiten der neuralen und endokrinen Funktionen. (Hormonelle Botschaften werden durch die Blutbahnen verbreitet.)

Unsere Darstellung hat den sehr speziellen Charakter der Schädelbasis bereits deutlich gemacht. Sie ist nicht nur der Bo-

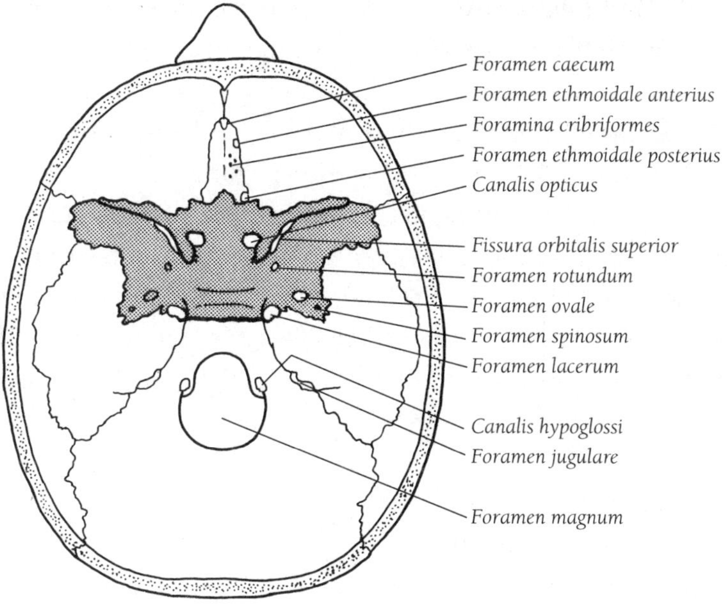

Abb. 61: Einige Foramina in der Schädelbasis. Diese Öffnungen sind die Verbindungswege für den Austausch und Strom von Flüssigkeiten und Informationen zwischen dem Schädel und dem übrigen Körper.

den einer schützenden Kapsel. Vielmehr ist sie eine dynamische, interaktive Struktur, aufs engste verbunden mit den Knochen, Muskeln, Nerven und Bindegeweben von Gesicht, Hals und Schultern. Über die Blutgefäße und Nerven, die durch die Schädelbasis treten, stehen das Gehirn und der ganze Körper in Kommunikation.

Die rhythmische Bewegung: Flexion und Extension

Die Bewegungen von Keilbein und Hinterhauptsbein werden auch in den letzten Abschnitten des vorangegangenen Kapitels beschrieben. Weil der erste Halswirbel das Hinterhauptsbein trägt, dessen Basis wiederum die Basis des Keilbeins stützt, vollziehen beide Knochen eine schaukelnde Bewegung. Doch was der Therapeut spürt, ist ein einfacheres Bewegungsmuster. Bei Keilbein, Hinterhauptsbein und anderen Knochen der Schädelkapsel ist der Hauptbestandteil der Bewegung ein Nach-außen-Schieben, darauf folgend eine Zurückbewegung nach innen. Elemente dieser Bewegung sind überall am Schädel festzustellen, längs der Wirbelsäule und an allen knöchernen Teilen des Körpers.

Therapeuten haben versucht, die Bewegung der Knochen des Schädels und der Wirbelsäule folgendermaßen zu erklären: Wenn zerebrospinale Flüssigkeit erzeugt wird, erhöht sich der Druck im Schädel und presst die ihn umgebenden Strukturen in alle Richtungen nach außen. Dabei kommt es in jedem Gelenk zu einer Dehnung. An einem bestimmten Punkt erreicht ein Signal die Hirnventrikel, und die Flüssigkeitsproduktion wird gedrosselt. Wenn die zerebrospinale Flüssigkeit in den Arachnoidalzotten und im ganzen Liquorsystem absorbiert wird, nimmt der intrakranielle Druck ab. Der Schädel zieht sich zusammen, und alle Gelenke und Suturae werden ein wenig enger.

Vor einem Jahrhundert hat William Sutherland die normalen Bewegungen zwischen den Knochen der Schädelbasis identifiziert und auch die Dysfunktionen benannt, die wir untersuchen

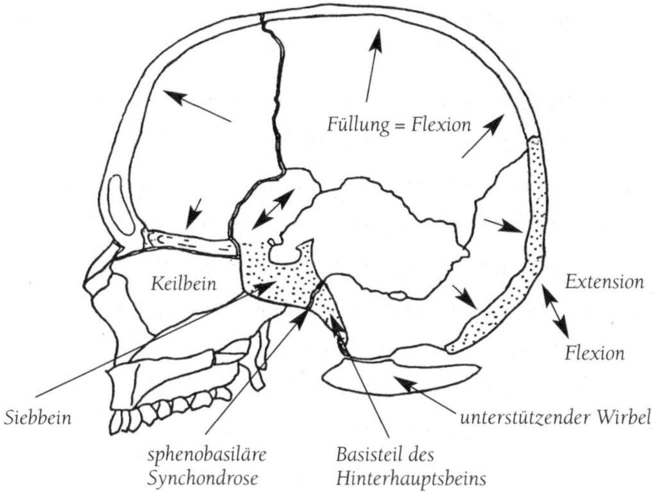

Abb. 62: Die Bewegungen Flexion (Füllung) und Extension (Leerung). Aufgrund der Produktion von zerebrospinaler Flüssigkeit dehnen sich die Schädelknochen mit zunehmendem Druck um den relativ stabilen Auflagepunkt auf der Wirbelsäule herum in alle Richtungen nach außen: das Hinterhauptsbein nach hinten und unten, das Keilbein hauptsächlich nach unten. Beide Knochen streben dabei von ihrem Zentrum, der sphenobasilären Synchondrose, fort. Während Extension, die mit der Absorption zerebrospinaler Flüssigkeit einhergeht, kehrt sich die Bewegungsrichtung um. Die Doppelpfeile an Keilbein und Hinterhauptsbein deuten diese zyklische Bewegung an.

werden. Um mit dem anatomischen Sprachgebrauch übereinzustimmen, bezeichnete Sutherland diese Bewegung, von der Seite her betrachtend, als Flexion.

Wenn der Druck im Schädel während der Absorptionsphase zurückgeht und das gesamte Schädeldach kontrahiert, neigen sich Keilbein und Hinterhauptsbein am gemeinsamen Gelenk aufwärts und einwärts. Sutherland nannte diese Bewegung Extension.

Diese Bezeichnungen werden häufig für alle im Kontext des Cranio-Sacral-Rhythmus beobachteten Bewegungen gebraucht. Flexion bezieht sich auf jede Bewegung im Körper, die im Zusammenhang mit dem sich »füllenden« Teil des Zyklus steht; Extension bezieht sich auf jede Bewegung, die mit dem sich »leerenden« Teil des Zyklus in Beziehung steht, in dem Flüssigkeit absorbiert wird und der Druck sich vermindert.

Wiederholung: Während der Flexion oder Füllung wird das Keilbein nach unten gedrückt. Diese Bewegung ist an den größeren Keilbeinflügeln unter den Schläfen zu spüren. Das Hinterhauptsbein bewegt sich nach außen und unten und benutzt dabei die Halswirbelsäule als Hebel. Die sphenobasiläre Synchondrose bildet hierbei das Scharnier zwischen beiden Knochen.

Während der Extension oder Absorption kann man spüren, dass sich das Keilbein nach oben und das Hinterhauptsbein einwärts und aufwärts bewegt.

Palpation: Sie können den Rhythmus an sich selbst palpieren, indem Sie die Hände seitlich an den Kopf legen. Legen Sie die Fingerbeeren der kleinen Finger auf Ihre Schläfen und berühren Sie die größeren Keilbeinflügel. Greifen Sie mit den Daumen um den Kopf und legen Sie sie dort auf den Hinterkopf, wo die Nackenmuskeln ansetzen. Ist Ihnen diese Position zu unangenehm, können Sie sich ihr annähern, indem Sie die Daumen auf den Warzenfortsatz legen, der sich genau hinter dem Ohr befindet. Stellen Sie sich auf die Bewegungen der Knochen ein. Achten Sie darauf, wie die größeren Keilbeinflügel sich bei einer gleichzeitigen Abwärts- und Auswärtsbewegung des Hinterhauptsbeins (und einer Abwärtsrotation des Warzenfortsatzes)

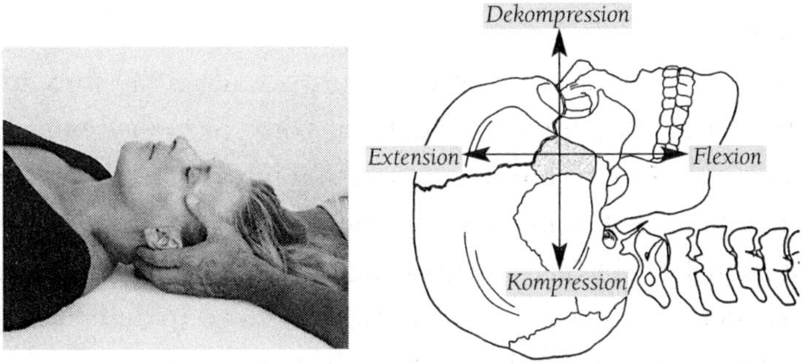

Abb. 63: Die Handposition zur Bewertung und Freisetzung der Dysfunktionen der Schädelbasis ist die gleiche, die auch für die Dekompression des Keilbeins genutzt wird. Die Hände werden seitlich am Kopf angelegt, sodass die Daumenbeeren bequem Kontakt mit den größeren Keilbeinflügeln haben. Diese sind von weichem Gewebe bedeckt, das man als »die Schläfen« bezeichnet. Sie befinden sich gerade hinter den Augenwinkeln und oberhalb des Jochbogens. Die Handflächen und Finger umschließen leicht den Kopf, die kleinen Finger liegen unter dem Hinterhauptsbein, wenn sie sich dort berühren können. Das Diagramm stellt die Bewegungen Flexion und Extension den Richtungen für die Freisetzung durch Kompression und Dekompression gegenüber.

nach unten bewegen. Bei einer Auf- und Einwärtsbewegung des Hinterhauptsbeins (und einer Aufwärtsrotation des Warzenfortsatzes) bewegen sich die größeren Keilbeinflügel aufwärts.

Bewertung: Um diesen Rhythmus an Ihrem Klienten ertasten zu können, bitten Sie diesen, sich mit dem Gesicht nach oben auf eine gepolsterte Behandlungsliege zu legen. Setzen Sie sich an das Kopfende des Tisches und lassen Sie Unterarme und Ellbogen auf dem Tisch aufliegen. Legen Sie Ihre Hände neben die Seiten des Kopfes Ihres Klienten. Es ist hilfreich, einen Stuhl zu benutzen, der tief genug ist, dass Sie nicht während der Arbeit über dem Gesicht des Klienten hängen. Schieben Sie Ihre Kleinfinger unter den Hinterkopf des Klienten. Legen Sie Ihre Daumenbeeren leicht auf seine Schläfen. Wenn Sie mit Ihren kleinen Fingern den Hinterkopf nicht umgreifen können, schieben Sie sie einfach so weit, wie es möglich ist. Unter Ihren Daumenbeeren, von Muskeln bedeckt, befinden sich die breiten knöchernen Ausläufer, die man als die größeren Keilbeinflügel bezeichnet.

Richten Sie nun Ihre Aufmerksamkeit auf die Bewegungen von Keilbein und Hinterhauptsbein. Im Allgemeinen werden Sie spüren, wie sie sich zusammen abwärts (Flexion) oder aufwärts (Extension) bewegen. Stellen Sie sich vor, dass ihr gemeinsames Gelenk wie ein Scharnier funktioniert und sie sich um einen stabilisierenden Drehpunkt, den ersten Halswirbel (Atlas) drehen.

Achten Sie auf Veränderungen im Zyklus des Cranio-Sacral-Rhythmus, speziell im Bereich des Keilbeins. Scheint eine Bewegungsrichtung länger oder stärker ausgeprägt zu sein als die andere?

Die neutrale Zone

Die Feststellung einer »neutralen Zone« kann dabei helfen, die Qualität von Flexion und Extension während eines Zyklus des Cranio-Sacral-Rhythmus zu beurteilen. Am Anfang bzw. Ende eines jeden Zyklus erreichen die Gegebenheiten im Schädel einen relativen Höhepunkt, dazwischen durchlaufen sie einen Punkt relativ größter Ruhe. Wenn sich der Flüssigkeitsdruck erhöht, werden die Schädelknochen von innen nach außen gedrückt. Die Dura mater wird gedehnt, da sich der Spalt zwischen den Nähten erweitert, bis ein Signal gegeben wird, die Produktion zerebrospinaler Flüssigkeit zu stoppen. Mit der Einstellung der Flüssigkeitsproduktion gewinnt der ständige Prozess der Absorption die Überhand. Flüssigkeit wird in das Gefäßsystem aufgenommen, der Schädelinnendruck beginnt zu sinken, und die Schädelknochen bewegen sich nach innen. Wenn die Schädelkapsel sich zusammenzieht, durchlaufen die Dura mater und das Gewebe an den Suturen wieder einen Punkt relativ größter Ruhe und Harmonie. Sinkt der innere Flüssigkeitsdruck weiter, rücken die Schädelknochen an den Suturae noch enger zusammen, bis sie den Punkt des größten Kontakts und Druckes *an den Suturae* erreicht haben. Wieder wird ein physiologisches Signal gegeben, die Flüssigkeitsproduktion erneut aufgenommen, und der Flüssigkeitsdruck im Schädelinneren führt zur nächsten Expansion der Schädelkapsel.

Der Zustand der Ruhe am relativen Mittelpunkt des Zyklus von Ausdehnung und Kontraktion wurde als »neutraler Punkt« bezeichnet. Jenen, die diesen neutralen Punkt spüren können, hilft er, die relative Stärke oder Weite der Bewegung auf jeder Seite des Mittelpunktes oder »neutralen Punktes« einzuschätzen. Dies wiederum kann zu unterscheiden helfen, ob der Cranio-Sacral-Rhythmus des Klienten eine Flexions- oder Extensionsdysfunktion aufweist.

Dysfunktionen der Schädelbasis – kompensatorische Dysfunktionen

Folgende vier Dysfunktionen stehen normalerweise mit Stress oder Fehlstellungen im Körper – speziell im Bereich des Kreuzbeins – in Zusammenhang oder werden sogar durch sie ausgelöst. Wird eine dieser Schädelbasis-Dysfunktionen festgestellt, ist es ebenfalls wichtig, mögliche Restriktionen in den Diaphragmen, speziell dem des Beckens, freizusetzen.

Flexionsdysfunktion

Das an seinen größeren Flügeln zu palpierende Keilbein scheint sich während der Füllungs- oder Extensionsphase des Cranio-Sacral-Rhythmus weiter oder stärker nach unten zu bewegen.

Extensionsdysfunktion

Das an seinen größeren Flügeln zu palpierende Keilbein scheint sich während der Absorptions- oder Kontraktionsphase des Cranio-Sacral-Rhythmus weiter oder stärker nach oben zu bewegen.

Symptome: Dies ist die mildeste Form einer Dysfunktion. Innerhalb dieser Kategorie kann die Schwere der Bewegungseinschränkung variieren. Eine Flexionsdysfunktion geht oft mit immer wieder auftretenden Kopfschmerzen, Nebenhöhlenproblemen und Schmerzen im unteren Rückenbereich einher. Eine Extensionsdysfunktion ist oft mit schwereren Kopfschmerzen wie Migräne sowie mit Nebenhöhlenproblemen verbunden.

Freisetzungstechnik: Flexions- oder Extensionsdysfunktionen werden behandelt, indem man dem Keilbein in seinem vollen Bewegungsradius folgt und dabei die dysfunktionale Rich-

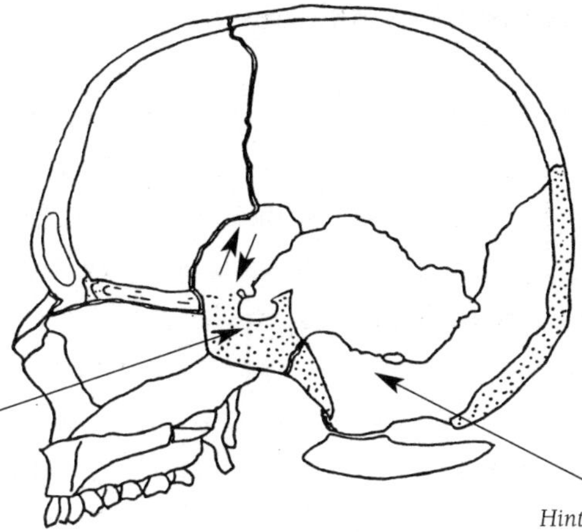

Abb. 64: Dysfunktionen bei Flexion und Extension. Die größeren Keilbeinflügel bewegen sich in jedem Zyklus des Cranio-Sacral-Rhythmus stärker in der Flexion (nach unten) oder in der Extension (nach oben).

tung leicht hervorhebt. Fahren Sie damit fort, bis Sie Anzeichen einer therapeutischen Freisetzung feststellen können, etwa ein Gefühl der Leichtigkeit oder der Weitung innerhalb des Cranio-Sacral Rhythmus.

Einfach ausgedrückt, scheint die physiologische Bewegung oft in eine Richtung leicht möglich, in die andere jedoch eingeschränkt zu sein. Gegen die Restriktion zu schieben heißt, »direkt« zu arbeiten. Oftmals löst dies im betroffenen Gewebe Widerstand aus und kann zu größerer Belastung in dem behinderten Bereich führen. Sich mit dem Gewebe in die »einfachere« Richtung zu bewegen bedeutet, »indirekt« zu arbeiten. Bei vielen Therapieformen stellte sich heraus, dass eine Bewegung in die einfachere Richtung dem Gewebe ermöglicht, frei zu werden, sich zu entspannen und Balance und Symmetrie wiederherzustellen.

Torsionsdysfunktion

Torsion ist eine Verdrehung des Keilbeins. Betrachtet man den Klienten von vorn, erscheint das Keilbein mit seinen Flügeln entweder im Uhrzeigersinn oder im Gegenuhrzeigersinn leicht gekippt. Natürlich ist der Grad der Verdrehung oder Neigung sehr gering. Die Begleiterscheinungen sind Druckgefühle und Bewegungsstörungen entlang den Suturae des Keilbeins mit den anderen Schädelknochen.

Symptome: Der Grad der Torsion variiert ebenso wie der Schweregrad der Symptome. Der Klient kann an Allergien, Kopfschmerzen, Nacken- oder Rückenschmerzen leiden; auch Probleme bei der Augenkoordination wurden schon festgestellt. Das Kreuzbein hat die Neigung, in die gleiche Richtung wie das Keilbein verdreht zu sein.

Palpation: Das Wesen einer Torsion können Sie besser erfassen, indem Sie an sich selbst palpieren. Legen Sie die Hände beiderseits an Ihren Kopf und Ihre Mittel- oder Ringfinger auf die größeren Keilbeinflügel jeder Schläfenseite. Halten Sie Ihren Kopf leicht in den Handflächen, und beobachten Sie den Cranio-Sacral-Rhythmus an den Schläfen. Üben Sie jetzt einen leichten Druck aus – im Uhrzeigersinn oder gegen den Uhrzeigersinn –, indem Sie einen der größeren Flügel nach oben, den anderen nach unten ziehen. Achten Sie auf den Umfang der Reaktion Ihres Keilbeins auf diese ungewöhnliche Bewegung. Als Nächstes üben Sie einen leichten, in entgegengesetzter Richtung abwärts und aufwärts zielenden Druck auf die Keilbeinflügel

Abb. 65: Torsion.
Dies ist eine an den Flügeln zu palpierende Tendenz des Keilbeins, sich im Uhrzeigersinn oder Gegenuhrzeigersinn im Verhältnis zu den anderen Schädelknochen zu verdrehen. Die Torsion wird nach der Seite benannt, auf der der größere Keilbeinflügel höher steht. Die Illustration zeigt eine rechte Torsionsdysfunktion.

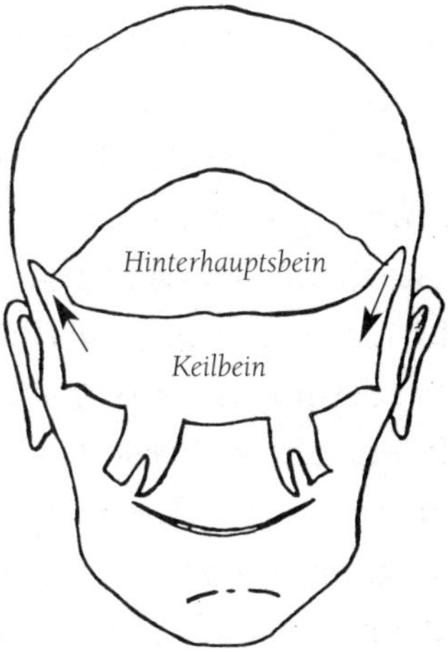

beider Seiten aus. Geben Sie den Knochen Zeit, auf jede Bewegung zu reagieren. Danach prüfen Sie ihren Rhythmus, wenn sich die Bewegung des Keilbeins wieder normalisiert hat.

Bewertung: Um das Vorliegen einer Torsion in der Schädelbasis Ihres Klienten beurteilen zu können, halten Sie die Hände, wie zuvor beschrieben, mit den Daumenbeeren an den Schläfen und den kleinen Fingern am Hinterhauptsbein. Stabilisieren Sie das Hinterhauptsbein, indem Sie einen konstanten, leichten Druck mit den kleinen Fingern ausüben. Ziehen Sie dann den größeren Flügel mit dem einem Daumen nach unten (fußwärts) und gleichzeitig mit dem anderen Daumen nach oben (kopfwärts).

Testen Sie in beide Richtungen. Geben Sie den Knochen Zeit, auf jede Bewegung anzusprechen. Wenn die Reaktionsbewegung gleich ist und dieselbe Neigung in jeder Richtung zeigt, so ist die Torsion für Ihren Klienten kein Problem. Fällt die Bewegung in eine Richtung größer aus, legt eine Torsionsdysfunktion vor.

Die Dysfunktion wird nach der Seite benannt, auf der der Keilbeinflügel die Tendenz zeigt, sich weiter nach oben zu bewegen. Somit liegt eine rechte Torsionsdysfunktion vor, wenn das Keilbein mehr Bewegungsspielraum hat, wenn sich seine rechte Seite nach oben und die linke Seite nach unten bewegt.

Freisetzungsverfahren: Mit den Händen in der oben beschriebenen Position bewegen Sie das Keilbein sanft in Richtung der Dysfunktion, bis eine Freisetzung eintritt. Testen Sie nach der Freisetzung auf größeren Bewegungsradius in der entgegengesetzten Richtung und auf größere Freiheit im normalen Zyklus des Cranio-Sacral-Rhythmus.

Seitneigungsdysfunktion

Seitneigung ist ein Zustand, in dem sich Keilbein und Hinterhauptsbein nach rechts oder links gegeneinander verdrehen, wobei sie ihre knorpeligen Gelenkverbindung wie ein Scharnier seitlich »öffnen«.

Symptome: Die hier beobachteten Symptome ähneln den bei der Torsionsdysfunktion festgestellten.

Palpation: Sie können diese Bewegung an sich selbst spüren. Legen Sie Ihre Hände seitlich an den Kopf, mit den kleinen Fingern über den Keilbeinflügeln an den Schläfen; die Daumen umfassen das Hinterhauptsbein. Achten Sie auf den Cranio-Sacral-Rhythmus, wenn beide Daumen und Kleinfinger sich gemeinsam nach oben oder nach unten bewegen.

Üben Sie jetzt mit dem kleinen Finger der einen Seite einen leichten Druck nach posterior aus, indem Sie den Finger in Richtung des Daumens am Hinterhauptsbein ziehen. Spüren Sie

Abb. 66: Seitneigung nennt man eine Tendenz des größeren Keilbeinflügels, sich auf einer Seite des Kopfes nach hinten in Richtung Hinterhauptsbein zu verdrehen, auf der anderen Kopfseite vom Hinterhauptsbein zu entfernen. Sie wird nach der Konvexität benannt, die auf der Seite auftaucht, auf der der Keilbeinflügel sich weiter nach anterior bewegt. Die Illustration zeigt eine Seitneigung mit rechter Konvexität.

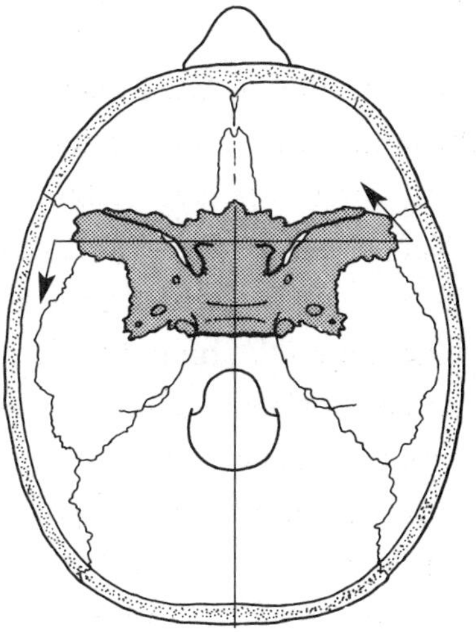

eine Reaktion im Keilbeinflügel? Wiederholen Sie dies mit der Hand auf der anderen Seite. Lassen Sie dann den Rhythmus zum Normalzustand zurückkehren. Diese Bewegung des Keilbeinflügels in Richtung Hinterhauptsbein auf der gleichen Kopfseite nennt man Seitneigung. Sie wird nach der Seite benannt, auf welcher sich der Keilbeinflügel nach anterior bewegt.

Bewertung: Nehmen Sie dieselbe Position mit Ihrem Klienten ein wie zuvor, beobachten Sie den Cranio-Sacral-Rhythmus an Keilbein und Hinterhauptsbein mit Daumen und kleinem Finger jeder Hand. Während Sie das Hinterhauptsbein mit den kleinen Fingern stabilisieren, üben Sie einen leichten, zusammenziehenden Druck aus und ziehen den größeren Keilbeinflügel auf der einen Seite in Richtung Hinterhauptsbein. Achten Sie auf die Leichtigkeit und das Ausmaß der Bewegung. Heben Sie den Druck auf, warten Sie einige Momente, damit der

Schädel wieder ins Gleichgewicht zurückkehrt, und üben Sie den gleichen Druck mit der anderen Hand auf der Gegenseite aus. Achten Sie auf die Leichtigkeit der Bewegung und das Maß der Auslenkung auf dieser Seite.

Wenn die Bewegung auf einer Seite größer war als auf der anderen, hat Ihr Klient eine Seitneigungsdysfunktion der Schädelbasis.

Während Sie Keilbein und Hinterhauptsbein in Seitneigung halten, spüren Sie möglicherweise eine Höhlung oder Leere auf der Seite, auf der Sie Druck ausüben, gleichzeitig eine Konvexität oder Fülle auf der anderen Seite. In technischen Begriffen – zur Verständigung unter Therapeuten oder für Notizen zur Behandlung – nennt man diese Dysfunktion »Seitneigung mit rechter (oder linker) Konvexität«.

Die »Richtung des geringeren Widerstandes« ist allerdings die konkave Seite, die Seite, auf der sich der größere Keilbeinflügel dem Hinterhauptsbein nähert.

Freisetzungsverfahren: Diese Dysfunktion wird freigesetzt, indem Sie das Keilbein sanft in die Seitneigungsdysfunktion bewegen, die Sie bei der Bewertung festgestellt haben, und es dort leicht halten, bis Sie Zeichen einer Freisetzung spüren, insbesondere ein Gefühl der Weitung, der Entspannung, des Leichterwerdens. Dann testen Sie beide Richtungen ein weiteres Mal auf Seitneigung, um sicher zu sein, dass die Dysfunktion freigesetzt wurde und der Abstand in beiden Richtungen gleich ist.

Dysfunktionen innerhalb des Schädels – Zug und Kompression

Die drei folgenden Dysfunktionsformen sind gewöhnlich die Folge von Kopfverletzungen und keine Kompensationen für Fehlstellungen im Körper. Eine Kompression zwischen dem Keilbein und dem Basisteil des Hinterhauptsbeins geht oft mit weiteren Kompressionen entlang der Duralröhre einher, die wir später erörtern werden.

Lateralzugsdysfunktion

Der laterale Zug beschreibt einen Zustand, in dem das Keilbein dazu neigt, sich im Verhältnis zu den anderen Schädelknochen seitwärts (lateral) zu verschieben. Bei der Seitneigung tendiert eine Seite dazu, sich nach hinten zu drehen, die andere nach vorne, wobei die sphenobasiläre Synchondrose als ein seitlich zu öffnendes Scharniergelenk fungiert. Beim Lateralzug verschiebt sich das Keilbein als Ganzes seitwärts und *verzieht* dabei die sphenobasiläre Synchondrose. Diese Art von Dysfunktion kann durch einen seitlichen Schlag gegen den Kopf ausgelöst werden.

Symptome: Ein starker Lateralzug wurde in Verbindung mit schweren chronischen Kopfschmerzen und Persönlichkeitsveränderungen, Lernschwierigkeiten und Strabismus bei Kindern und spastischer Gehirnlähmung beobachtet. Das stark verschobene Keilbein kann eine Ausbuchtung an der Schläfe verursachen.

Palpation: Um mit dieser Bewegung an Ihrem eigenen Körper vertraut zu werden, legen Sie die Hände seitlich ans Gesicht und die Mittel- oder Ringfinger auf die großen Keilbeinflügel. Lassen Sie sich Zeit, um sich zu vergewissern, dass Sie das Keilbein be-

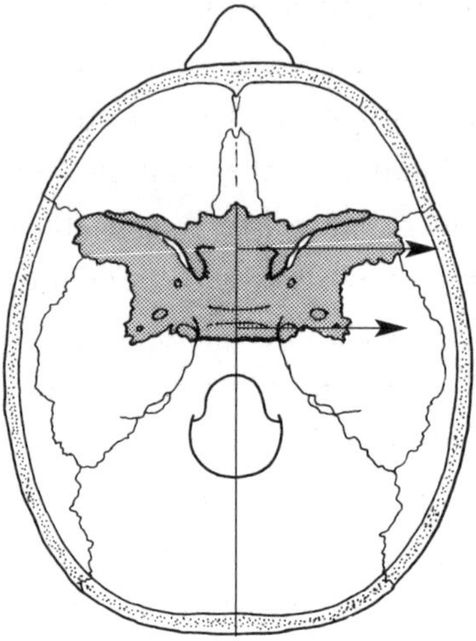

Abb. 67: Lateralzug.
Das ganze Keilbein erscheint seitlich verschoben und zieht am Knorpel der sphenobasilären Synchondrose. Die Pfeile deuten die Richtung eines rechten Lateralzuges an.

rühren. Dann pressen Sie auf einer Seite nach innen, also in Richtung des Flügels der Gegenseite. Auf der anderen Seite ziehen Sie den größeren Flügel nach vorne (anterior). Dies bewirkt, dass sich der Körper des Keilbeins seitwärts verschiebt, und verursacht einen seitlichen Zug an der sphenobasilären Synchondrose.

Achten Sie auf den Grad der Verschiebung, und spüren Sie ihn. Gehen Sie dann zur Mitte zurück, und bewegen Sie das Keilbein seitwärts in die andere Richtung. Achten Sie auf den Grad der Verschiebung. Üben Sie nur sehr leichten Druck aus, und bewegen Sie sich zur Mitte zurück, wenn Ihnen die Bewegung unangenehm wird. Wenn Sie fertig sind, beobachten Sie den Cranio-Sacral-Rhythmus, wenn er wieder einsetzt. Wenn das Keilbein sich leichter oder weiter in eine Richtung bewegen lässt, kann dies eine Lateralzugsdysfunktion in diese Richtung bedeuten.

Bewertung: Um die seitliche Verschiebung an Ihrem Klienten erkennen zu können, nehmen Sie wieder die in ihren einzelnen Schritten bereits beschriebene Position ein: Die Daumen liegen auf den Keilbeinflügeln, die kleinen Finger stabilisieren das Hinterhauptsbein. Nachdem Sie den Kontakt hergestellt haben und dem Rhythmus gefolgt sind, bewegen Sie das Keilbein seitwärts. Drücken Sie mit dem einen Daumen den größeren Flügel leicht nach innen (medial), während Sie den gegenüberliegenden Flügel stützen und ihn nach anterior ziehen. Dieser Kontakt und die Unterstützung mit dem Daumen sind notwendig, um den Keilbeinkörper zur Seite zu bewegen und dabei zu verhindern, dass er sich wie bei der Seitneigung nach hinten dreht.

Achten Sie auf den Grad der Verschiebung. Wiederholen Sie diesen Vorgang, indem Sie das Keilbein in die Gegenrichtung verschieben.

Eine Lateralzugsdysfunktion liegt vor, wenn sich das Keilbein zu einer Seite weiter verschieben lässt als zur anderen. Die Dysfunktion wird nach der am leichtesten verschiebbaren Seite bezeichnet.

Freisetzungsverfahren: Verschieben Sie das Keilbein seitwärts in die leichtere Richtung, auf die gleiche Art und Weise, wie Sie die Dysfunktion herausgefunden haben. Wenn sich das Keilbein also leichter oder weiter bewegen ließ, als Sie es von links nach rechts verschoben, dann haben Sie einen rechten Lateralzug entdeckt. Setzen Sie ihn frei, indem Sie ihn erneut von links nach rechts verschieben, und halten Sie ihn dann, bis Sie ein Weiter- und Leichterwerden spüren. Testen Sie dann die andere Richtung, und überprüfen Sie danach das Keilbein, wenn der Cranio-Sacral-Rhythmus zurückkehrt.

Vertikalzugsdysfunktion

In der Vertikalzugsdysfunktion ist der Körper des Keilbeins an seinem Gelenk, der sphenobasilären Synchondrose, entweder nach oben (superior) oder nach unten (inferior) verschoben. Die Vertikalverschiebung nach superior ist verbunden mit einer Vorwärts- und Abwärtsneigung der Keilbeinflügels. Beim Vertikalzug nach inferior sind die Keilbeinflügel eher nach oben gekippt.

Symptome: Die Ursache des Vertikalzugs ist ein Schädeltrauma, das die Membranen innerhalb des Schädels und die Suturae in Mitleidenschaft zieht. Dieses Trauma kann während der Geburt oder auch im späteren Leben eintreten, etwa durch einen Schlag auf die Stirn oder den Hinterkopf. Der Vertikalzug löst sich weder bei der Freisetzung des Kreuzbeins auf, noch ahmt er die Symptomatik einer Kreuzbein-Fehlstellung nach.

Die Vertikalverschiebung ist ein ernster Zustand. Der Klient kann an schweren chronischen Kopfschmerzen leiden. Ungewöhnliche Kopf- und Gesichtsschmerzen oder Persönlichkeitsstörungen können auftreten.

Aufgrund von Verschiebungen innerhalb des Schädels kann sich der Neigungswinkel der Stirn verändern. Ein superiorer Vertikalzug kann dazu führen, dass die Stirn im oberen Abschnitt hervortritt. Ein inferiorer Vertikalzug kann zu einer ab Brauenhöhe fliehenden Stirn führen.

Die Palpation eines Vertikalzuges an Ihnen selbst ist schwierig und wird hier nicht beschrieben.

Bewertung: Die Position von Therapeuten und Klient ist die gleiche wie bei den bereit beschriebenen Schädelbasisdysfunktionen. Der Therapeut stabilisiert das Hinterhauptsbein und beurteilt die Bewegung wie bei der Flexions- oder Extensionsdysfunktion. Um einen eventuellen Vertikalzug festzustellen, übt

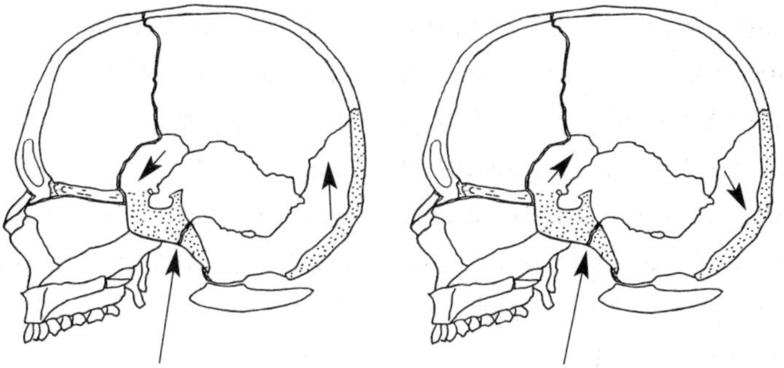

Abb. 68: Vertikalzug. Der Körper des Keilbeins ist an seinem Gelenk mit dem Basis-Teil des Hinterhauptsbeins leicht nach superior oder inferior verschoben. Pfeile an Keilbein und Hinterhauptsbein zeigen die Freisetzungsrichtungen für beide Zustände an.

der Therapeut an jedem Extrem zusätzlichen Druck aus und zieht die größeren Keilbeinflügel weiter in die Flexion bzw. Extension.

Wenn das Keilbein weiter nach unten in die Flexion geht und zusätzliche Symptome vorliegen, kann man von einem superioren Vertikalzug ausgehen.

Wenn das Keilbein weiter nach oben in die Extension geht und zusätzliche Symptome vorliegen, kann man von einem inferioren Vertikalzug ausgehen.

Freisetzungsverfahren: Dieses Verfahren ähnelt dem bei Flexions- und Extensionsdysfunktionen beschriebenen. Bewegen Sie das Keilbein in die einfachere Richtung, und halten Sie es dort sanft, bis Sie eine Weitung und eine Freisetzung spüren.

Wenn keine Freisetzung eintritt, können Sie das Hinterhauptsbein einsetzen. Bei superiorem Vertikalzug ziehen Sie das Hinterhauptsbein aufwärts in Extension, wenn Sie den größeren Keilbeinflügel abwärts in die Flexion bewegen. Bei inferiorem Vertikalzug ziehen Sie das Hinterhauptsbein abwärts in Flexion, wenn Sie die größeren Keilbeinflügel nach oben in die Extension bewegen. Setzen Sie, wie stets, nur leichten Druck, sanfte Berührung und viel Geduld ein bei dem Bemühen, diese schmerzhafte Dysfunktion freizusetzen.

Kompressionsdysfunktion

Die Kompressionsdysfunktion ist ein Zustand, in dem Restriktionen innerhalb des Schädels zu einer Kompression des hinteren Keilbeinteiles gegen den Basis-Teil des Hinterhauptsbeins führen, sodass das gemeinsame Gelenk zusammengepresst wird. Viele Personen zeigen eine Tendenz zu einer milden Form dieser Dysfunktion. Sie geht oft mit einer Kompression im atlanto-okzipitalen Gelenk und in dem Punkt einher, an dem die Wirbelsäule ins Kreuzbein übergeht (L-5/S-1). Dabei sind eine mangelnde Flexibilität und Reaktionsfähigkeit im gesamten Verlauf der Dura mater festzustellen, die ein Gefühl einer allgemeinen Kompression der gesamten Wirbelsäule und des Schädels hervorrufen.

Symptome: Diese Formen der Kompression beeinträchtigen die Flexibilität insgesamt. Wenn sie in abgeschwächter Form auftreten, fühlt sich der Klient eingeengt und unzufrieden im Hinblick auf die Entscheidungen, die er in seinem Leben trifft. Viel Energie verwendet er darauf, über die Probleme in seinem Leben nachzudenken, ohne jedoch zu sichtbarem Erfolg oder Veränderungen zu gelangen. In schwereren Fällen gehen die Kompressionsdysfunktionen mit schweren Depressionen einher.

Abb. 69: Kompression an der sphenobasilären Synchondrose

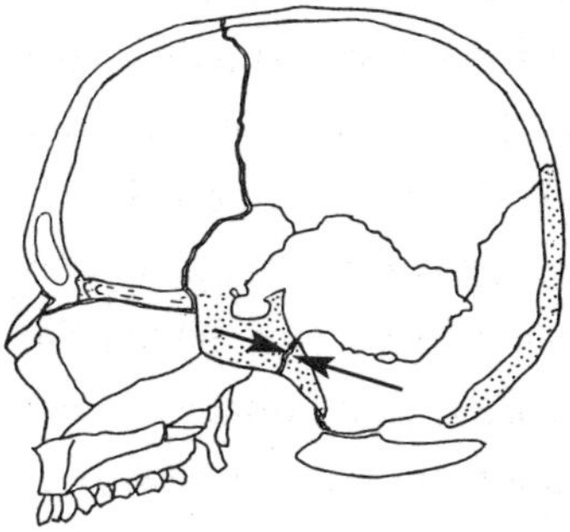

Bewertung und Freisetzung: Die Bewertung der Kompression erfolgt durch Beobachtung während der Freisetzung, die in diesem Falle durch die Kompressions-Dekompressions-Freisetzung des Keilbeins erreicht wird, die im Basiskurs der Cranio-Sacral-Therapie vermittelt wird.

Die vorausgehenden Übungen haben Sie als Therapeuten für die verschiedenen möglichen Dysfunktionen der Schädelbasis sensibilisiert. Vor dem Hintergrund dieses Wissens nimmt die Kompressions-Dekompressions-Freisetzung neue Dimensionen an. Da das Keilbein über seine größeren Flügel gegen die Basis des Hinterhauptsbein gedrückt wird, kann man möglicherweise fühlen, dass es sich wie bei einer Torsion, Seitneigung oder bei einem Zug bewegt. Die Kompression dient dazu, diese dysfunktionalen Tendenzen aufzudecken – und während der Dekompression können solche Dysfunktionen erkennbar werden. In jedem Fall folgt der Therapeut der Richtung des geringsten Widerstandes und erhält den Kompressions- oder Dekompressionsdruck aufrecht. In der Folge dient die Kompressions-Dekompressions-Freisetzung des Keilbeins auch dazu, die meisten Komponenten anderer Schädelbasisdysfunktionen freizusetzen.

Um die Kompressionsfreisetzung durchzuführen, nehmen Sie die bereits beschriebene Position ein. Der Klient liegt mit dem Gesicht nach oben auf der gepolsterten Behandlungsliege. Sie sitzen an der Kopfseite, Ihre Unterarme liegen auf dem Tisch, Ihre Hände auf beiden Seiten des Kopfes Ihres Klienten. Die Daumenbeeren jeder Hand sind in Kontakt mit dem größeren Keilbeinflügeln beider Schläfen. Die kleinen Finger sind am Hinterhauptsbein stabilisiert.

Nehmen Sie durch die äußeren Gewebeschichten hindurch mit dem Knochen der größeren Keilbeinflügel Kontakt auf. Beobachten Sie den Cranio-Sacral-Rhythmus. Dann beginnen Sie, das Keilbein sanft nach posterior zu ziehen, wodurch Sie die sphenobasiläre Synchondrose sowie weitere posteriore Suturae komprimieren. Ihr Druck ist leicht, aber anhaltend über die Zyklen des Cranio-Sacral-Rhythmus und die Ruhepunkte hinweg. Wenn die Keilbeinflügel beginnen, sich in eine Torsion oder Seitneigung oder in extreme Flexion oder Extension zu bewegen, dann gehen Sie in diese Richtung, und erhalten Sie den sanften Druck aufrecht.

Wenn sich das Keilbein bewegt, anhält und sich wieder weiterbewegt, können mehrere Freisetzungen stattfinden und spürbar sein. Alle Suturae entlang des Keilbeins werden aktiviert, und während der beiden Phasen der Freisetzung können viele betroffene Bereiche angesprochen werden. Wenn das Keilbein zur Ruhe gekommen zu sein und eine Art »Tiefpunkt« in seiner posterioren Bewegung erreicht zu haben scheint, können Sie mit der Dekompression beginnen. Häufig haben Sie das Gefühl einer Erweiterung am Hinterhauptsbein.

Sie behalten die gleiche Fingerposition bei und beginnen, sanft das Keilbein zu ziehen und ihm nach anterior *zu folgen.* Folgen

Sie jeder Bewegung, Seitneigung, Torsion, Flexion oder Extension. Halten Sie Ihren Kontakt aufrecht, und versuchen Sie in Phasen ohne erkennbare Bewegung zu dekomprimieren. Achten Sie auf Anzeichen von Energiefreisetzung oder auf eine Energiefluktuation von einer Seite zur anderen, die Ihnen mitteilt, dass die Dura mater sich aktiv entwirrt, obwohl Sie keinerlei Anzeichen für Bewegung im Keilbein spüren.

Die Freisetzung ist abgeschlossen, wenn Sie eine Art von Entspannung, eine Weitung spüren und wenn der Cranio-Sacral-Rhythmus voll und gleichmäßig zurückkehrt.

Abschluss und Nachsorge

Die Anwendung dieser Bewertungs- und Freisetzungsverfahren sensibilisiert Sie als Therapeuten für die Vielfalt dysfunktionaler Bewegungen, die dem Keilbein durch Konstriktionen innerhalb des Schädels aufgezwungen werden. Mit zunehmender Sensibilität werden Sie in der Lage sein, die meisten dieser Restriktionen durch Kompression und Dekompression des Keilbeins einzuschätzen und freizusetzen.

Wenn Sie einem Klienten mit schweren chronischen Kopfschmerzen begegnen, werden Sie alarmiert sein, vorsichtig nach Verschiebung oder Kompression zu suchen und dieser Arbeit mehrere Sitzungen widmen.

Es ist durchaus möglich, dass es mehr als einer Sitzung bedarf, um eine schwere, schon längere Zeit bestehende Dysfunktion vollständig freizusetzen. Das Ganze braucht Zeit, um sich anzupassen, auch wenn diese Anpassung einer konstruktiven Veränderung gilt. Aus diesem Grund ist es hilfreicher, dem *Be-*

ginn einer Veränderung zu assistieren, als sich bei dem Versuch frustrieren zu lassen, eine vollständige Korrektur in einer einzigen Sitzung zu erzwingen.

Ossa temporalia – die Schläfenbeine

Freie Beweglichkeit und Gleichzeitigkeit des Rhythmus der Schläfenbeine sind wichtige Voraussetzungen für die Funktionstüchtigkeit im Schädelbereich. Die Ohr-Zieh-Technik kann genutzt werden, um Restriktionen in den Suturae und der Dura mater freizusetzen. Das Schaukeln des Warzenfortsatzes und die Drei-Finger-Technik unterstützen die Synchronisierung von Bewegungen und die Wiederherstellung des Cranio-Sacral-Rhythmus in seinem vollen Umfang.

Sollten diese Techniken nicht ausreichen, kann eine konzentriertere Energie auf einer Kopfseite nach der anderen zum Einsatz kommen, wobei man den Hals und das Hinterhauptsbein mit einer Hand stützt, während man mit der anderen Hand die Ohr-Zieh-Technik oder die Drei-Finger-Technik praktiziert. Nach jeder einseitigen Anwendung einer Technik sollten beide Seiten zusammen auf die Synchronität des Rhythmus überprüft werden.

Os occipitale – das Hinterhauptsbein

Die Methode der Ruhepunkt-Induzierung am Hinterhauptsbein – Sutherland nannte dies die CV4-Technik – dient auch dazu, das Hinterhauptsbein an seinen Suturae mit den Scheitelbeinen und den Schläfenbeinen freizusetzen. Dies kann in einem frühen Stadium einer Behandlung hilfreich sein, wenn die Schädelbasis insgesamt sehr verklemmt ist.

Pelvis – das Becken

Nach den Freisetzungen der Membranen und Suturae der Schädelbasis ist es oft hilf- und lehrreich, in die Beckenregion zurückzukehren. Überprüfen Sie die Ausgeglichenheit und Bewegungsfreiheit am Ende dieser Behandlung oder in einer zusätzlichen Sitzung wenige Tage danach.

9 Die Freisetzung der Knochen von Mund und Gesicht

Zu Beginn unserer Beschäftigung mit der Cranio-Sacral-Therapie haben wir uns vom Körper und von der Wirbelsäule in Richtung Schädelbasis bewegt. Das umschlossene System von Knochen, Membranen, Flüssigkeit und Nervengewebe zog unsere Aufmerksamkeit in seinen Bann. Jetzt erweitern wir unser Interessensgebiet über die Schädelbasis hinaus, um das Funktionieren des gesamten Schädels zu verstehen, den Mund und das Gesicht mit eingeschlossen.

Der Schädel als bloße schützende Kapsel wäre ein harter und steifer Behälter, vergleichbar etwa mit einer Meeresmuschel. Doch bei näherer Betrachtung haben wir gesehen, dass er eine flexible Struktur besitzt, die aus mehreren miteinander verwobenen Segmenten und Schichten zusammengesetzt ist. Die Knochen des Gesichtsschädels sind vom Schädeldach aus nach vorne und unten gerichtet und haben eine Vielfalt von Formen, die ihren einzigartigen Funktionen entsprechen. Die Stärke und Flexibilität, die wir im Hirnschädel (Neurocranium) vorgefunden haben, setzt sich auch im Gesicht und im Kauapparat fort.

Die Knochen, die das Schädeldach und das Gesicht bilden, sind nicht voneinander isoliert, sondern stehen in enger Beziehung zueinander. Hier herrschen eine Harmonie und gegenseitige Verbundenheit – eine *Integration* –, die fast alles übersteigt, was der Mensch sich jemals vorgestellt oder ausgedacht hat. Innerhalb des Körpers sind es die Flexibilität und die innige Verbindung von Strukturen und Funktionen, was diese Effektivität ermöglicht und dem Körper die Regenerationsfähigkeit gibt, sich von Verletzungen zu erholen.

Der Kopf als Ganzes unterstützt komplexe Funktionen, wie nonverbale und unbewusste Wahrnehmung, Urteilsvermögen und Reaktionsfähigkeit, bewusste Wahrnehmung, Gedanken und Kommunikation, dazu grundlegende Lebensfunktionen wie Saugen, Kauen, Schlucken, Spucken, Atmen. Sinnvoll sind die Aktivitäten des Kopfes nur in Verbindung mit den Informationen, Flüssigkeiten und dem mannigfaltigen Funktionieren des gesamten Körpers. Obwohl uns das Schädeldach fasziniert – aufgrund seiner speziellen Struktur und weil es das Gehirn schützt –, wäre es irreführend, Körperteile oder Funktionen als höher, niedriger, edler oder gemeiner zu bewerten. Saugen findet in unmittelbarer Nähe des Organs für abstraktes Denken statt. Eine laufende Nase beeinträchtigt das beste Sehvermögen. Die Wahrnehmungen, die uns Geschmacks-, Geruchs- und Tastsinn vermitteln, schenken unserem Leben eine Qualität, die den tiefsten Gedanken oder künstlerischen Visionen ebenbürtig ist.

Mund, Gesicht und Kiefer

In diesem Kapitel betrachten wir

- die *Oberkiefer* (Maxillae), die beiden Knochen, die den größten Teil des Oberkiefers bilden und auch einen Bezugsrahmen für das Gesicht darstellen;
- das *Pflugscharbein* (Vomer), eine dünne Platte, die den Nasengang trennt und eine innere Brücke zwischen dem Keilbein und dem Gaumen bildet;
- die *Gaumenbeine* (Ossa palatinae), zwei feine Knochen, die sich zwischen Keilbein und Oberkiefer befinden und einen Teil des harten Gaumens bilden;

- die *Jochbeine* (Ossa zygomatica), die Wangenknochen unter den äußeren Augenwinkeln;
- die *Nasenbeine* (Ossa nasalia), die die Nasenbrücke bilden;
- den *Unterkiefer* (Mandibula).

Dieser Bereich der Cranio-Sacral-Therapie wird oft als *harter Gaumen* bezeichnet, weil die Aufmerksamkeit dem Oberkiefer und den Gaumenbeinen gilt. Zusammen bilden sie das Gaumendach, den harten Gaumen.

Die meisten der genannten Knochen haben eine gelenkige Verbindung mit dem Schädeldach. Keiner von ihnen jedoch bildet einen Teil des Schädelgewölbes oder ist in die Dura mater eingebettet. Die rhythmische Bewegung dieser Mund- und Gesichtsknochen geht auf ihren Kontakt mit den Knochen des Gehirnschädels zurück.

Die Bedeutung dieses Bereiches

Der Mund und das Gesicht sind Bereiche besonderer Sensibilität. Das Neugeborene beginnt die Welt vor allem durch Vermittlung der Sinne des Mundes zu entdecken und kennen zu lernen. Geruchs-, Seh- und Gehörsinn tragen zusammen mit Geschmacks- und Tastsinn wichtige Teile zu unserem »Gefühl« der Welt bei, in der wir leben. Ständige Schmerzen und Dysfunktionen im Gesicht oder Mund können unsere Lebensfreude sowie unseren Sinn für Proportionen im Verständnis unserer Welt erheblich beeinträchtigen. Eine Verletzung des Gesichts kann zu einer Verwachsung von Bindegewebe und weiter zu einer Bewegungseinschränkung zwischen den Knochen führen.

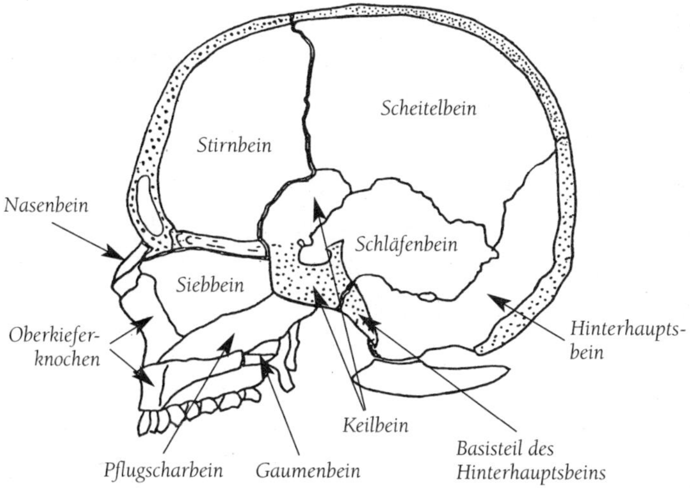

Abb. 70: Lage der Knochen der Schädelkapsel, des Gesichtsschädels und des Mundes (Sagittalschnitt)

Nervenbahnen und Gefäße werden beengt, dadurch entstehen Schmerz und Symmetrieverluste, die noch lange nach einer scheinbaren Heilung fortbestehen.

Die Knochen von Gesicht und Mund haben einen wichtigen Einfluss auf die Knochen des Schädeldachs. Die Oberkieferknochen, die Teile des Gesichts formen, haben eine direkte gelenkige Verbindung mit dem Stirnbein und dem Siebbeinknochen des Schädeldaches und stehen indirekt über das Pflugscharbein und die Gaumenbeine in Wechselwirkung mit dem Keilbein. Jegliche Fehlstellung des Oberkiefers aufgrund einer Verletzung kann die Ausrichtung und rhythmische Bewegung aller dieser Schädelknochen beeinflussen.

Darüber hinaus haben die Knochen des Oberkiefers Gelenk-

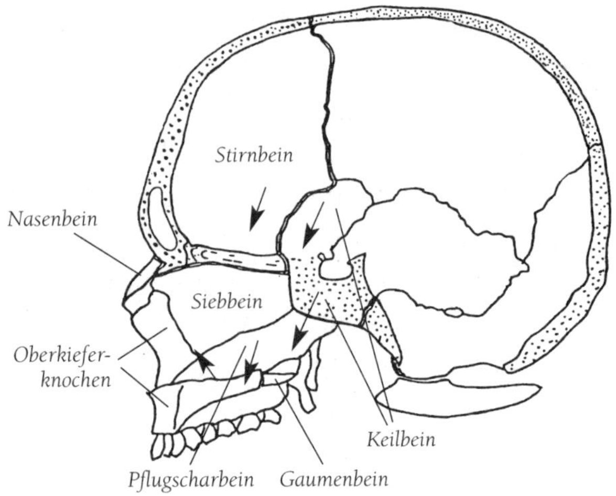

Abb. 71: Reaktion des Pflugscharbeins und der Oberkieferknochen auf den Cranio-Sacral-Rhythmus. Pfeile geben die Kräfte an, die auf Stirnbein, Keilbein und Pflugscharbein durch die Produktion zerebrospinaler Flüssigkeit während der Flexion ausgeübt werden. Die Bewegungen während Absorption/Extension sind in entgegengesetzter Richtung.

flächen mit jedem anderen Knochen des Gesichts, mit Ausnahme des Unterkiefers. Mit diesem sind sie durch die Zähne in engem und ständigem Kontakt.

Der Unterkiefer (Mandibula) ist gewöhnlich ein Brennpunkt für Schmerz und Bewegungseinschränkungen. Kaumuskeln setzen an Stirnbein, Keilbein und den Schläfenbeinen an. Jede Fehlstellung des Unterkiefers überträgt immer wieder unausgeglichene Kräfte auf diese Knochen. Gewohnheitsmäßiges Zähnezusammenbeißen und Zähneknirschen setzt Unterkiefer und Oberkiefer, Keilbein und Schläfenbeine diesen komprimierenden Kräften und Hebelwirkungen aus. Dies wird aber nicht nur durch Muskelbewegung verursacht, sondern durch unterdrückte Emotionen, die oft die Muskeln des Unterkiefers beeinflussen.

Die gesamte Struktur der Schädelkapsel, des Kiefers und des Gesichts ist eng durch Suturae, Faszien und die zyklische Bewegung des Cranio-Sacral-Rhythmus verbunden. Deshalb ist es selten, dass eine Schmerzquelle oder Restriktion auf den Bereich beschränkt ist, in dem die Symptomatik wahrgenommen wird. Um eine effektive Behandlung durchzuführen, muss die gesamte interaktive Struktur berücksichtigt werden. Aus praktischen Erwägungen unterstützen wir zuerst eine Freisetzung oder eine Ausbalancierung des Gesichts-Unterbaus, also von Keilbein, Stirnbein und Schläfenbeinen. Dann beschäftigen wir uns mit den größeren Knochen, die den Rahmen für das Gesicht bilden: Oberkiefer und Unterkiefer. Das Pflugscharbein (Vomer) wird hinzugezogen, da es als verbindendes Element und Überträger von Bewegung wichtig ist. Die kleineren Gaumenbeine, Nasenbeine und Jochbeine richten sich häufig von selbst ein, wenn Oberkiefer, Pflugscharbein, Keilbein und Schläfenbeine von ihren Restriktionen befreit worden sind.

Die Knochen und ihre natürliche rhythmische Bewegung

Keilbein, Stirnbein, Siebbein und Schläfenbeine stehen in Kontakt mit den Gesichtsknochen und übertragen eine Komponente des Cranio-Sacral-Rhythmus. Das Keilbein überträgt eine abwärts und aufwärts gerichtete Bewegung auf die Knochen und Gewebe, mit denen es in Kontakt steht. Da das Stirnbein auf der ganzen Breite der Schädelkapsel das Keilbein berührt, übernimmt es diese Auf-und-ab-Bewegung, die sich an beiden Knochen deutlich palpieren lässt. Darüber hinaus kann man auch ein Nach-vorne-Drängen des Stirnbeins fühlen, wenn es sich bei der »Füllung« der Schädelkapsel abwärts bewegt.

Gleich hinter den Nasenbeinen eingebettet, macht das Siebbein nur einen kleinen Teil der Schädelbasis aus, hat jedoch eine wichtige Funktion. Sein oberer Teil ist an beiden Seiten mit dem Stirnbein verbunden und reicht nach hinten, um sich mit dem Keilbein zu verbinden. Aufgrund seiner Lage nimmt das Siebbein an der Auf- und Abwärtsbewegung von Stirn- und Keilbein teil.

In der Flexions- oder Füllungsphase des Zyklus drückt das Keilbein nach unten auf den oberen, hinteren Teil des Pflugscharbeins. Wahrscheinlich beteiligt sich die senkrechte Platte (Lamina perpendicularis) des Siebbeins an dieser Bewegung und übt einen leichten, abwärts gerichteten Druck auf die lange obere Kante des Pflugscharbeins aus.

Das Pflugscharbein, das sich an seiner Basis verbreitert, um sich mit dem Oberkiefer zu verbinden, und dabei die mittlere Gaumensutura (Sutura palatina mediana) bedeckt, gibt auf der Höhe der Backenzähne einen abwärts gerichteten Impuls an den Oberkiefer weiter. Der gewölbte Gaumen flacht sich in jeder Flexionsphase leicht ab und drängt Zahnfleisch und Backenzähne zur Seite (lateral). In der Extensionsphase heben sich Keilbein und Pflugscharbein, üben einen aufwärts gerichteten Zug auf den Gaumen aus und ziehen das Zahnfleisch und die Backenzähne zur Mitte hin (medial). Diese Bewegung kann an den Zähnen oder am Zahnfleisch und auf der Mittellinie des harten Gaumens palpiert werden.

Die zwei Gaumenbeine sind etwa L- förmig. Sie bilden den inneren Teil des Gaumens und den inneren Teil der Nasengänge. Die horizontalen Platten der Gaumenbeine setzen den Gaumenbogen hinter dem Oberkiefer fort. Wie die beiden Teile des Oberkiefers treffen sie sich in der Mitte des knöchernen Gaumens an der sagittalen mittleren Gaumensutura. Der abwärts und aufwärts gerichtete Impuls des Pflugscharbeins kann auch am zentralen Grat zwischen den Gaumenbeinen gespürt werden.

Die senkrechte Platte (Lamina perpendicularis ossis palatini) ragt von jedem Gaumenbein außerhalb des Nasengangs senkrecht nach oben. Sie liegt zwischen Keilbein und Oberkieferknochen und bildet einen vertikalen Puffer oder eine Dichtung zwischen ihnen. Diese senkrechte Platte des Gaumenbeins reicht hinauf bis zur Augenhöhle und bildet einen Teil ihres Bodens. Die Auf- und Abwärtsbewegung des Keilbeins ist mehr eine Reibung als ein Druck auf die gemeinsamen vertikalen Gelenkflächen und Membranen entlang der Gaumenbeine hin zum Oberkiefer. Aufgrund der Empfindlichkeit dieser Knochen versuchen wir nicht, die Gaumenbeine bei der Freisetzung mit dem Cranio-Sacral-Rhythmus zu koordinieren, sondern nur ihre Bewegungsfreiheit zu erhöhen.

Die Nasenbeine sind dünne Platten, die auf dem oberen Teil der Oberkieferknochen aufliegen und den Nasenrücken bilden. Das obere Ende jedes Knochens trifft auf das Stirnbein, und nach innen berühren sie die senkrechte Platte des Siebbeins (Lamina perpendicularis ossis ethmoidalis). Ihre rhythmische Bewegung reflektiert eine komplexe Auswärts- und Abwärtsbewegung des Stirnbeins, des Siebbeins und der Oberkieferknochen. Auch hier gilt die Freisetzung eher einer Befreiung der Beweg-

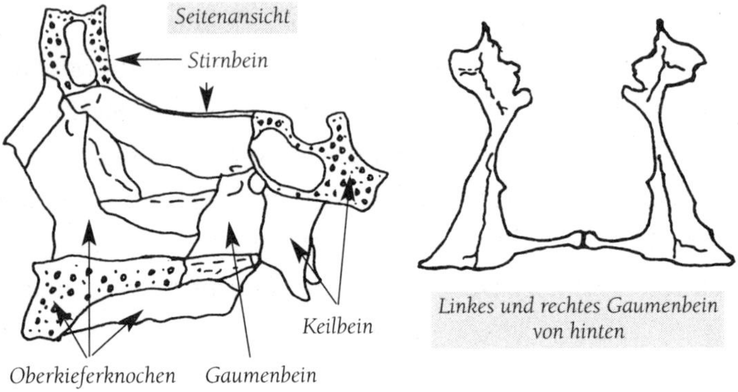

Abb. 72: Das Gaumenbein bildet eine Dichtung zwischen Keilbein und Oberkieferknochen. Es erstreckt sich von seiner horizontalen Platte im harten Gaumen aufwärts zu einem Punkt tief in der Augenhöhle, zu deren Boden es beiträgt.

lichkeit als dem Versuch, diese mit dem Cranio-Sacral-Rhythmus zu koordinieren.

Die Jochbeine oder Wangenknochen befinden sich jeweils seitlich des Augenwinkels. Sie verbinden das Stirnbein darüber mit dem Oberkiefer darunter und tragen so zur Augenhöhle bei. An den Schläfen treffen sie mit den Keilbeinflügeln zusammen. Das Jochbein überbrückt die Kaumuskulatur und bildet zusammen mit dem entgegenkommenden Jochfortsatz des Schläfenbeins den Jochbogen. Diese beiden Knochen geben den Wangen einer Person ihr charakteristisches Aussehen. Sind ihre Suturae komprimiert, können sie die Bewegung anderer beteiligter Knochen dämpfen. Die Freisetzung von Restriktionen in den Nasen- oder Jochbeinen empfindet der Klient aufgrund der Sensibilität des Gesichts für jeglichen Stress oft als wunderbar.

Selbstpalpation

Die Selbstpalpation ist am effektivsten, wenn Sie die Möglichkeit haben, sich die Knochenstruktur in einem anatomischen Atlas anzusehen, oder die Zeichnungen in diesem Buch benutzen, um Ihr Gesicht zu erkunden. Achten Sie auf Ihre Gefühle, wenn Sie Ihren Mund und Ihr Gesicht berühren.

Beginnen Sie mit einem Finger in Ihrem Mund. Der Grat entlang der Mittellinie des Gaumens entspricht der medialen Sutura zwischen den Oberkieferknochen und den Gaumenbeinen. Halten Sie den Finger leicht gegen diesen Grat, und spüren Sie den Cranio-Sacral-Rhythmus, der vom Pflugscharbein übermittelt wird. Die Bewegung verläuft in der Flexionsphase nach unten und in der Extensionsphase nach oben.

Die Oberkieferknochen seitlich der medianen Gaumensutura sind die Grundlage für das Zahnfleisch und das Zahnbett, aus dem die Zähne hervorwachsen. Finden Sie den letzten Backenzahn einer Seite, und führen Sie Ihren Finger in Richtung Mitte an das Gaumendach. Ist der letzte Backenzahn nicht mehr vorhanden, finden Sie eine ebene Stelle auf dem Zahnfleisch hinter dem hintersten Backenzahn. Bewegen Sie den Finger medial von dieser Plattform aus. Das ist der Bereich, über dem sich die Gaumenbeine befinden. Sie liegen eingebettet hinter den Oberkieferknochen und verlängern den knöchernen Gaumen zwischen den Zahnfleischbereichen, die sie auf beiden Seiten umgeben.

Legen Sie die Rückseite zweier Finger leicht gegen die oberen Backenzähne. Sie können das Weiter- und Engerwerden des harten Gaumens spüren, wenn der Druck des Pflugscharbeins die Neigung des Gaumendaches verändert.

Bringen Sie jetzt einen Finger an die Außenseite der Zähne, immer noch innerhalb des Mundes. Der Linie des Zahnfleisches nach hinten folgend, treffen Sie direkt oberhalb Ihres Fingers in Höhe der Backenzähne auf eine knöcherne Struktur. Die Oberkieferknochen erweitern sich auf beiden Seiten und gehen in die Jochbeine über, die von ihnen gestützt werden. Wenn Sie dem Zahnfleisch und der Wange weiter folgen, fühlen Sie Muskeln, die vom Unterkiefer kommen und innerhalb des Jochbogens nach oben verlaufen. Finden Sie das Jochbein, und überbrücken Sie es mit Ihrer anderen Hand. Palpieren Sie die Bewegung des Muskels von innen, während Sie den Kiefer öffnen und schließen.

Jetzt nehmen Sie leicht Ihre Zähne zwischen Daumen und Zeigefinger. Palpieren Sie langsam um die Zähne herum von hinten nach vorn und dann auf der anderen Seite zurück. Achten Sie auf die sich verändernden Empfindungen in Verbindung mit dieser sanften Berührung.

Setzen Sie Ihre Untersuchung außerhalb der Mundhöhle fort. Folgen Sie mit den Fingern beider Hände auf der Oberlippe den Strukturen der Zähne und des Zahnfleisches auf beiden Seiten nach hinten, bis Sie spüren, wie der Kiefer breiter wird. Die Fundamente dieser Struktur sind die beiden Oberkieferknochen. Den – großen oder kleinen, angewinkelten oder geraden – Vorsprung bildet und prägt das Jochbein.

Kehren Sie jetzt mit Ihren Fingern zur Oberlippe zurück. Folgen Sie der Struktur des Oberkiefers auf jeder Seite nach oben, seitlich der Nase, zur Augenhöhle hin. Die Oberkieferknochen bilden den knöchernen Rahmen der Augenhöhle, vom Nasenrücken aus nach innen und fast bis zur Hälfte unterhalb des Auges. Folgen Sie diesem Grat vorsichtig vom inneren Augenwinkel aus unterhalb des Augapfels. Der äußere oder laterale Teil der Augenhöhle wird durch das Jochbein gebildet. Folgen Sie der Augenhöhle. Palpieren Sie dann das Jochbein, wie es den Grat genau unterhalb des äußeren Augenwinkels bildet und diese Linie um die Seite des Gesichts herum weiterführt. Dort geht es in das Schläfenbein über, mit dem gemeinsam es den Jochbogen bildet. Palpieren Sie diesen, und folgen Sie ihm in Richtung Gehörgang.

Bringen Sie jeweils einen Finger jeder Hand an den unteren Teil der Augenhöhlen. Spüren Sie sanft an dieser Kante unterhalb des Auges entlang, und versuchen Sie, die genaue Lage der Knochennaht zu lokalisieren, an der Oberkiefer und Jochbein zusammentreffen. Folgen Sie der Linie der Knochennaht abwärts und diagonal nach außen, dann auf beiden Seiten nach hinten bis unter den Vorsprung der Wangenknochen.

Um die Ausdehnung der Jochbeine zu begreifen, bedecken Sie die Wangenknochen beider Seiten mit Ihren Fingern. Dann legen Sie den Zeigefinger auf den Jochbogen, den Mittelfinger auf den äußeren Augenwinkel – den Bereich, in dem das Jochbein nach oben verläuft, um sich mit dem Stirnbein zu treffen –, den Ring- und den kleinen Finger unterhalb der Augenhöhle und die Daumen unterhalb der Kurve des Wangenknochens. Ihre Finger umfassen nun das Jochbein. Zentrieren Sie Ihre Energie, und achten Sie auf jede rhythmische Bewegung des Jochbeins. Sie ist das komplexe Resultat von Einwirkungen, ausgehend vom Stirnbein, den Oberkiefern, dem Keilbein und den Schläfenbeinen.

Machen Sie sich jetzt wieder die Größe und Ausdehnung des Oberkiefers bewusst. Tasten Sie vom inneren oder medialen Teil der Augenhöhle aus beiderseits direkt und diagonal nach unten zum Zahnfleisch. Der Oberkiefer liegt darunter, überbrückt es beiderseits und bildet den Gaumen.

Nun bleiben noch die Nasenbeine. Legen Sie drei Finger auf den Nasenrücken; der Mittelfinger drückt gegen das Stirnbein und die beiden benachbarten Finger liegen beiderseits der Mittellinie auf. Die Nasenbeine befinden sich genau unter diesen beiden Fingern, bilden den Nasenrücken, haben Verbindung zum Stirnbein und dienen als Ansatz für den Knorpel der unteren Nasenpartie.

Privatsphäre

Gesicht und Mund sind überaus sensible und ausgesprochen persönliche Bereiche. Schmerz wie Freude werden hier intensiv gespürt. Was der Mensch um den Mund herum und im Gesicht erfährt und zum Ausdruck bringt, scheint eine direkte Verbindung zum Herzen und zur Seele zu haben. Wie schon im Zusammenhang mit dem Beckengürtel festgestellt wurde, ist es höchst wahrscheinlich, dass körperliche Traumata eng mit emotionalen Erfahrungen verbunden sind.

Es ist wichtig, gerade im Mund- und Gesichtsbereich mit besonderer Sensibilität, Mitgefühl und Geduld zu arbeiten.

Palpation des Klienten

Normalerweise liegt der Klient wie bei den anderen Anwendungen mit dem Gesicht nach oben auf einer gepolsterten Liege. Ein Stuhl mit neigbarer Rückenlehne kann ebenfalls benutzt werden. Wir gehen davon aus, dass die folgende Arbeit im Kontext einer vollständigen Sitzung ausgeführt wird. Andernfalls ist es sehr hilfreich, wenn Sie die Behandlung durch einen allgemeineren Kontakt mit dem Körper einleiten und sich orientieren. Berühren Sie zum Beispiel die Füße oder Schultern wie an den Lauschstationen. Geben Sie dem Klienten Zeit, sich auf Ihre Anwesenheit und Ihre persönliche Art einzustellen. Denken Sie daran, Ihre Energie eher in Ihrem Zentrum zu halten als in Ihrer Hand oder im Mund des Klienten. Dies wird dem Klienten helfen, nur ein Minimum an Zudringlichkeit zu erleben.

Seien Sie sich während der Arbeit Ihrer eigenen Energie und Ihrer Körperhaltung bewusst. Es ist selten notwendig, in den Mund des Klienten zu sehen. Halten Sie Ihren Körper so aufrecht wie möglich, sodass Ihre Arme und Schultern entspannt sind, wenn Ihre Finger ihren Platz im Mund des Klienten finden. Wenn Sie sich vornüber beugen und den Arm in einem extremen Winkel abspreizen, werden Sie bald einen Großteil Ihrer Energie dafür benötigen, diese Position zu halten. Je freier Ihr Körper ist, desto freier und sensibler wird Ihre Hand sein, wenn Sie palpieren und auf die Bewegungen im Munde des Klienten reagieren.

Normalerweise werden ein Untersuchungshandschuh oder Fingerlinge verwendet, zum Schutze des Klienten ebenso wie des Therapeuten. Sie arbeiten mit zwei Fingern einer Hand. Obwohl Zeigefinger und Mittelfinger dem Behandler oft bequemer erscheinen, haben Mittel- und Ringfinger den Vorteil, nahezu gleich lang zu sein. Sie palpieren mit der Innenseite Ihrer Finger.

Beim Palpieren berühren wir den Klienten nur leicht. Doch gelegentlich kann die Berührung fester sein als bei der Arbeit an den Schädelknochen. Doch ist es wichtig, sich daran zu erinnern, dass wir mit den natürlichen Selbstheilungskräften des Körpers arbeiten. Wenn der Druck zu groß wird, stimuliert er die natürlichen Schutz- und Abwehrmechanismen des Körpers. Je mehr wir lernen, die Bewegung der Gewebe zu spüren und

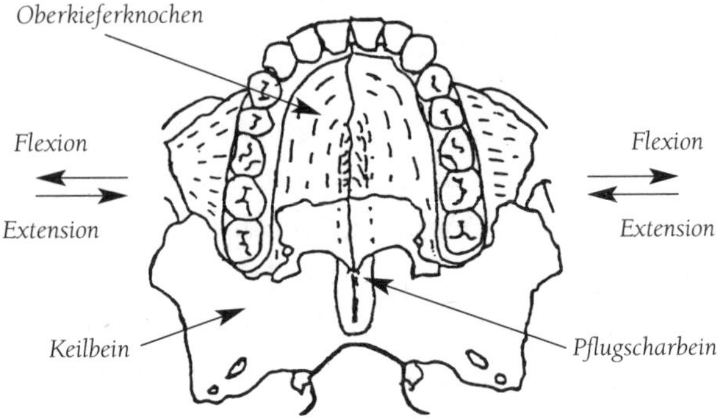

Abb. 73: Flexion und Extension der Oberkiefer: Die Bewegung des Cranio-Sacral-Rhythmus wird vom Keilbein durch das Pflugscharbein auf die Oberfläche des Gaumendaches übertragen. Flexion: abwärts gerichteter Druck, das Pflugscharbein drängt die Oberkieferknochen nach außen, wie an den Backenzähnen zu palpieren. Extension: Aufwärtsbewegung, das Pflugscharbein zieht das Gaumendach mit sich und veranlasst eine Einwärtsbewegung der Backenzähne.

mit unserer Intention zu arbeiten, desto leichter ist der Druck, den wir benötigen, um dem Klienten effektiv zu helfen.

Bei der Bewertung von Torsion, Scherkräften und körperlichen Traumen bewegen wir die Knochen in Richtungen, die nicht der natürlichen physiologischen Bewegung entsprechen. Wir suchen dabei nach einer Verschiebung in der Ausrichtung, die nicht durch eine Konstriktion des Bindegewebes, sondern durch eine traumatische Einwirkung hervorgerufen wird. Die miteinander verbundenen Knochenstrukturen besitzen genügend natürliche Beweglichkeit, um sich diesen nicht-physiologischen Bewegungen anzupassen.

Bewertung und Freisetzung der Oberkieferknochen

Die Oberkieferknochen haben aufgrund ihrer Größe und der Vielzahl von Gelenkverbindungen mit anderen Knochen eine Schlüsselstellung unter den Knochen des Gesichts und des Mundes inne.

Symptome: Dysfunktionen der Oberkieferknochen können mit Problemen der Kontrolle von Gesichtsmuskeln, mit Gesichts- und Zahnschmerzen sowie Nebenhöhlenproblemen zusammenhängen.

Flexions- oder Extensionsdysfunktionen

Die Antwort der Oberkieferknochen auf die Bewegung von Keilbein und Pflugscharbein ist unausgeglichen. Die Mahlzähne bewegen sich mit jedem Zyklus weiter in Flexion (auswärts) oder weiter in Extension (einwärts). Dieses Zeichen ist auf einer Seite des Mundes gewöhnlich stärker ausgeprägt.

Bewertung: Stellen Sie sich an eine Seite des Klienten, legen Sie zwei Finger einer Hand auf die Kaufläche der oberen Zähne. Lassen Sie den Klienten seinen/ihren Kiefer so weit wie möglich entspannen, ohne dass Ihre Finger ihn festhalten.

Legen Sie Ihre andere Hand auf den Kopf des Klienten. Wenn möglich, umfassen Sie den Kopf und prüfen Sie den Cranio-Sacral-Rhythmus an den Keilbeinflügeln. Reicht die Spannweite Ihrer Hand nicht aus, prüfen Sie den Rhythmus am Stirnbein.

In jeder Flexionsphase drückt das Keilbein nach unten auf das Pflugscharbein und bewirkt eine seitliche Auswärtsbewegung der Backenzähne. In jeder Extensionsphase – bei der Absorption der zerebrospinalen Flüssigkeit – bewegen sich Keilbein und Pflugscharbein zurück nach oben, und die Backenzähne kehren nach innen (medial) zurück. Eine Komponente der Abwärts- und Aufwärtsbewegung des Keilbeins ist bei leichter Berührung am Stirnbein zu palpieren.

Beobachten Sie diesen Zyklus am Keilbein oder am Stirnbein und an den Mahlzähnen. Ist die Bewegung synchron? Die Backenzahnreihe bewegt sich in der Flexion nach außen, in der Extension nach innen.

Sind Flexions- und Extensionsbewegung gleich weit und gleich stark? Jede Dysfunktion wird nach der leichtesten Richtung – d.h. der größten zurückgelegten Entfernung – benannt: Flexion oder Extension.

Freisetzungsverfahren: Folgen Sie mit Ihren Fingern auf den Backenzähnen der Flexions-/Extensionsbewegung. Drücken Sie sanft in der leichteren Richtung. Achten Sie auf jegliche Anzeichen von Freisetzung. Nach mehreren Zyklen folgen Sie dann der blockierten Richtung und drücken Sie mit leichtem Druck über die Begrenzung hinaus. Stabilisieren Sie während der ganzen Prozedur das Stirnbein oder Keilbein.

Vermindern Sie die Berührung, lassen Sie den Cranio-Sacral-Rhythmus zurückkehren, und werten Sie ihn aus. Falls Keilbein und Oberkieferknochen keine synchronen Bewegungen aufweisen, folgen Sie ihnen mit Finger- und Handhaltung, indem Sie leichten Druck auf die Mahlzähne ausüben, um die Bewegungssynchronisierung zu fördern. Die Backenzahnreihe bewegt sich in der Flexion nach außen, in der Extension nach innen.

Torsionsverschiebung

Bei der Torsion sind die Oberkieferknochen zu einer Seite hin verdreht, wobei der vordere Teil eine größere Distanz zurück-

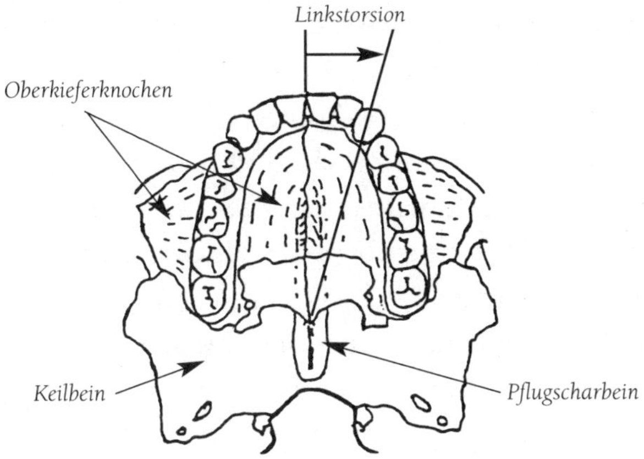

Abb. 74: Torsion. Die Oberkieferknochen sind zu einer Seite (rechts oder links) verdreht, meist aufgrund einer Gesichtsverletzung.

legt und der Drehpunkt an der Rückseite des Gaumens zu liegen scheint. Die Ursache ist in der Regel eine Verletzung.

Bewertung: Mit den Fingern auf den oberen Backenzähnen und mit der anderen Hand das Stirn- oder Keilbein stabilisierend, drehen Sie Ihre Hände horizontal zu einer Seite, sodass sich die obere Kaufläche nach dieser Seite dreht. Geben Sie den Knochen einige Sekunden Zeit, um auf diese nicht-physiologische Bewegung anzusprechen. Dann kehren Sie zurück und führen Sie eine Torsion oder Drehbewegung in die andere Richtung durch. Jeder Unterschied im Grad der Auslenkung zeigt eine Rechts- oder Linkstorsion der Oberkieferknochen an.

Beginnen Sie im Rahmen der Bewertung und der Freisetzung die Torsionsbewegung in jede Richtung jeweils am selben Punkt im Zyklus. Beginnen Sie also jede Bewegung am neutralen Punkt der Flexion oder am neutralen Punkt der Extension. Verstärken Sie den Druck allmählich, lassen Sie die Berührung aber leicht genug, um nicht Widerstand auszulösen oder Kontraktion zu bewirken.

Freisetzungsverfahren: Stabilisieren Sie mit einer Hand das Keilbein oder das Stirnbein, und üben Sie dabei mit Hilfe Ihrer Finger eine Torsionskraft in die leichtere Richtung aus, das heißt in die Richtung der scheinbar größeren Torsion. Halten Sie, bis Sie eine Freisetzung spüren. Bewegen Sie sich dann mit gleichem Druck in Richtung der Restriktion. Warten Sie mit der Auswertung einige Minuten, nachdem sich der normale Cranio-Sacral-Rhythmus wieder eingestellt hat.

Seitliche Verschiebung

Bei der seitlichen Verschiebung ist die gesamte Struktur der Oberkieferknochen zu einer Seite hin verschoben, als ob die beiden Knochen seitwärts über die Front des Gesichts gleiten könnten. Dies kann, um es zu wiederholen, im Normalfall nur durch eine Verletzung verursacht sein.

Bewertung: Mit den Fingern auf den oberen Mahlzähnen stabilisieren Sie das Keilbein oder das Stirnbein. Bewegen Sie Hand und Finger direkt zu einer Seite, und achten Sie dabei auf gleichen Druck auf beiden Zahnreihen. Räumen Sie etwas Zeit für eine Antwort auf diese Bewegung ein. Gehen Sie dann zurück, und bewegen Sie sich mit gleichem Druck zur anderen Seite hin. Wenn die Bewegungsantwort in einer Richtung größer war als in der anderen, so zeigt dies eine rechte oder linke seitliche Verschiebung der Oberkieferknochen an.

Freisetzungsverfahren: Mit der einen Hand stabilisieren Sie Keilbein oder Stirnbein, und Sie bewegen sich – wie während der Bewertung – in die leichtere Richtung. Halten Sie leicht,

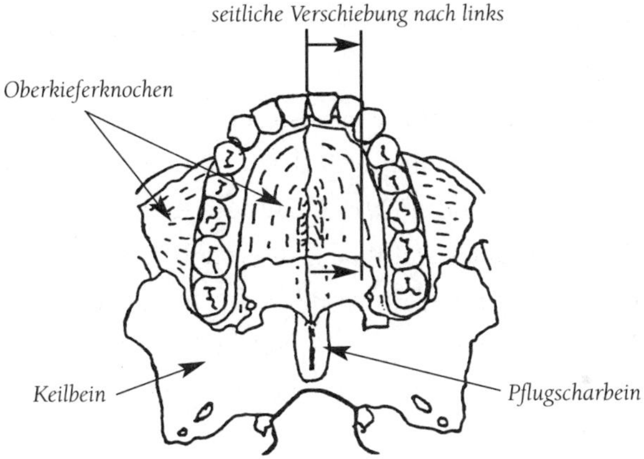

Abb. 75: Seitliche Verschiebung. Die gesamte Struktur der Oberkieferknochen hat sich zu einer Seite (links oder rechts) verschoben, meist aufgrund einer Verletzung.

aber bestimmt, bis Sie eine Freisetzung spüren. Dann bewegen Sie sich mit gleichem Druck in die Richtung der Restriktion und über diese hinaus. Warten Sie mit der Auswertung noch einige Zyklen, nachdem der normale Cranio-Sacral-Rhythmus zurückgekehrt ist.

Impaktionsverschiebung

Aufgrund eines direkten Schlages ins Gesicht können sich die Oberkieferknochen mit den Gaumenbeinen, dem Pflugscharbein und den Flügelfortsätzen (Processus pterygoidei) des Keilbeins verkeilen. Dies schränkt die Ausbreitung des Cranio-Sacral-Rhythmus ein und kann die Nervenfunktion und den Flüssigkeitsfluss in diesem Bereich behindern.

Bewertung: Die Oberkieferknochen werden nach vorn (ante-

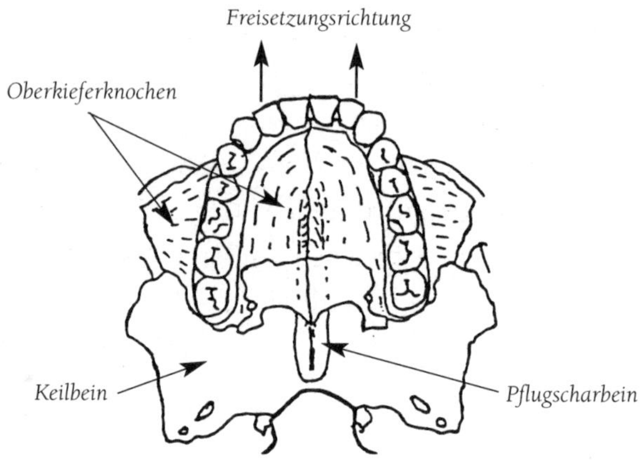

Abb. 76: Impaktion der Oberkieferknochen. Die Oberkieferknochen sind mit den Gaumenbeinen, dem Pflugscharbein und dem Keilbein »verkeilt«. Beurteilung und Freisetzung werden ausgeführt, indem man die Oberkieferknochen gerade nach vorne zieht.

rior) gezogen. Dies kann durch Reibungswiderstand an den oberen Mahlzähnen mit den beiden Fingern durchgeführt werden, die wir auch bei den vorangegangenen Beurteilungen benutzt haben. Man kann die Oberkieferknochen auch oberhalb der Schneidezähne am Zahnfleisch greifen. Legen Sie den Daumen an die äußere Seite und ein oder zwei Finger an die Innenseite, je nach der Mundgröße Ihres Klienten.

Üben Sie einen sanften Druck aus, und lassen Sie die Oberkieferknochen gerade nach vorne gleiten. Geben Sie den Knochen einige Sekunden Zeit, auf diese ungewöhnliche Bewegung zu reagieren. Wenn die Oberkieferknochen leicht vorwärts gleiten, liegt keine Impaktion vor. Andernfalls könnte es sich um eine Impaktionsverschiebung handeln.

Freisetzung: Nehmen Sie von neuem Kontakt mit den Knochen auf. Bringen Sie Ihre Präsenz und Aufmerksamkeit in Ihre Fingerspitzen am Punkt der Berührung. Visualisieren Sie zuerst die Vorwärtsbewegung. Üben Sie dann einen leichten, anhaltenden, vorwärts gerichteten Druck aus. Wenn die Oberkieferknochen darauf zu reagieren beginnen, folgen Sie nach auswärts. Achten Sie auf jegliche Anzeichen größerer Restriktionen auf einer Seite oder in der Mitte. Fahren Sie damit fort, bis Sie das Gefühl haben, dass eine gleichmäßige Freisetzung eingetreten ist.

Bewertung und Freisetzung des Pflugscharbeins

Der Pflugscharbein ist eine dünne Knochenplatte, die einen Teil der Nasenscheidewand (Septum nasi) bildet. Sein oberes hinteres Ende erweitert sich, um sich mit dem Körper des Keilbeins zu vereinigen. Das Rostrum ist eine hervorstehende Verdickung am Keilbein, die sich genau in die becherförmige Vertiefung an der Oberkante des Pflugscharbeins fügt. Dies gewährleistet einerseits Stabilität für das Gelenk und andererseits Flexibilität in der Bewegung.

Die Unterkante des Pflugscharbeins erweitert sich und trifft an der mittleren Sutura auf die Oberkieferknochen. Das Pflugscharbein ist dick genug, um die Bewegungen der Schädelkapsel auf die Oberkieferknochen zu übertragen. Dabei ist es dünn genug, um sich im Falle extremer Krafteinwirkung zu verdrehen und zu verbiegen. Deshalb kann das Pflugscharbein die Wucht eines Schlages ins Gesicht speichern und sich mit dem Keilbein oder dem Gaumendach verkeilen.

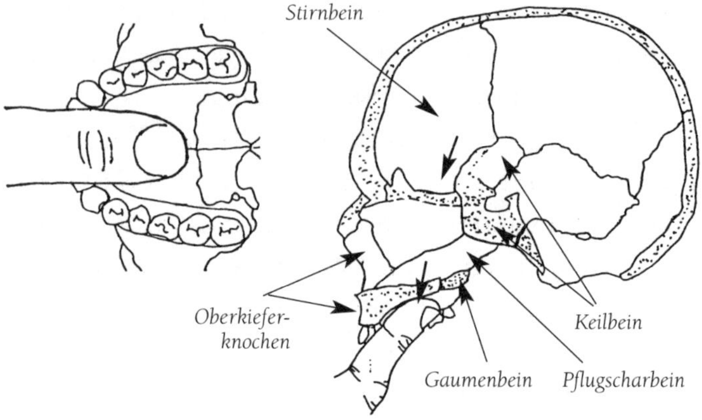

Abb. 77: Palpation des Pflugscharbeins. Die Finger liegen auf der Mittellinie am Gaumendach, unter der sagittalen Gaumensutura und berühren nicht die Gaumenbeine. Pfeile deuten die Richtung der Flexion (Füllungsphase des Cranio-Sacral-Rhythmus) an. Die Extensionsbewegung erfolgt in der entgegengesetzten Richtung.

Wurden irgendwelche Bewegungseinschränkungen der Oberkieferknochen festgestellt, ist es wichtig, auch das Pflugscharbein zu untersuchen, zu beurteilen und freizusetzen. Wurde eine Torsion oder eine seitliche Verschiebung der Oberkieferknochen festgestellt, ist das Pflugscharbein oft in dieselbe Richtung verschoben.

Palpation des Klienten

Gewöhnlich liegt der Klient, wie schon beschrieben, mit dem Gesicht nach oben auf dem Behandlungstisch. Der Therapeut benutzt einen Untersuchungshandschuh oder Fingerlinge, um sich selbst und den Klienten zu schützen.

Der Therapeut legt die weiche Beere seines Fingers an das Gaumendach des Klienten, an die sagittale Mittellinie in Höhe der Mahlzähne, aber nicht so weit hinten wie zwischen den letzten Backenzähnen (also unter den Gaumenbeinen), sondern noch im Bereich der Oberkieferknochen.

Wenn der Körper des Keilbeins mit jeder Flexionsphase des Cranio-Sacral-Rhythmus nach unten drückt, überträgt er eine schaukelnde Bewegung auf die lange Platte des Pflugscharbeins. Der hintere Teil des Pflugscharbeins drückt nach unten auf die Sutura zwischen den Oberkieferknochen im hinteren Teil des Mundes. Bei sehr leichter Berührung mit dem Finger lässt sich diese Bewegung palpieren.

Die Berührung beim Palpieren und Freisetzen des Pflugscharbeins ist sehr leicht und sanft, ähnlich wie beim Palpieren des Keilbeins, jedoch leichter als bei der Freisetzung der Oberkieferknochen. Geduld, Präsenz und Sensitivität für die Bewegungen der Knochen sind ebenso wichtig wie der geringste Fingerdruck.

Die Bewegung der Schädelkapsel wird mit der anderen Hand an den größeren Keilbeinflügeln, häufiger aber am Stirnbein überwacht.

Flexions- oder Extensionsdysfunktion

Während Sie die Bewegung des Pflugscharbeins überprüfen, stellen Sie fest, ob der Zyklus auf jeder Seite gleich ist oder ob er länger (»leichter«) in die Flexion oder die Extension geht. Konzentrieren Sie Ihre Aufmerksamkeit auf den hinteren Teil der Sutura zwischen den Oberkieferknochen, um eine ab- und aufwärts gerichtete Bewegung zu spüren.

Um eine etwaige Dysfunktion während des Zyklus freizusetzen, bleiben Sie einfach in Kontakt mit dem Pflugscharbeins und drängen Sie es sanft in einen gleichmäßigen Zyklus. Wenn Sie spüren, dass der Zyklus ausgeglichen ist, achten Sie darauf, ob er mit dem Keil- oder Stirnbein synchronisiert ist. Stimmen Sie diese Bewegungen aufeinander ab, indem Sie sie sehr leicht mit dem Finger und mit Ihrer Intention dazu anregen: in der Flexion gemeinsam nach unten, in der Extension gemeinsam nach oben.

Torsionsverschiebung

Bei der Torsion ist das Pflugscharbein an seinem Gelenk mit den Oberkieferknochen verschoben.

Bewertung und Freisetzung: Beobachten Sie sanft den Cranio-Sacral-Rhythmus. Legen Sie Ihren Finger unter der Sutura der Oberkieferknochen mit dem Pflugscharbein an, gleich hinter den Schneidezähnen. Stabilisieren Sie das Keilbein oder das Stirnbein. Am neutralen Punkt der Flexions- oder der Extensionsphase führen Sie mit dem Finger am Gaumendach eine drehende Bewegung aus und übertragen damit eine Torsion auf die Basis des Pflugscharbeins. Lassen Sie dem Pflugscharbein genügend Zeit zu reagieren; es reagiert gewöhnlich recht leicht. Wenn Sie keine Reaktion spüren, versuchen Sie es erneut mit leichterer Berührung.

Lassen Sie das Gewebe in seinen Normalzustand zurückkehren, und führen Sie dann eine gleichartige Torsion in die andere Richtung aus. Wenn die Reaktion auf einer Seite größer ist, liegt eine Torsionsverschiebung in dieser Richtung vor.

In der Regel reicht die Bewertungsbewegung aus, um eine vorhandene Restriktion freizusetzen. Sollte es jedoch nötig sein, setzen Sie die Restriktion frei, indem Sie eine sanfte Bewegung

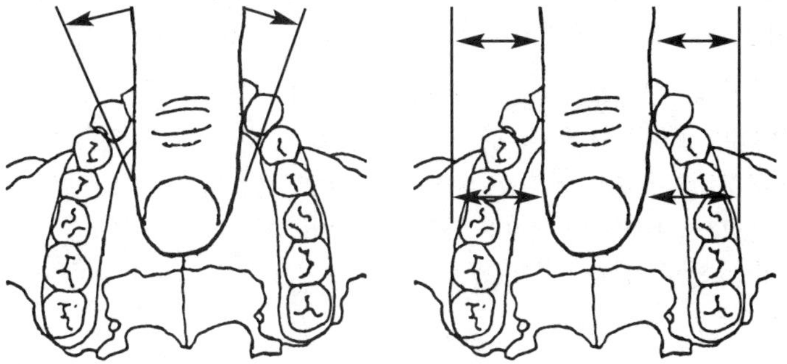

Abb. 78: [links] Torsionsverschiebung des Pflugscharbeins. Der Finger testet die Richtung der Leichtigkeit und der Restriktion mit einer Drehbewegung in jede Richtung.
[rechts] Seitliche Verschiebung des Pflugscharbeins. Der Finger testet die Richtung der Leichtigkeit und der Restriktion mit einer seitlichen Bewegung in jede Richtung.

in die leichtere Richtung durchführen und halten, bis Sie die Anzeichen einer Freisetzung spüren. Bewegen Sie dann in die andere Richtung, und ziehen Sie das Pflugscharbein sanft durch die Restriktion.

Seitliche Verschiebung

Von seitlicher Verschiebung des Pflugscharbeins sprechen wir, wenn dieses in seinem Gelenk mit den Oberkieferknochen zur einen oder anderen Seite hin verschoben erscheint.

Bewertung und Freisetzung: Prüfen Sie sanft den Cranio-Sacral-Rhythmus. Übertragen Sie am neutralen Punkt der Flexions- oder der Extensionsphase eine Abscherkraft auf die Pflugscharbeinbasis, indem Sie mit dem Finger einen seitlichen (lateralen) Druck auf das Gaumendach ausüben. Stabilisieren

Abb. 79: Auflösung einer Impaktion des Pflugscharbeins: Der Finger am Gaumendach wird unterstützt vom Daumen am vorderen Zahnfleisch. Der Pfeil zeigt die Freisetzungsrichtung: nach vorne und unten.

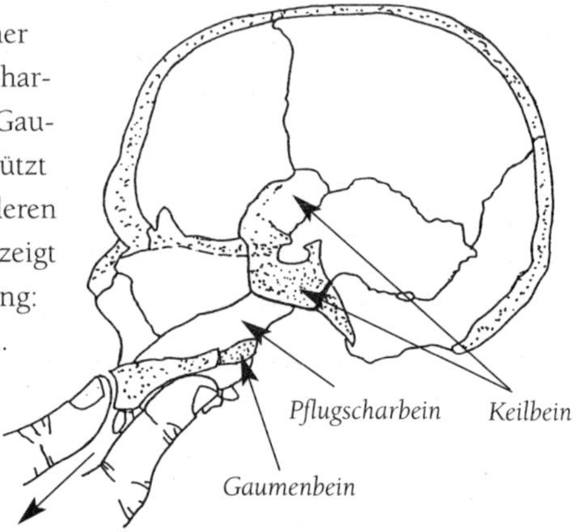

Sie dabei das Keilbein oder das Stirnbein, und geben Sie dem Pflugscharbein genügend Zeit zu reagieren.

Lassen Sie das Gewebe in den Normalzustand zurückkehren, und üben Sie dann einen gleichartigen, leichten seitlichen Druck in die entgegengesetzte Richtung aus. Wenn die andere Seite deutlicher darauf anspricht, so liegt eine seitliche Verschiebung in dieser Richtung vor.

Wie bereits bei der Torsion, findet auch hier in der Bewertung oft gleichzeitig die Freisetzung statt. Andernfalls setzen Sie die Verschiebung frei, indem Sie die Knochen sanft in die leichte Richtung bewegen und dort halten, bis Sie eine Freisetzung spüren. Dann bewegen Sie in die andere Richtung und gehen sanft mit dem Pflugscharbein durch die Restriktion.

Impaktion

Bei einer Impaktion ist das Pflugscharbein nach hinten und oben gegen das Keilbein und sein Rostrum gepresst; es kann auch mit dem Gaumendach verkeilt sein.

Bewertung: Im Falle einer Impaktion fühlt sich das Pflugscharbein an, als wäre es mit dem Keilbein verschweißt. Es bewegt sich starr zusammen mit ihm.

Freisetzung: Ziehen Sie das Pflugscharbein in einer Bewegung nach vorne und unten. Gebrauchen Sie den Finger in der Mitte des harten Gaumens und einen leichten Druck des Daumens am Zahnfleisch an der Außenseite der Schneidezähne. Halten Sie den Druck aufrecht, bis Sie eine Ausdehnung spüren und feststellen, dass die Bewegung des Pflugscharbeins ihre Freiheit zurückerlangt hat. Falls Sie keine Reaktion spüren, nehmen Sie erneut den Kontakt auf, und wiederholen Sie den Vorgang mit leichterer Berührung.

Freisetzung der Gaumenbeine

Die Gaumenbeine setzen hinter den Oberkieferknochen das knöcherne Gaumendach fort. Sie befinden sich medial zwischen den letzten Backenzähnen (den Weisheitszähnen) bzw. zwischen den Plätzen, die diese einnehmen würden.

Jeder Knochen bildet eine waagerechte und eine senkrechte Platte. Die horizontalen Platten vereinigen sich zu einer schmalen Fläche am hinteren Teil des knöchernen Gaumens. Die senkrechten Platten erstrecken sich an jeder Seite aufwärts, haben Verbindungen zu den nach unten gerichteten Flügelfortsätzen (Processus pterygoidei) des Keilbeins und bilden sogar jeweils einen Teil der Augenhöhle.

Zur Freisetzung der Gaumenbeine wird nur eine sehr leichte Berührung gebraucht. Stellen Sie den Kontakt her, *imaginieren* Sie die erforderliche Bewegungsrichtung, und folgen Sie ihr. Die

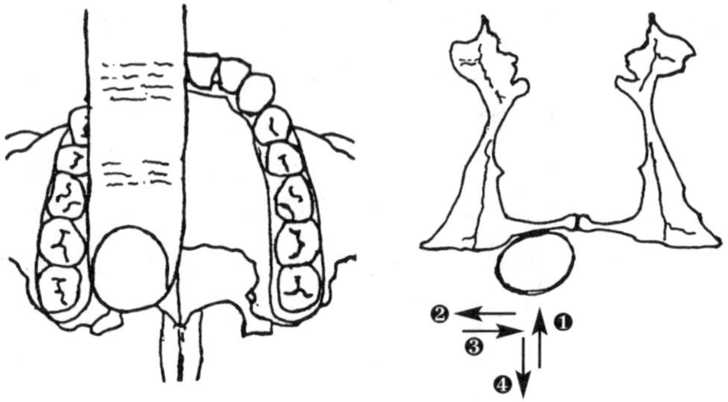

Abb. 80: Die Freisetzung der Gaumenbeine. Jede Seite wird separat freigesetzt. Der angewandte Druck ist nur sehr leicht. Die Zeichnung auf der rechten Seite zeigt die Gaumenbeine von hinten. Pfeile zeigen die Richtungen an, denen man bei der Freisetzung der Gaumenbeine folgt.

Intention ist dabei, die Bewegungsfreiheit des Gaumenbeins an seinen jeweiligen Suturae mit den Oberkieferknochen, dem Flügelfortsatz und dem anderen Gaumenbein wiederherzustellen.

Freisetzung der Gaumenbeine: Folgen Sie mit einem Finger der Zahninnenseite bis zum Weisheitszahn oder dem Platz im Zahnfleisch, an dem er sich befinden müsste. Gehen Sie von dort aus direkt nach innen (medial) an den harten Gaumen auf dieser Seite.

Lenken Sie Ihre Aufmerksamkeit in diesen Finger, und nehmen Sie Kontakt mit dem Knochen unter dem fleischigen Gewebe auf. Üben Sie einen sehr leichten Druck aus – den leichtesten Druck, den Sie sich vorstellen können –, mit der Zielvorstellung, dass sich der Knochen aufwärts, in eine superiore Richtung bewegt. Wenn Sie eine Reaktion spüren, stellen Sie sich vor, dass der Knochen sich sanft zur Außenseite (lateral) bewegt.

Bei einer spürbaren Reaktion kehren Sie mit dem Knochen nach medial zurück, dann nach inferior zu Ihrem Ausgangspunkt. Nun haben Sie die Gaumenbeine an ihren Suturae in allen Richtungen freigesetzt.

Führen Sie die gleichen Schritte durch, um das zweite Gaumenbein freizusetzen. Die Struktur der Gaumenbeine und ihre Suturae sind sehr empfindlich; deshalb ist es besser, weniger Druck auszuüben, als sie vielleicht vertragen würden.

Jochbeine, Nasenbeine und Zähne

Diese Knochen haben im Allgemeinen einen geringeren Einfluss auf die Funktion und die Bewegungsfreiheit der Knochen der Schädelkapsel. Gleichwohl ist es in einigen Fällen von Gesichtsverletzungen möglich, dass sich die Jochbeine oder die Nasenbeine mit der Sutura eines Schädelknochens verkeilt haben. Hierdurch kann es zu einer Konstriktion von Knochen und Gewebe im betroffenen Bereich kommen, die wiederum zu Unannehmlichkeiten und Fehlstellungen führen. Zudem kann sich die Restriktion in die Schädelkapsel übertragen.

Die Zähne sind interessant. Zuweilen scheint ein einzelner Zahn eine Art energetischer Brennpunkt zu sein, der mit einer Restriktion in einem anderen Teil des Körpers korrespondiert.

Ossa zygomatica – die Jochbeine

Jedes Jochbein ist an der Außenseite der Augenhöhle mit dem Stirnbein verbunden. In der Tiefe der Augenhöhle trifft es mit dem großen Keilbeinflügel zusammen. Die Länge dieser Suturae ist relativ ausgedehnt. Weiter verbindet das Jochbein eine relativ kleine Sutura mit dem Jochfortsatz des Schläfenbeins. Alle diese Suturae bestehen zwischen dem Jochbein und Knochen der Schädelkapsel.

Ein weiterer großer Kontaktbereich ist die Sutura zwischen Jochbein und Oberkieferknochen. Dieses Gelenk erstreckt sich vom Grund der Augenhöhle diagonal nach unten und auswärts in Richtung Backenzähne.

Zur Wiederholung: Der obere Teil des Jochbeins weist eine gelenkige Verbindung mit dem Stirnbein und dem Keilbein auf, der untere Teil artikuliert mit dem Oberkieferknochen.

Palpation: Die Bewegung der Jochbeine ist komplex. Während der Flexions- oder Füllungsphase der Schädelkapsel scheinen sich die Jochbeine – als Reaktion auf das Weiterwerden der Oberkieferknochen im Bereich der Backenzähne – zu erweitern. Während der Flexion scheinen sich die Jochbeine außerdem auch zusammen mit den Keilbeinflügeln und dem Stirnbein nach unten zu bewegen. Diese Bewegungsrichtungen kehren sich um, wenn sich die Schädelkapsel während der Extensionsphase zusammenzieht.

Diese Bewegungskomponenten der Jochbeine sind am besten separat zu palpieren. Wenn Sie die Finger oder Hände über das Stirnbein, die Keilbeinflügel und das Jochbein legen, können Sie die Auf- und Abwärtsbewegung spüren. Legen Sie die Finger über Oberkieferknochen und Jochbeine, ist die sich ausdehnende Bewegung deutlich wahrnehmbar.

Bewertung: Zögerlicher Bewegungsablauf oder Unregelmäßigkeiten von einer zur anderen Seite können Anzeichen einer Impaktion der Knochen sein.

Freisetzung: Ein Finger wird im Mund auf der Höhe der Weisheitszähne zwischen Wange und Zahnfleisch platziert. Bringen

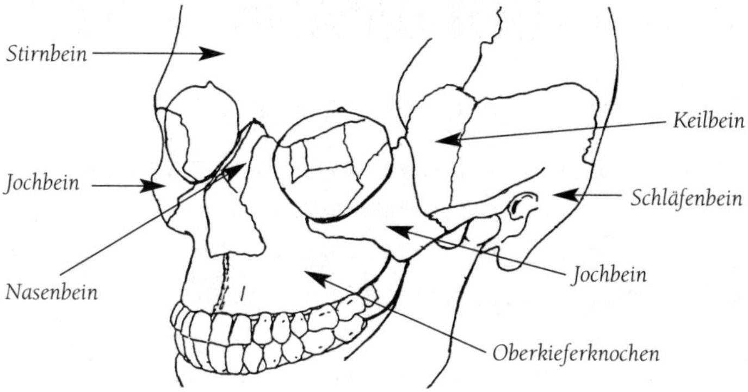

Abb. 81: Die Jochbeine bestimmen die Form der Wangen. Diese Zeichnung zeigt die Artikulationsflächen des Jochbeins mit dem Stirnbein, dem Keilbein, dem Oberkieferknochen und dem Schläfenbein in und um die Augenhöhle.

Sie einen anderen Finger derselben Hand von außen her in leichten Kontakt mit dem Jochbein. Geben Sie Ihre Präsenz und Aufmerksamkeit in Ihre Finger, und stellen Sie zwischen beiden Fingern einen Kontakt mit dem Jochbein her.

Mit Ihrer Intention und Ihrer Energie drängen Sie das Jochbein sanft und geduldig in diagonaler Richtung nach außen. Die Richtung der Freisetzung ist also eine Kombination der lateralen und der anterioren Richtung. Bleiben Sie auf sanfte Weise präsent, bis Sie eine Erleichterung und ein Loslassen spüren. Testen Sie die Bewegung beider Knochen, und wiederholen Sie die Freisetzung auf der anderen Seite.

Die Zähne

Die Zähne werden an dieser Stelle besprochen, da bei ihrer Freisetzung ebenso wie bei den vorausgegangenen Freisetzungen Fingerlinge oder Handschuh erforderlich sind. Bei den Nasenbeinen ist eine solche Schutzmaßnahme im Allgemeinen nicht nötig.

Bewertung: Fahren Sie mit einem geschützten Finger langsam über die Zähne des Klienten. Achten Sie auf alle Eindrücke, die Ihnen einen energetischen Brennpunkt oder eine Leere signalisieren. Wählen Sie ein oder zwei Zähne, die Sie am meisten anzuziehen scheinen.

Freisetzung: Bearbeiten Sie einen Zahn nach dem anderen. Halten Sie den Zahn sanft zwischen zwei Fingern. Achten Sie auf jede energetische Veränderung oder das Auftauchen eines »Unwinding« (Entwirrung). Gehen Sie in Ihrer Vorstellung mit dem Zahn, aber drücken Sie ihn nicht in die eine oder andere Richtung. Es reicht aus, dass Sie mit Ihrer Aufmerksamkeit und Energie präsent sind. Wenn die Bewegungen und das Unwinding nachlassen, ist die Freisetzung abgeschlossen. Wenn es Ihnen angebracht erscheint, können Sie zu einem anderen Zahn weitergehen. Finden Sie heraus, wie sich Ihr Klient gerade gefühlt hat. Manchmal erlebt ein anderer Teil des Körpers zusammen mit dem Zahn eine Freisetzung.

Ossa nasalia – die Nasenbeine

Die Nasenbeine artikulieren miteinander und an ihrer medialen Sutura mit der senkrechten Platte (Lamina perpendicularis) des Siebbeins. Die Nasenknorpel reichen vom Ende der Nasenbeine aus nach unten und nach vorne und bilden die Struktur der Nase. An ihren oberen Enden treffen die Nasenbeine auf das Stirnbein, an ihren unteren Enden jeweils seitlich auf die Oberkieferknochen. Unsere Bemühungen sind darauf ausgerichtet, die Artikulationen mit dem Stirnbein und dem Siebbein freizusetzen.

Bewertung und Freisetzung: Sitzen oder stehen Sie neben dem Kopf des Klienten, und stabilisieren Sie das Stirnbein mit den Fingern einer Hand. Legen Sie Daumen und Zeigefinger auf den Nasenrücken, und stellen Sie einen leichten Kontakt mit den beiden Nasenbeinen unter Ihren Fingerspitzen her. Ziehen Sie die Nasenbeine sanft vom Stirnbein weg nach unten und außen. Achten Sie dabei auf die Bewegungsfreiheit – die sich anfühlt wie ein leichtes Dahintreiben –, nachdem die Knochen Gelegenheit hatten, auf Ihre Präsenz anzusprechen.

Falls es zu keiner offensichtlichen Bewegung kommt, vermindern Sie den Druck Ihrer leichten Berührung weiter, intensivieren Sie das Gefühl Ihrer Präsenz, und warten Sie auf eine Reaktion. Die eine Seite ist möglicherweise stärker impaktiert als die andere, doch es bedarf nur einer sehr leichten Berührung, um die Knochen freizusetzen und das Gefühl der freien Beweglichkeit wiederherzustellen.

Rebalancing

Nach so viel Aufmerksamkeit auf die Bewegungen der Knochen von Mund und Gesicht ist es wichtig, dass Sie Ihren Arbeitsbereich nun »verlassen«. Prüfen Sie nochmals die Balance von Oberkieferknochen, Schläfenbeinen, Unterkiefer und Keilbein. Wenn Sie die Sitzung abschließen, stellen Sie noch einmal Kontakt mit dem Körper Ihres Klienten her, besonders (wie bereits erwähnt) mit seinem unteren Teil und den Beinen. Dies hilft dem Körper, seine Energie auszugleichen und Veränderungen zu verankern. Die ersten Bewegungen des Klienten helfen dem Körper auch, die vielen Freisetzungen zu integrieren, die im Laufe der Sitzung stattgefunden haben.

Arbeiten außerhalb des Mundes

Einige der oberhalb beschriebenen Verfahren können auch außerhalb der Mundhöhle durchgeführt werden, was den Grad der »Eindringlichkeit« natürlich reduziert. Dies ist wichtig für Personen, denen es schwer fällt, Behandlungen und Manipulationen innerhalb der Mundhöhle zu tolerieren.

Jochbeine und Oberkieferknochen können auch von außen palpiert werden. Sie können dabei ihren Bewegungen folgen und die Freisetzungen durch direkte oder indirekte Methoden unterstützen.

Viel ist zu erreichen durch die Auflösung von Impaktionen der Oberkieferknochen und des Pflugscharbeins bei nur minimalem Eindringen in den Mund. Halten Sie einfach die Oberkieferknochen mit Daumen und Zeigefinger, wie es bei der Disimpaktion des Pflugscharbeins beschrieben wurde. Führen Sie aus dieser Position heraus das Verfahren zur Freisetzung der Oberkieferknochen (direkt nach vorne) und danach zu der des Pflugscharbeins (nach vorne und nach unten in diagonaler Richtung) durch.

10 Integration und Einsatz der Cranio-Sacral-Therapie

Die Absicht dieses Buches war zweifach: Fertigkeiten zu erweitern und zu vertiefen. Die Techniken für die allgemeine Bewertung und die speziellen Techniken für Schädelbasis, Mund und Gesicht kommen zu dem Material hinzu, dessen Darstellung im Einführungskurs der Cranio-Sacral-Therapie begonnen wurde.

Es ist meine Hoffnung, dass das im Teil II dieses Buches präsentierte Material und die durch die ganze Darstellung hindurchklingende Tonart dem ausübenden Behandler dabei helfen, sich der Kraft des Prozesses noch tiefer bewusst zu werden, der zwischen Therapeut und Klient stattfindet. Abschließend möchte ich noch einige Bemerkungen über die Praxis der Therapie im Allgemeinen anfügen und einige spezifische Punkte zur Durchführung einer Sitzung hervorheben.

Bleiben Sie flexibel, um weiter zu lernen

In diesem Buch sind eine Reihe brauchbarer Techniken beschrieben. Das Lernen und das Praktizieren von Verfahren und Techniken ist wichtig für das Wachstum des Therapeuten. Ich denke, es ist sehr hilfreich, vollständige Sitzungen genau so zu geben, wie es im ersten Kurs gelehrt wurde, und das Material in diesem Buch genau so zu gebrauchen, wie es beschrieben ist. Jede durchgeführte Bewertung und Freisetzung birgt erfahrungsgemäß die Kraft, dem Therapeuten neue Zusammenhänge und neue Möglichkeiten aufzuzeigen. Der Therapeut entwickelt ein tieferes Verständnis für die Kraft eines jeden Schrittes durch Berührung, durch die Hände, durch Erfahrung.

Andererseits stellen die in diesem Buch vermittelten Bewertungstechniken in Kombination mit der angeborenen Intuition des Therapeuten ein Mittel dar, die Therapiesitzung in einer neuen Weise anzugehen. Nach der Bewertung kann ich dort hingehen, wohin es mich zieht. Bei jedem Schritt kann ich die Kraft der Intuition nutzen, die durch mein Verständnis des Bewertungsprozesses informiert wird, und mich von ihr leiten lassen. Ich fühle mich oft eher zu Mustern und Verbindungen hingezogen, wenn ich sie im Körper des Klienten spüre und erlebe, als wenn ich dem von mir gelernten »Schema« folge. Mit der Freiheit, mich zu bewegen und dem nachgehen zu können, das meine Aufmerksamkeit anzieht, entwickle ich einen noch tieferen Respekt für die Weisheit des Körpers und eine Hochachtung vor den Geheimnissen seiner Prozesse. Ich gewinne Vertrauen in die Weisheit, mich eher aus der Leere und Offenheit heraus zu bewegen als aus Wissen oder Erwartung.

In der Praxis wechsele ich die Art, wie ich Sitzungen gebe, gerne ab. Ich gebe einige nach dem bekannten Schema und gewinne daraus tieferen Respekt für die Weisheit, die in dieser Abfolge von Schritten liegt. Und ich wechsle sie ab mit Sitzungen in »freier Form«, bei denen ich intuitiv der nonverbalen Führung des Klienten folge. Die Sitzungen, die dem vorgegebenen Rahmen folgen, festigen die grundlegenden Techniken. Die freien Sitzungen geben mir die Freiheit, Neues zu lernen und Überraschungen zu erleben.

Wonach ich während einer Sitzung Ausschau halte

In meiner Vorstellung versuche ich, ein Gefühl der allgemeinen Ausgeglichenheit, der Harmonie, des Flusses und der Mitte zu erzeugen. So gelange ich weiter, finde Zusammenhänge und knüpfe Verbindungen, statt ohne Veränderungen zu bleiben.

Ich erwarte eher eine Reihe kleinerer Freisetzung im ganzen Körper als einen größeren Durchbruch an einer bestimmten Stelle. Wenn der Körper anfängt, Veränderung zu integrieren, setzt sich dieser Prozess der Integration und Anpassung noch lange nach der Sitzung fort.

Ich akzeptiere es, wenn es in einem Körperteil nicht zu einer Freisetzung kommt. Es kann sein, dass dort wichtige zeitliche Komponenten eine Rolle spielen, die ich im Moment noch nicht erkennen kann.

Vor dem Ende einer Sitzung versuche ich, mich Bereichen zuzuwenden, die ich bisher noch nicht berührt habe oder an denen keine vollständige Freisetzung stattgefunden hat.

Wenn ich nicht mehr weiterkomme oder wenn ich mir nicht sicher bin, was geschieht, lasse ich meine Erwartungshaltung und die damit verbundene Intensität und Konzentration los. Häufig hilft es mir, aufzustehen und ein oder zwei Schritte zu gehen, um eine weitere Perspektive zu finden und zu »sehen«, was als Nächstes zu tun ist.

Die Bedeutung von Mustern

Keine chronische Fehlstellung ist ein isoliertes Geschehen. Normalerweise beeinflusst sie das Muster der Energie und des Flusses im ganzen Körper und speziell in den Bereichen in der Nähe des Problems. So kann es sein, dass eine einfache Korrektur dem benachbarten Gewebe ermöglicht, eine neue Harmonie zu finden – oder sie kann durch das Muster überwunden werden, in dessen Mittelpunkt sie stand. Zum Beispiel können Muster wie Torsions-, Seitneigungs- und seitliche Verschiebung im Schädelbereich oder am Kreuzbein Faszien und Bindegewebe in einem weiten Umkreis einbeziehen.

Je weiter ein Trauma zurückliegt, desto wahrscheinlicher ist es, dass es weit reichende Verbindungen mit anderen Brennpunkten im Körper aufgenommen hat. Wenn Sie einen Punkt identifiziert haben, suchen Sie nach anderen Punkten, die sich in Harmonie mit ihm freisetzen. Häufig erzielt man die umfassendsten Freisetzungen nur, indem man gleichzeitig oder abwechselnd an diesen Punkten arbeitet.

Es ist möglich, dass sich ein Teil, der sich entspannt hat, wieder verspannt, wenn Sie an einem weiteren Bereich arbeiten. Lassen Sie dies zu, und warten Sie in einiger Entfernung auf die Freisetzung und das Auftauchen eines neuen Gleichgewichts.

Halten und berühren Sie ruhige oder »leere« Bereiche. Bringen Sie Leben und Fluss ein, erneuern Sie die Integration mit dem ganzen Körper. Warten Sie auf Bewegung, Flexibilität, ein Gefühl des Weiter- oder Weichwerdens.

Wenn der Klient dazu neigt, dasselbe Freisetzungsmuster zu wiederholen, stellen Sie sich im Stillen die Frage: »Wo ist der

Ursprung?« Suchen Sie im weiteren Umfeld nach Hinweisen. Dann stellen Sie eine Verbindung mit dem Teil her, an dem Sie gerade arbeiten.

Worte und Intention

Worte und selbst Gedanken sind kraftvolle Hilfen in der Therapiesitzung. Häufig, wenn eine Region sehr ruhig ist und nur langsam weich wird, reagiert das Gewebe auf einige Worte. So sind zum Beispiel die Nackenmuskeln zuweilen verhärtet und machen die atlanto-okzipitale Freisetzung für Klienten und Therapeuten zäh und schmerzhaft. Dann kann ich mit ruhigen Worten erklären, was ich tue – nicht indem ich den Klienten persönlich anspreche, sondern eher unpersönlich und objektiv, als spräche ich mit mir selbst.

Zum Beispiel: »Ich halte meine Finger auf diese Weise, um den Muskeln dabei zu helfen, sich zu entspannen. Wenn sie sich entspannen, wird der Wirbel zwischen ihnen mehr Platz haben.« Oder ich würdige in direkterer Form die Rolle des Körpers und sage: »Es ist in Ordnung, dass du die Spannung behältst, die du brauchst.« Oder: »Sie brauchen sich nicht weiter zu entspannen, als Ihnen im Moment gut tut.«

Oftmals findet eine Freisetzung bei oder kurz nach solchen Worten statt. Allerdings können solche Worte nicht als bloße Formel benutzt werden. Ich muss genügend Achtung vor dem inneren Prozess des Klienten haben, um wirklich zu meinen, was ich sage.

Bei der Arbeit mit den Knochen des Kopfes, des Mundes oder des Gesichts ist es oft hilfreich, das Geschehen mit Ihrer Intention zu führen. Das bedeutet, den Kontakt mit Ihren Händen herzustellen, Ihre Mitte zu finden und die Bewegungen der Strukturen zu beobachten, die Sie in Händen halten. Bevor Sie beginnen, machen Sie sich eine klare Vorstellung des Freisetzungsprozesses. Sie werden spüren, dass die Knochen Sie durch die Freisetzung führen. Falls Sie an irgendeinem Punkt des Freisetzungsvorgangs Schwierigkeiten haben, halten Sie den Kontakt aufrecht, bringen Sie Ihre Energie in die Mitte, und machen Sie Ihre Berührung leichter. Jetzt können Sie sich wieder die sanft fließende, ausgeglichene Bewegung vorstellen, die nach der Freisetzung erscheinen wird, akzeptieren dabei aber den Weg, den der Körper des Klienten gewählt hat, um diesen Zustand zu erreichen.

Ob dies dem Therapeuten hilft, oder ob es sich dabei um eine Kommunikation mit dem Klienten auf unbewusster Ebene handelt – es ist oft sehr hilfreich. Vielleicht wissen Ihre Hände besser, was sie tun. Doch die Erfahrung zeigt, dass das verhärtete und verspannte Gewebe des Klienten empfänglich ist für die Intention und die Offenheit des Behandlers.

Kreuzbein und Becken

Gleichgewicht oder Ungleichgewicht im Becken beeinflusst Gleichgewicht oder Ungleichgewicht in Rumpf, Schultern, Nacken und Schädelbasis. Der Klient spürt normalerweise nur einen Teil des gesamten Musters. Erweitern Sie Ihre Sicht über das Symptom hinaus.

Zuweilen fühlen sich Kreuzbein und Becken sehr hart und schwer an, sodass es schmerzt, länger in direktem Kontakt mit ihnen zu bleiben. Seien Sie vorsichtig, in Ihrem eigenen Interesse. Sie können um einen solchen Bereich herum arbeiten. Setzen Sie Schultern und Kopf frei. Arbeiten Sie von der Seite her sowie oberhalb und unterhalb des Beckens.

Zum Wohle des Behandlers

Gesundheit und Wohlergehen des Behandlers sind ebenso wichtig wie die des Klienten. In dem Maße, in dem ich lerne, für andere zu sorgen, lerne ich auch, für mich zu sorgen. Wie das Leben, so ist auch der therapeutische Prozess ein Prozess des gegenseitigen Lernens und gegenseitigen Heilens. Im Rahmen dieses Prozesses entdecke ich meine Fähigkeiten, meine Stärken und meine Schwächen. Und ich erkenne noch deutlicher meine Menschlichkeit. Ich lerne, diesen Prozess in mir zu akzeptieren, während ich lerne, mich von ihm in meinen Klienten führen zu lassen.

Indem ich meine Fähigkeiten erlerne, entdecke ich, was ich mir zumuten kann. Ich lerne nein zu sagen, wenn dies für mein Wohlergehen wichtig ist. Ich lerne mich auszuruhen und keine Sitzungen zu geben, wenn meine Energie erschöpft ist.

Im Laufe einer Sitzung richte ich meine Aufmerksamkeit wiederholt auf meine eigene Energie, meinen Fluss, meine Mitte, meine Schmerzpunkte, meine Bedürfnisse, meine Träume und Wünsche. Wenn mir in der Sitzung eine starke Emotion oder Empfindung begegnet, frage ich mich: Bin ich das selbst, oder ist das der Klient? Meine Sensitivität und meine Verwundbarkeit schaffen in mir die Bereitschaft, auf den Klienten anzusprechen. Vieles, was ich in einer Sitzung fühle, sind auch meine Angelegenheiten oder Themen. Doch der Klient mag sie anders erleben als ich. Und die Lösung, die der Klient finden wird, wird für ihn einzigartig und eigen sein. Meine Erfahrung hilft mir, sensitiv zu sein, aber ich will offen genug bleiben, um meine Probleme oder ihre Lösung nicht auf meinen Klienten zu oktroyieren oder zu projizieren.

In meinem Privatleben suche ich den Rat meines Körpers. Was ist richtig für mich? Was zieht mich an, was stößt mich ab, was gibt mir Energie, was laugt mich aus? Ich versuche zu lernen, so zu leben, dass ich das annehme, was mir mein ganzes Selbst sagt. Da ich es in meinem Leben wirken fühle, gewinne ich Vertrauen, dass es auch für andere funktioniert, für jeden auf eine eigene Weise.

Manchmal gebrauche ich diese Techniken für mich selbst. Und ich bekomme Sitzungen von anderen, Cranio-Sacral- und andere Formen der Therapie. Wenn ich mich auf diese Weise selbst nähre und unterstütze, entdecke ich auch in einem erweiterten Sinne, was Therapie bedeutet, wie sie sich anfühlt und wie sie hilft.

Ich lerne, nach Hilfe zu fragen und Hilfe, Nahrung und Unterstützung von anderen zu empfangen. Ich lerne auch den Teil in mir zu erkennen, der nicht empfangen, sich nicht öffnen oder nicht teilen möchte. Ich lerne Respekt und Mitgefühl für diesen Teil in mir, wie ich diesen Teil auch in anderen respektiere.

Glossar

Berühren, Verschmelzen, Einsinken: Begriffe, die das Gefühl beschreiben, mit dem der Cranio-Sacral-Behandler den Körper des Klienten mit Bewusstheit berührt.

Bregma: Schnittpunkt von Kranz- und Pfeilnaht, an dem die beiden Scheitelbeine auf das Stirnbein treffen.

Diaphragma (Zwerchfell): muskulöse Scheidewand zwischen Brust- und Bauchhöhle; es ermöglicht die Atmung.

Duralröhre: schützende Hülle der harten Hirnhaut (Dura mater) um das Rückenmark in der Wirbelsäule.

Extension: Aufrichtung von Keilbein und Hinterhauptsbein am sphenobasilären Gelenk. Angewandt auf Veränderungen innerhalb des Kopfes und des Körpers, die in Verbindung mit der Absorption von zerebrospinaler Flüssigkeit und Kontraktion der Schädelkapsel stehen. Verwirrend, da es gewöhnlich eine einwärts gerichtete Bewegung bezeichnet.

Flexion: Abwärtsbiegung von Keilbein und Hinterhauptsbein am sphenobasilären Gelenk. Angewandt auf Veränderungen innerhalb des Kopfes und des Körpers, die in Verbindung mit der Füllung und Expansion der Schädelkapsel stehen. Verwirrend, da es gewöhnlich eine auswärts gerichtete Bewegung bezeichnet.

Hinterhauptsbein (Os occipitale): Knochen, der die Schädelrückseite formt und Verbindung zur Wirbelsäule hat.

Hinterhauptsloch (Foramen magnum): ringförmige Öffnung in der Schädelbasis im Hinterhauptsbein, die den Durchgang von Rückenmark und Schutzhüllen in die Wirbelsäule erlaubt.

Hirnsichel (Falx cerebri): Membran, die als Verlängerung der Dura mater die beiden Hirnhälften teilt. Sie hängt am Sieb- und Stirnbein, entlang der Pfeilnaht an den Scheitelbeinen und am Hinterhauptsbein fest.

Hypertension: Grad der Gewebsspannung, der höher ist als zur Funktion notwendig.

Jochbeinbogen (Arcus zygomaticus): vorstehender Grat in beiden Gesichtshälften, der vom Gehörgang zur oberen Wange verläuft.

Kiefergelenk (Articulatio temporomandibularis): Gelenk zwischen Schläfenbein und Unterkiefer, befindet sich direkt vor dem Gehörgang.

Kranznaht (Sutura coronalis): Schädelknochennaht zwischen Scheitelbeinen und Stirnbein.

Lambda: Stelle am Hinterkopf, an der Pfeilnaht und Lambdanaht zusammentreffen. Die Nähte sind die Verbindungsstellen der beiden Scheitelbeine und des Hinterhauptsbeins. Sie liegt direkt über der Hinterhauptsbeinerhöhung auf der Rückseite des Schädels.

Lambdanaht (Sutura lambdoidea): Schädelnaht, an der die hinteren Enden der Scheitelbeine auf das obere Ende des Hinterhauptsbeins treffen. Diese Naht verläuft zu beiden Seiten nach unten wie der griechische Buchstabe Lambda (**Λ**).

Palpieren: mit der Hand berühren, erspüren und fühlen.

Pfeilnaht (Sutura sagittalis): Schädelnaht zwischen den Scheitelbeinen oben auf dem Schädel. Sie verläuft vom Bregma an der Kranznaht bis zum Lambda an der Lambdanaht.

Richtungen von Bewegungen werden immer in Relation zum Körper selbst angegeben, ohne sich dabei auf die Schwerkraft, Erde oder Himmel zu beziehen. Zum Beispiel bedeutet *abwärts* – am Körper entlang nach unten in Richtung der Füße, selbst wenn der Klient einen Handstand macht

anterior – vorne oder vor dem Körper liegend, von jeder Position aus

posterior – hinten oder hinter dem Körper liegend, von jeder Position aus

superior – oberhalb oder höher liegend, weg von den Füßen, näher zum Scheitel hin

inferior – unterhalb oder tiefer liegend, weg vom Scheitelpunkt, fußwärts

lateral – seitlich, weiter entfernt von der Medianebene liegend

medial – zur Mitte hin, näher zur Medianebene liegend

kranial – zum Kopf hin

kaudal – zum Schwanzende (Steißbein) hin.

Schläfe: flacher Bereich auf beiden Kopfseiten hinter dem Augenwinkel und über dem Jochbeinbogen.

Schläfenbein (Os temporale): Knochen auf beiden Kopfseiten, der den Gehörkanal und das Kiefergelenk beinhaltet.

Schuppennaht (Sutura temporoparietalis): Schädelnaht auf beiden Kopfseiten, jeweils zwischen Schläfenbein und Scheitelbein.

Solarplexus: bezeichnet in diesem Buch den Bereich um die Magengrube. Dieser Ausdruck ist weiter gefasst als die Bezeichnung Zwerchfell.

Therapeutische Freisetzung: Vorgang, der innerhalb der Körpermembran auftritt, während dem ein körperliches Gehenlassen stattfindet aufgrund erhöhter Aufmerksamkeit bei bestimmten Stimulierungen.

veränderter Bewusstseinszustand: Bewusstseinszustand, in dem normale Bewusstseinszustände und Denkprozesse verändert sind. In einem veränderten Zustand kann sich eine Person spezifischer Details oder Funktionen und Empfindungen mehr oder weniger bewusst sein. Das Empfinden von zeitlichen Abläufen kann sich stark verändern. Schmerzen können stärker werden oder verschwinden. Einige Körperfunktionen wie Heilung oder Freisetzungen von Konstriktionen können in großem Maße verstärkt werden.

Vipassana-Meditation: Meditationsform mit dem Ziel, alle innere Erfahrung still zu akzeptieren. Ausführung gewöhnlich sitzend und den Atem »beobachtend«, abgewechselt durch Spaziergänge mit derselben inneren Bewusstheit.

Unwinding: beschreibt den Teil des Freisetzungsprozesses, bei dem sich ein Körperteil mit Unterstützung des Therapeuten durch ein Muster eigener Wahl hindurch bewegt. Häufig begleitet von Erinnerungen, Einsichten und Metaphern, die den Ursprung der Dysfunktion betreffen.

Kontaktadresse

Dr. Anthony Arnold wird in Europa durch das Sphinx Craniosacral-Institut vertreten. Für Informationen und Kursdaten kontaktieren Sie bitte:

Sphinx-Craniosacral-Institut
Postfach 629, CH-4003 Basel
Tel. (0041) 061-274 07 74
Fax (0041) 061-274 07 75
www.craniosacral.ch
e-mail: sphinx@sphinxworkshops.ch

Stichwortverzeichnis

E

F

G

H

T

ArkanA
GOLDMANN

Osho – Meditation & Energie

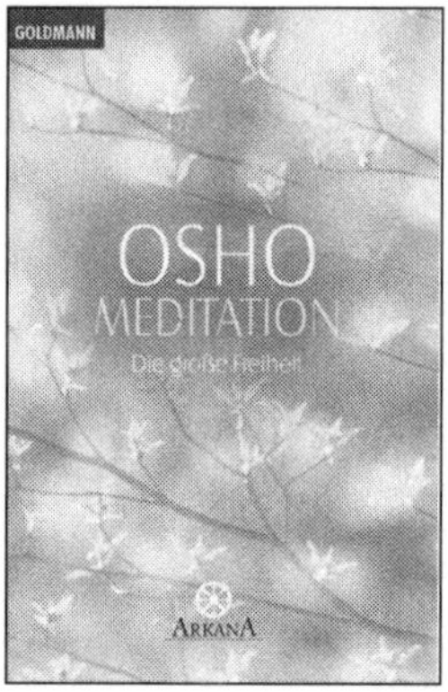

Meditation 21521

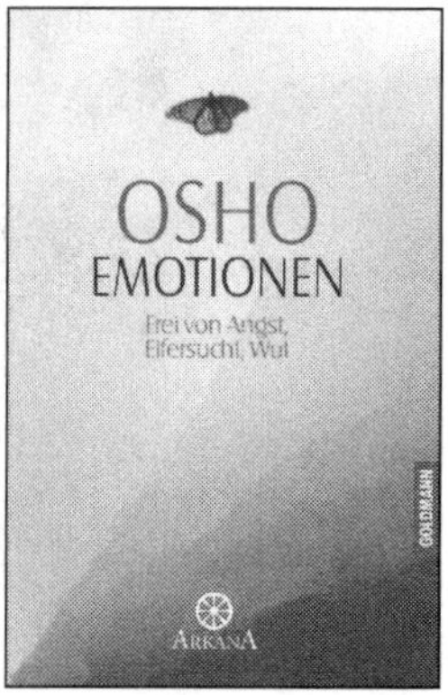

Emotionen 21560

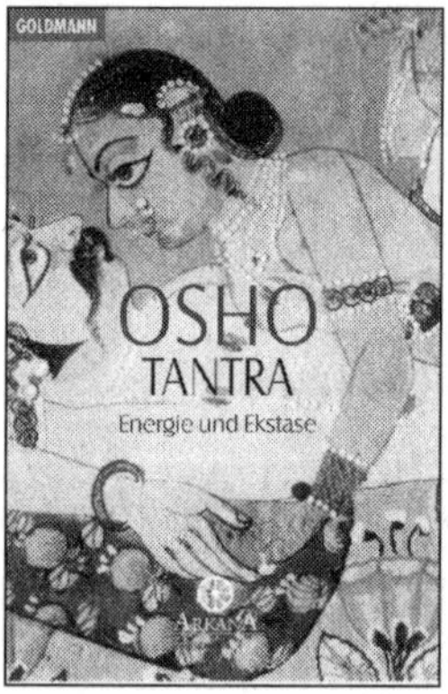

Tantra 21520

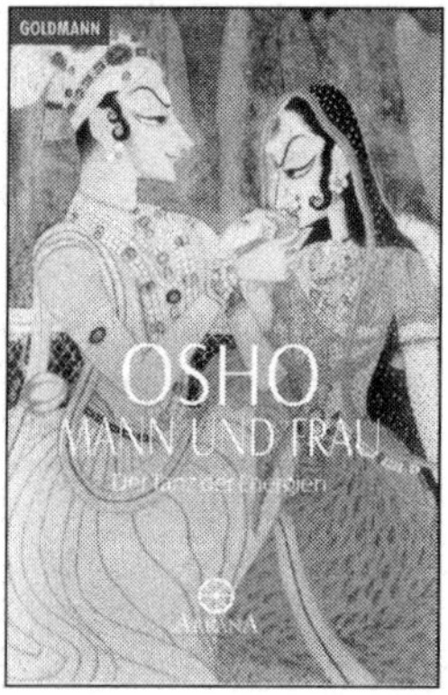

Mann und Frau 13280